U0302823

临床检验报告解读

主　编　石同才

副主编　张志霞

编　者（以姓氏笔画排序）

石同才　张志霞　潘　聪

科学出版社

北京

内 容 简 介

　　本书共 19 章，收录了目前临床常用的检验项目。按照临床系统功能和疾病分类进行编排，详细介绍检验项目的临床意义及在诊断治疗中的应用。本书重点介绍了检验项目在血液系统疾病、免疫系统疾病、出血性疾病与血栓性疾病、电解质与酸碱平衡失常、泌尿系统疾病、消化系统疾病、心血管系统疾病、内分泌系统疾病、骨代谢紊乱疾病、风湿免疫性疾病、肿瘤疾病、感染性疾病、性传播疾病、不孕不育及优生优育诊断与治疗中的应用，并附有部分典型病例的检验报告单，以帮助读者解读分析检验报告。本书条理清晰、简明实用。

　　本书可供临床各科医师、医学院校学生参考使用，也可作为患者和社会大众了解医学检验诊断知识的参考书。

图书在版编目（CIP）数据

临床检验报告解读/石同才主编. —北京：科学出版社，2017.10
ISBN 978-7-03-054583-1

Ⅰ. ①临… Ⅱ. ①石… Ⅲ. ①临床医学—医学检验—基本知识 Ⅳ. ①R446

中国版本图书馆 CIP 数据核字（2017）第 231005 号

责任编辑：郝文娜 ／ 责任校对：韩 杨
责任印制：赵 博 ／ 封面设计：吴朝洪

科 学 出 版 社 出版

北京东黄城根北街 16 号
邮政编码：100717
http://www.sciencep.com

保定市中画美凯印刷有限公司印刷

科学出版社发行　各地新华书店经销

＊

2017 年 10 月第　一　版　开本：720×1 000　1/16
2025 年 1 月第十四次印刷　印张：18 1/4
字数：352 000

定价：65.00 元
（如有印装质量问题，我社负责调换）

前　言

　　随着现代医学检验技术的发展，新的检验项目越来越多，为了方便临床医务人员及时准确地解读分析检验报告单，本书编者参阅了大量书籍并结合其多年的临床工作经验编写了《临床检验报告解读》一书，收录了目前临床常用的检验项目，重点介绍了检验项目在疾病诊断、治疗中的临床应用。

　　本书力求简明、实用、新颖，反映最新的实验诊断理念和诊断标准。在编排过程中，检验项目尽可能按临床系统功能和疾病分类编排，以方便临床医师查找和选择检验项目。本书在重点章节附有部分典型病例的检验报告单，以帮助读者解读分析检验报告。

　　本书可供临床各科医师、医学院校学生参考使用，也可作为患者和社会大众了解医学检验诊断知识的参考书。

编　者

2017 年 6 月 10 日

目　　录

第1章 绪论

一、临床检验医学的概念

临床检验医学（通常所说化验检查）主要是运用物理学、化学和生物学等实验技术和方法，通过感官、试剂反应、仪器分析和动物实验等手段，对患者的血液、体液、分泌物、排泄物及组织细胞等标本进行检验，以获得反映机体功能状态、病理变化或病因等的客观资料。据统计，临床实验室提供的检测信息占临床诊断、治疗等辅助信息量的60%以上，是临床医学的重要组成部分。一是为临床疾病的诊断、鉴别诊断、病情观察、疗效监测和判定预后等提供依据；二是为科学研究、预防疾病、健康普查、卫生保健、个体化医疗和遗传咨询等提供重要的实验依据。检验医学对疾病的诊断、治疗监测和预后评估都起着举足轻重的作用。

二、临床检验诊断的常用参数

1. **诊断灵敏度** 指某检验项目对某种疾病具有鉴别、确认的能力，诊断灵敏度的数学式为所有患者中获得真阳性结果的百分数。灵敏度=真阳性数/患者数×100%，换句话说就是患者的真阳性率。例如，甲胎蛋白诊断原发性肝癌的灵敏度为60%～70%，也就是说100例原发性肝癌患者中只有60～70例甲胎蛋白测定阳性。

2. **诊断特异性** 指某检验项目确认无某种疾病的能力，所有非患者中获得真阴性结果的百分数。数学式为：特异性=真阴性数/（真阴性数+假阳性数）×100%，换句话说就是正常人真阴性率。

3. **诊断准确度** 某检验项目在实际应用中，所有检验结果中诊断准确结果的百分比。

4. **参考区间** 检验的最终目的是衡量受检标本的结果是否异常，因此各种检验项目都应有判断标准，参考区间（过去称为参考范围或参考值）是对特定条件下健康人群的个体进行某项目抽样检测，采用统计学方法而产生。受健康人群的年龄、性别、体重、饮食、活动、体位、习惯、职业、地理、区域、气候、种族等因素的影响，其参考区间也不尽相同，故各实验室应建立自己的参考区间，供临床参考使用。

5. 医学决定水平　是指临床上必须采取措施的检测水平，通过观察检验结果是否高于或低于这些"阈值"，可在疾病诊断中起排除或确认的作用，或对某些疾病进行分级或分类，或对预后做出估计，以提示医师在临床上应采用何种处理方式或决定采取某种治疗措施等。医学决定水平不同于参考区间，同一检测项目可以有几个医学决定水平。例如，当血小板计数值低于参考区间（100×10^9/L）时，并非说明该患者确有出血问题或出血倾向；但当血小板低于医学决定水平（50×10^9/L）时，提示患者确有出血倾向，应予以治疗和重视。当血小板低于医学决定水平最低界限值（10×10^9/L）时，则必须立即为患者输入血小板，以帮助患者增加循环血液中血小板的数量和增强止血能力。

6. 允许误差　由于标本采集、运送、仪器、试剂、人员操作等多种原因，任何实验室都存在试验误差，任何一个标本测定结果都会有误差。但检验结果必须保证在允许误差范围之内，并努力提高检验质量，将试验误差减少到最低。美国临床实验室改进修正案'88（CLIA'88）能力验证分析质量要求见表 1-1。

表 1-1　美国 CLIA'88 能力验证分析质量要求

检验项目	可接受误差范围
红细胞计数（RBC）	靶值±6%
血红蛋白（Hb）	靶值±7%
白细胞计数（WBC）	靶值±15%
血小板计数（Pt）	靶值±25%
纤维蛋白原（Fg）	靶值±20%
血浆凝血酶原时间（PT）	靶值±15%
活化部分凝血活酶时间（APTT）	靶值±15%
血钾（K）	靶值±0.5mmol/L
血钠（Na）	靶值±0.6mmol/L
血氯（Cl）	靶值±5%
血清丙氨酸转氨酶（ALT）	靶值±20%
血清天冬氨酸转氨酶（AST）	靶值±20%
碱性磷酸酶（ALP）	靶值±30%
淀粉酶（AMS）	靶值±30%
总蛋白（TP）	靶值±10%
白蛋白（ALB）	靶值±10%
葡萄糖（GLU）	靶值±10%
肌酐（Cr）	靶值±15%
尿素氮（BUN）	靶值±9%

三、临床常用危急值

危急值是指当这种检验结果出现时，预示病情严重，可能危及生命，是临床医师必须采取紧急措施的检验值。例如，当血清钙<1.6mmol/L 时，患者出现全身性痉挛的危险性极高，而>3.5mmol/L 时，患者出现高血钙危象的可能性很大，过高和过低都具有一定的危险性。因此，这两个数值可以看作血钙的高、低危急界限值。

危急值出现后，检验者应即刻告知有关医师或护士，并在"危急值结果登记记录"上详细记录，注明临床反馈信息。2013 年检验危急值在急危重病临床应用的专家共识（成人）常用的检验危急值见表1-2。

表1-2 常用检验危急值

项目名称	低值	高值
白细胞计数（WBC）	$<2\times10^9/L$	$>30\times10^9/L$
血小板计数（Pt）	$<31\times10^9/L$	$>999\times10^9/L$
血红蛋白（Hb）	<50g/L	>200g/L
血浆凝血酶原时间（PT）	<8 秒	>30 秒
活化部分凝血活酶时间（APTT）	<20 秒	>75 秒
血钾（K）	<2.8mmol/L	>6.2mmol/L
血钠（Na）	<120mmol/L	>160mmol/L
血氯（Cl）	<80mmol/L	>120mmol/L
血钙（Ca）	<1.6mmol/L	>3.5mmol/L
血糖（Glu）	<2.5mmol/L	>22.5mmol/L
肌酐（Cr）	$<21\mu mol/L$	$>650\mu mol/L$
尿素	<1.2mmol/L	>35.7mmol/L
肌钙蛋白 I		>0.5μg/L
酸碱度（pH）	<7.2	>7.55
二氧化碳分压（PCO_2）	<20mmHg	>70mmHg
氧分压（PO_2）	<45mmHg	
血培养		阳性

四、检验结果应用评价

（一）同一项目检验结果前后比较

临床工作中为了诊断和治疗观察，有时对同一项目要进行动态观察，有些项目受生理影响比较大，如白细胞计数，清晨或安静时低，下午或活动后高，一天当中，不同时间、不同条件采血，生理变化最高值与最低值可相差 1 倍。因此，只有在相同的采血条件下，前后结果才有可比性。

（二）不同医院检验结果的比较

最好同时采集多份标本，分别送往不同医院，这样的结果可比性较好。由于各医院测定方法和测定仪器不同，检查结果可能会有差异，应注意各医院的参考区间。

（三）关于假阴性与假阳性

由于试剂、仪器、技术操作及体内某些物质的干扰原因，检查结果不能排除假阴性和假阳性的可能。例如，抗磷脂抗体阳性患者可出现梅毒假阳性，类风湿因子阳性患者可出现乙肝 HBc-IgM 假阳性，同一份标本在不同的实验室或采用不同的试剂盒可能会得出不一致的结果。因此，结果有争议时，应进一步采用确诊试验或权威实验室确认，并结合临床疾病情况做出合理解释。

（四）正确选择检验项目

选择检验项目时必须了解各项检验的临床价值，应选择对疾病诊断灵敏度高和特异性强的检验项目进行检查，做到有的放矢，避免滥用和杜绝浪费。

（五）检验结果解释与临床相结合

检验结果是静态的数据，而患者处于可变的生理或病理状态下，机体的反应性也因个体差异而不同，同一疾病的患者可能出现不尽相同的检验结果。因此，评价检验结果时必须紧密结合临床情况进行具体分析，才能恰当地得出合理的结论，指导临床防治工作。

五、标本的正确采集及质量保证

标本采集是保证检验质量的先决条件，对检验结果的准确性有重要影响。国外专家对检验结果误差进行过统计分析，结果为标本质量不合格产生的误差占总误差的 46%～68.2%。医护人员必须掌握采集标本的正确方法，以保证检验结果的准确性，所有医护人员都应牢记"用不符合质量要求的标本进行检验，不如不做这项检验"。

（一）患者准备

1. 患者状态　一般需在安静状态下采集标本，如患者处于高度紧张状态时，可使血红蛋白、白细胞计数升高。由于劳累或寒冷等刺激也可见白细胞计数升高。运动能影响许多项目的测定结果，如剧烈运动后使 WBC、CK、LDH、ALT、AST 和 GLU 等的测定值升高，有些恢复较慢，如 ALT 在停止运动 1 小时后测定，其值仍可偏高 30%～50%。

2. 饮食　多数试验要求在采血前禁食 8 小时，血脂测定要求禁食 12 小时，采集前 4 小时应不喝茶、咖啡、酒、饮料等。因为饮食中的不同成分可直接影响实验结果，而且正常参考区间通常是根据正常健康人空腹血标本测定值确定的，因此空腹采血便于比较。

3. 药物　对检验的影响非常复杂，在采样检查之前，以暂停各种药物为宜，如某种药物不可停用，则应了解可能对检验结果产生的影响，如庆大霉素、氨苄西林可使 ALT 活性升高。大剂量输注青霉素可使尿蛋白出现假阴性。

4. 标本采集时间

（1）患者准备：应考虑患者的生物钟规律，特别是激素水平分析，如女性性激素的测定结果与月经周期密切相关。

（2）对诊断最有价值的标本采集时间：行疟原虫检查时最好在患者发热时采集标本。

（二）血液标本采集注意事项

（1）采静脉血时止血带结扎不得超过 1 分钟，见回血后立即松开止血带。止血带结扎过久，可引起误差。例如，以结扎 1 分钟的样品结果为基数，则结扎 3 分钟，可使血浆总蛋白增加 5%，胆固醇增加 5%，胆红素增加 8%，乳酸检验则不能使用止血带。

（2）血清标本应避免溶血。许多测定项目红细胞内和血清中的含量是不一样的，如 ALT 红细胞内比血清高出数倍，血钾、AST 高出数十倍，而 LDH 则高出数百倍，一旦标本溶血，特别是严重溶血，造成血清中这些物质的测定值升高，干扰测定结果。

（3）输液期间原则上不要采血，应杜绝在输液管内采血，杜绝在三通、静脉留置针中采血。要特别注意，采血不能在输液的同侧进行。

（4）必须在试管或容器上贴上患者床号、姓名、科室信息，且应当场核对是否无误，采血后及时送检，以免影响结果准确性。

第 2 章
体液及排泄物检查

第一节　尿　液　检　查

尿液检查主要用于：①协助泌尿系统疾病的诊断和疗效观察。因此，尿液检测是泌尿系统疾病最常用的、不可替代的首选指标。②协助其他系统疾病的诊断：如糖尿病时进行尿糖检验，黄疸时做尿三胆检测，均有助于这些疾病的诊断。③用药监护。④健康普查：对人群进行尿液分析，筛查有无肾、肝、胆道疾病和糖尿病等，以达到早期诊断和预防疾病的目的。

一、尿蛋白定性

【参考区间】干化学法：阴性。

【临床意义】

尿蛋白为±（微量）　　　　尿蛋白为＋（≥0.3g/L）

尿蛋白为＋＋（≥1.0g/L）　　尿蛋白为＋＋＋（≥3.0g/L）

（1）干化学法只对尿中白蛋白敏感，阳性见于肾小球性蛋白尿。只能作为正常人及肾病筛查试验，怀疑患者有肾损害时应进一步检查，以免漏诊。

（2）干化学法对肾小管性蛋白、球蛋白、本周蛋白等不敏感。可疑间质性肾炎、多发性骨髓瘤必须配合其他检查诊断。

【注意事项】

（1）pH 升高，呈强碱性尿，pH≥9 可出现假阳性。例如，大量服用奎尼丁、磺胺类药物、磺胺异噁唑，频繁的呕吐及输注大量碳酸氢钠等可使尿 pH 升高。

（2）大剂量输注青霉素类抗生素（480 万 U 以上），5 小时内留尿检验可出现假阴性。

二、尿潜血试验

【参考区间】干化学法：阴性。

【临床意义】

（1）尿潜血阳性见于尿液中有红细胞，多见于肾及泌尿系统结石、肿瘤、外伤、重症肾小球疾病、肾盂肾炎、膀胱炎、肾结核、多囊肾等。也可见于血友病、血小板减少性紫癜。

（2）尿潜血阳性见于血红蛋白尿，如蚕豆病、阵发性睡眠性血红蛋白尿、血型不合的输血反应等。

（3）尿潜血阳性见于肌红蛋白尿，如挤压伤、电击伤、肌肉萎缩、皮肌炎、多发性肌炎、心肌梗死等。

（4）泌尿系统感染、留置过久腐坏的尿液，细菌产生过氧化氢酶，使检查出现假阳性结果。

（5）被漂白剂、84 消毒液、过氧化氢溶液（双氧水）污染过的留尿容器，普鲁卡因、碘造影剂均可使检查出现假阳性结果。

（6）尿液含大量维生素 C 也可使尿潜血出现假阴性。

尿潜血阳性≠血尿，必须结合显微镜检查红细胞进行诊断！

三、尿中性粒细胞酯酶测定

【参考区间】干化学法：阴性。

【临床意义】

（1）阳性：尿液中有中性粒细胞，见于泌尿系统感染。

（2）不能检出淋巴细胞、单核细胞、嗜酸粒细胞，会出现假阴性结果和漏检。

（3）尿液中含有大剂量头孢类抗生素、庆大霉素或尿蛋白大于 5g/L 时，可出现假阴性结果。

（4）尿液被甲醛污染或使用某些药物如呋喃妥因可产生假阳性结果。

四、尿亚硝酸盐测定

【参考区间】干化学法：阴性。

【临床意义】阳性见于泌尿系统革兰阴性细菌感染，如大肠埃希菌、克雷伯菌、变形杆菌和假单胞菌感染，引起有症状或无症状的尿路感染。尿液放置时间过长、细菌污染可出现假阳性。

五、尿葡萄糖定性

【参考区间】干化学法：阴性。

【临床意义】

1. 血糖过高性糖尿　如糖尿病、甲状腺功能亢进、库欣综合征、嗜铬细胞瘤、胰腺疾病等。

2. 血糖正常性糖尿（肾性糖尿）　肾小管病变导致对葡萄糖的重吸收功能下降所致。见于家族性肾性糖尿及各种原因引起肾病而导致肾小管损伤。

3. 暂时性糖尿　饮食性糖尿、应激性糖尿、新生儿糖尿、妊娠糖尿及药物性糖尿等。

【注意事项】外用消毒剂如含氯石灰（漂白粉）、84 消毒液、洗消净、过氧化氢溶液、过氧乙酸等污染收集尿标本的容器可能导致结果假阳性。患者使用大剂量维生素 C、酚磺二氨、安乃近等药物可能出现结果假阴性。

六、尿酮体测定

【参考区间】干化学法：阴性。

【临床意义】

1. 尿酮体（KET）阳性　见于糖尿病酮症酸中毒；服用双胍类降糖药。

2. 非糖尿病性酮尿　高热、严重呕吐、长期饥饿、禁食过久、肝硬化、嗜铬细胞瘤等。

七、尿胆红素测定

【参考区间】干化学法：阴性。

【临床意义】尿胆红素阳性：见于各种原因所致的阻塞性黄疸和肝细胞性黄疸。

八、尿胆原测定

【参考区间】干化学法：阴性或弱阳性（≤3.2μmol/L）。

【临床意义】尿胆原（UBG）阳性：见于溶血性黄疸和肝细胞性黄疸。

九、尿 pH 测定

【参考区间】干化学法：晨尿 pH 为 5.5～6.5；随意尿 pH 为 4.6～8.0。

【临床意义】

1. 尿 pH 减低　见于酸中毒、高热、脱水、痛风及服用氯化铵、维生素 C 等酸性药物者。低钾性碱中毒时，由于肾小管分泌 H^+ 增加，尿呈酸性，称为反常性酸性尿。

2. 尿 pH 升高　见于碱中毒、尿潴留、尿路感染、频繁呕吐丢失胃酸、服用碳酸氢盐、尿液放置过久等；Ⅰ型肾小管性酸中毒时尿液呈碱性。

十、尿比重测定

【参考区间】晨尿：1.015～1.025；随机尿：1.003～1.030。

【临床意义】常用干化学法，折射仪法准确可靠。

1. 尿比重升高　见于急性肾小球肾炎、肾病综合征、流行性出血热的少尿期、高热、脱水、大量排汗、心功能不全、周围循环衰竭尿少时，以及尿中含有较多的蛋白质和葡萄糖时。

2. 尿比重减低　见于大量饮水，尿崩症、间质性肾炎、肾衰竭等导致远端肾单位浓缩功能严重障碍的疾病。经常排出比重近于 1.010 的尿液称为等张尿，见于肾实质严重损害的终末期。

十一、尿维生素 C 测定

【参考区间】干化学法：阴性。

【临床意义】维生素 C 作为强还原剂，可干扰多项尿液指标结果的准确性。尿维生素 C 升高，可使尿潜血、葡萄糖、胆红素和亚硝酸盐的检测结果出现假阴性，也可使尿酮体（乙酰乙酸）出现假阳性。

如出现以上情况，应停用维生素 C 24 小时后留尿重检。

十二、尿有形成分显微镜检查

尿有形成分检查是利用显微镜检查尿液中的红细胞、白细胞、管型、上皮细胞、细菌、真菌、结晶体等有形成分，对泌尿系统疾病诊断十分重要。以往多采用人工显微镜检查，这种方法速度慢，不能满足临床要求。为了提高效率，缩短试验时间，各种自动尿液有形成分定量分析仪相继问世。AVE-76 系列尿液有形成分分析仪就是其中的代表，它按照经典的显微镜镜检方法流程来设计，应用数字图像分析技术实现了尿有形成分检测全自动化。AVE-76 系列尿液有形成分分析仪在国内外已得到广泛应用。

（一）红细胞镜检

【参考区间】

（1）AVE-76 系列尿液有形成分分析仪：男性 0～5 个/μl，女性 0～8 个/μl。

（2）传统离心玻片法：0～3 个/HP。

【临床意义】

（1）若离心尿沉渣示红细胞数大于 3 个/HP，或 AVE-76 男性红细胞数大于 5 个/μl，女性红细胞数大于 8 个/μl 为镜下血尿。

（2）红细胞形态检查：尿红细胞形态检查分三种类型：即多形性、均一性和混合性。

1）多形性血尿（肾小球性血尿）：异常红细胞占红细胞总数的 75%以上，且有两种或两种以上异形红细胞同时存在，即提示为肾性血尿。尿液中异形红细胞常见的形态有大红细胞、小红细胞、棘形红细胞、环形红细胞（面包圈红细胞）、新月形红细胞、颗粒形红细胞、皱缩红细胞。多见于各种肾小球肾炎，说明肾有实质性病变。

2）均一性血尿：指大小均匀红细胞占 75%以上，由肾以外泌尿系统出血而引起，主要见于泌尿系统结石、肿瘤、前列腺增生并出血、肾挫伤、尿路感染、血友病等。单纯尿 pH、渗透压的变化也可引起尿红细胞畸形，但此时尿畸形红细胞为单一形态，在酸性尿液中肿胀呈现球状、口形；在碱性尿液中呈现锯齿形；在高渗环境下呈皱缩形。因此，尿中畸形红细胞增多但形态单一时不能诊断为肾小球性血尿。

3）混合性血尿：指正常、异常形态红细胞各占 50%，肾损害程度较轻，为肾小球和非肾小球双重病理学变化所引起，提示这种出血不是起源于一个部位，有可能是肾小球性，也有可能伴有下尿道出血。引起混合性血尿的疾病不多，以 IgA 肾病居首位。

（二）镜检白细胞

【参考区间】

（1）AVE-76 系列尿液有形成分分析仪，13 岁以上：男性 0～6 个/μl，女性 0～14 个/μl，1～12 岁：男性 0～4 个/μl，女性 0～5 个/μl。

（2）离心玻片法：0～5 个/HP。

【临床意义】

（1）泌尿系统有炎症时均可见到尿中白细胞增多，尤其在细菌感染时为甚，以中性粒细胞为主，如急、慢性肾盂肾炎，膀胱炎，尿道炎，前列腺炎等。

（2）无菌性白细胞尿：肾移植排斥反应、狼疮性肾炎、干燥综合征等尿中淋巴细胞和单核细胞增多，急性过敏性间质性肾炎、药物致变态反应尿中嗜酸粒细胞增多。

（3）女性阴道炎或宫颈炎、附件炎时可因分泌物白带进入尿中，而见白细胞计数升高，常伴有大量扁平上皮细胞。注意留尿前清洗外阴，留中段尿。尿白细胞酯酶与镜检白细胞结果分析见表 2-1。

表 2-1　尿白细胞酯酶与镜检白细胞结果分析

白细胞酯酶	镜检白细胞	结果解释
−	−	尿液无白细胞
+	+	中性白细胞、泌尿系统感染
+	−	假阳性或白细胞破坏
−	+	无菌性白细胞尿或药物干扰白细胞酯酶假阴性

（三）镜检上皮细胞

【参考区间】AVE-76 系列尿液有形成分分析仪，13 岁以上：男性 0～4 个/μl，女性 0～28 个/μl；1～12 岁：男性 0～2 个/μl，女性 0～5 个/μl。

【临床意义】从肾脏到尿道口的整个泌尿系统的脱落细胞介绍如下。

1. 复层扁平上皮（鳞状上皮）　来自于近尿道口、阴道，正常人尿中可见少量鳞状上皮细胞；大量出现见于白带污染。

2. 变移上皮细胞　来自于肾盂、输尿管、膀胱和尿道近膀胱段，正常人尿中可见少量；大量出现并伴有较多的白细胞提示泌尿系统炎症；非炎症出现大量成堆的变移上皮细胞，应考虑有泌尿系统肿瘤的可能。

3. 肾小管上皮细胞　正常人不易见到；大量出现时，表示肾小管有损伤或发生肾移植排斥反应。

4. 腺上皮细胞　正常人不存在，由膀胱黏膜变移上皮化生产生；见于腺性膀胱炎，是一种癌前期病变，部分患者可能发展成膀胱腺癌。

（四）管型镜检

尿中无管型或偶见透明管型，肾脏病变时，尿中管型增多。

1. 透明管型　正常人偶见，激烈运动、重体力劳动、麻醉、高热、肾动脉硬化、急性肾炎、急性肾盂肾炎、恶性高血压、充血性心力衰竭、慢性肾病、间质性肾炎等可致透明管型增多。

2. 颗粒管型　提示肾有实质性病变，分为粗颗粒管型（初期）和细颗粒管型两种。其见于慢性肾小球肾炎、急性肾小球肾炎后期、肾病、肾动脉硬化等疾病。

3. 红细胞管型　提示肾性血尿，见于各种肾小球肾炎。

4. 白细胞管型　见于肾盂肾炎、间质性肾炎、狼疮性肾炎等。

5. 肾小管上皮细胞管型　提示有肾小管病变，见于急性肾小管坏死、间质性肾炎、肾盂肾炎、狼疮性肾炎、肾移植术后排斥反应等。

6. 脂肪管型　常见于肾病综合征、类脂肾病。

7. 蜡样管型　提示肾小管有严重病变，预后差，见于慢性肾衰竭、慢性肾炎晚期。

8. 肾衰竭管型（宽大管型）　见于急性或慢性肾衰竭。

（五）真菌

正常尿液无真菌，查到真菌多因免疫功能低下，长期使用广谱抗生素、免疫抑制剂、抗癌药物，器官移植及患有重症消耗性疾病的患者。

（六）尿结晶体

尿中盐类结晶析出取决于该盐类在尿中的饱和度、尿 pH、温度、胶体物质浓度等因素。

1. 在酸性尿中易产生的结晶

（1）尿酸结晶：可能存在尿酸代谢障碍，如痛风、高嘌呤饮食、白血病、淋巴瘤、真性红细胞增多症、白血病化疗之后。

（2）草酸钙结晶：偶见于正常人，无临床意义。如量多伴尿路刺激症状或肾绞痛和血尿，可能存在尿路结石。

（3）胱氨酸结晶：胱氨酸尿症为遗传性代谢病，肾小管对胱氨酸、赖氨酸、精氨酸和鸟氨酸重吸收障碍；尿中长期过多胱氨酸结晶可形成肾结石。

（4）磺胺药物结晶：如尿中大量出现并伴红细胞，可引起尿路结石与尿闭，应立即停药，碱化尿液，大量饮水。

（5）胆红素结晶：见于阻塞性黄疸、暴发性肝衰竭、肝硬化、肝癌、急性磷中毒等。

（6）胆固醇结晶：常见于乳糜尿、肾淀粉样变或脂肪变性。

（7）亮氨酸和酪氨酸结晶，多见于暴发性肝衰竭、白血病和急性磷中毒。

2．在碱性尿中易产生的结晶

（1）磷酸盐结晶：常见于膀胱尿潴留、下肢麻痹、慢性膀胱炎、前列腺肥大、慢性肾盂肾炎等。经常出现，有可能形成结石。

（2）尿酸铵结晶：见于膀胱细菌感染或尿液腐败分解。

（3）磷酸铵镁结晶：由于这种结晶是尿路感染所致，故亦称为感染结晶。磷酸铵镁结晶是由尿路中能产生脲酶的细菌所致。这种细菌大多为变形杆菌，其次为铜绿假单胞菌和金黄色葡萄球菌等。

十三、1 小时尿沉渣计数

【参考区间】

（1）红细胞计数：男性＜3 万/小时，女性＜4 万/小时。

（2）白细胞计数：男性＜7 万/小时，女性＜14 万/小时。

【临床意义】

（1）急性肾炎患者红细胞数增多。

（2）肾盂肾炎、急性过敏性间质性肾炎、狼疮性肾炎、干燥综合征等肾损害患者白细胞计数可明显增多。

十四、苯丙酮尿定性试验

【参考区间】干化学法：阴性。

【临床意义】阳性见于苯丙酮尿症，苯丙酮尿症是由于患者肝中缺乏苯丙氨酸羟化酶，使苯丙氨酸不能氧化成酪氨酸，只能变成苯丙酮酸，在血液、脑脊液中大量存在，并由尿中排出。

十五、胱氨酸尿检查

【参考区间】亚硝基铁氰化钠法：阴性。

【临床意义】胱氨酸尿症为先天性代谢病，肾小管对胱氨酸、赖氨酸、精氨酸和鸟氨酸重吸收障碍，尿中可见上述氨基酸。

正常尿液含有的胱氨酸一般在 100mg/24h 以下，不足以被本法所检出。阳性表示尿液中胱氨酸含量≥250mg/L，见于先天性胱氨酸尿症。

十六、尿乳糜定性检查

【参考区间】苏丹Ⅲ染色法：阴性。

【临床意义】阳性多见于丝虫病慢性期，但为间歇性，也可见于腹内结核、肿瘤、胸腹部创伤、先天性淋巴管畸形等。

十七、尿液标本采集注意事项

（1）晨尿为住院患者留尿的主要方法，早晨起床后收集第一次中段尿，可用尿常规检验和微生物检查。为了避免白带污染，女性患者最好在留尿前清洗会阴。月经期间最好不要留尿，以免污染。细菌培养使用无菌瓶。

（2）随机尿多为门诊就诊患者的留尿检验方法，留取中段尿。

（3）计时尿应于排空尿液后开始计时，然后于规定时间内到截止时间留尿，尿液原则上以不用防腐剂为好，24小时尿蛋白定量首选冷藏；40%甲醛适用于细胞及管型等有形成分的检查；麝香草酚用于抗酸杆菌浓集检查。

（4）尿培养需在应用抗菌药物之前或停用抗菌药物3天之后留取尿液标本；女性患者以手指将阴唇分开，用肥皂水或聚维酮碘（碘伏）清洗外阴，然后以清水冲洗尿道口周围。自然排尿，让尿流不中断，用无菌容器接取中段尿；男性患者应翻转包皮冲洗，用碘伏消毒尿道口；婴儿消毒其阴部后，将无菌小瓶直接对准尿道口排尿后立即送检。

第二节 粪便检查

粪便常规检查主要用于：①诊断肠道感染性疾病：细菌性痢疾、阿米巴痢疾、伤寒、肠结核、急慢性肠炎、霍乱、假膜性肠炎等。粪便常规及粪便培养有诊断及鉴别诊断价值。②肠道寄生虫病：蛔虫病、钩虫病、鞭虫病、蛲虫病、姜片虫病、血吸虫、肝吸虫病等，可根据粪便找到相应虫卵而确诊。③消化吸收功能过筛试验：慢性腹泻患者粪便镜检，若有较多淀粉颗粒、脂肪小滴或肌肉纤维等，常提示为消化不良、慢性胰腺炎，需进一步检查。④粪便潜血可用于上消化道出血及肠道肿瘤的筛查。

一、粪便一般检测

1. **粪便颜色与性状** 正常颜色:成人呈黄褐色,婴儿为黄色或金黄色。

(1)鲜血便:见于直肠息肉、直肠癌、肛裂及痔疮等患者。痔疮常在排便之后鲜血滴落,而其他疾病则鲜血附于粪便表面。

(2)水样便:消化不良或肠滴虫可致水样腹泻。

(3)米泔样便:白色淘米水样,见于霍乱、副霍乱患者。

(4)柏油样便:由于上消化道或小肠出血并在肠内停留时间较长,因红细胞破坏后血红蛋白在肠道内与硫化物结合形成硫化亚铁,故粪便呈黑色;又由于硫化亚铁刺激肠黏膜分泌较多的黏液,使粪便黑而发亮,故称为柏油样便。

(5)白陶土色便:各种原因所致的胆道阻塞患者。

(6)粥样或水样稀便:见于非感染性和感染性腹泻(急性胃肠炎、食物中毒、假膜性小肠结肠炎等)。

(7)黏液性或脓血便:见于痢疾、溃疡性结肠炎、大肠炎、小肠炎、结肠癌、直肠癌等患者。

(8)细条状便:细条状便或扁片状便见于直肠癌等所致的直肠狭窄。

(9)婴儿凝乳块便:婴儿粪便出现黄白色凝乳块,亦可见蛋花汤样大便,见于婴儿消化不良、病毒性肠炎和致病性大肠埃希菌性肠炎。

(10)婴儿豆腐渣样大便:则常见于真菌引起的肠炎。

(11)果酱色便:见于急性阿米巴痢疾,以血为主,血中带脓,呈暗红色稀果酱样。

2. **寄生虫体** 蛔虫、蛲虫及绦虫等较大虫体或片段肉眼可见。

3. **结石** 粪便中可见到胆石、胰石、胃结石、肠结石等,最常见的是胆石,见于使用排石药或碎石术后。

二、粪便显微镜细胞检查

【参考区间】红细胞数:0/HP;白细胞数:0 或偶见/HP。

【临床意义】

1. **红细胞** 肠道下段炎症或出血、痔疮、阿米巴痢疾、细菌性痢疾、溃疡性结肠炎、结肠癌等疾病的粪便中可见到红细胞。例如,阿米巴痢疾时粪便中红细胞多于白细胞,成堆出现,并有破坏现象;细菌性痢疾粪便则以白细胞为主,红细胞常呈散在分布。

2. **白细胞** 当肠道有炎症时白细胞数增多,小肠炎症时白细胞数不多,均匀混合于粪便内。结肠炎症如细菌性痢疾时，白细胞大量出现甚至满视野，并可见到退化的白细胞，还可见到边缘已不完整或已破碎、核不清楚、成堆的脓细胞。过敏性肠炎、肠道寄生虫病（如阿米巴痢疾或钩虫病）时粪便中有时还伴有夏科-莱登结晶，如用瑞氏染液染色可见到嗜酸粒细胞。

3. **巨噬细胞**　见于急性细菌性痢疾和溃疡性结肠炎。

4. **肠黏膜上皮细胞**　整个小肠、大肠的黏膜上皮细胞均为柱状上皮，只有直肠齿状线处由复层立方上皮及未角化的复层扁平上皮所被覆。生理情况下，少量脱落的柱状上皮细胞多已破坏，故正常粪便中见不到。当有炎症时可增多，且呈卵圆形或短柱状，两端钝圆，常夹杂于白细胞之间，在假膜性小肠结肠炎的黏膜小块中多见，此外黏冻性分泌物中亦大量存在。

5. **肿瘤细胞**　取乙状结肠癌、直肠癌患者的血性粪便，及时涂片染色，可能找到。

6. **淀粉颗粒**　为大小不等的卵圆形颗粒，多见于消化不良。

7. **脂肪小滴**　正常粪便中偶见中性脂肪及结合脂肪酸，在肠蠕动亢进腹泻及胰腺外分泌功能减退时可见增多，尤其多见于慢性胰腺炎、胰头癌时所引起的消化不良性腹泻。

8. **肌肉纤维**　日常食用的肉类主要是动物的横纹肌，经蛋白酶消化分解后多消失，大量食肉后可见少许。多量出现时见于肠蠕动亢进腹泻及蛋白质消化不良，亦可见于胰腺外分泌功能减退。

9. **植物细胞及植物纤维**　其形态多样，正常粪便中仅可见少量，肠蠕动亢进导致腹泻时其增多，灵芝孢子形态与肝吸虫卵相似。

三、粪便显微镜寄生虫检查

1. **虫卵**　包括蛔虫卵、钩虫卵、鞭虫卵、蛲虫卵、姜片虫卵、血吸虫卵、肝吸虫卵、肺吸虫卵、绦虫卵等。查到虫卵可做出相应诊断。

2. **寄生虫成虫**　阿米巴、鞭毛虫、孢子虫、结肠小袋纤毛虫、血吸虫等显微镜下可见成虫。

四、粪便潜血试验

【**参考区间**】化学法：阴性；免疫法：阴性。
【**临床意义**】
（1）阳性：见于各种原因引起的消化道出血。

（2）消化道肿瘤过筛试验：潜血持续阳性提示胃肠道肿瘤，间歇性阳性为其他原因的消化道出血。可进一步做胃肠道内镜检查。

（3）免疫法（如单克隆抗体胶体金法）：特异性强、敏感性高，不受饮食和药物的干扰，主要检测下消化道出血，被认为是大肠癌普查的最合适指标。对 50 岁以上的无症状者，每年应做 1 次粪便潜血试验。但有 40%~50% 的上消化道出血不能检出，可出现假阴性。

（4）化学法：上消化道出血时化学法比免疫法阳性率高，应选用化学法。化学法潜血试验患者应素食 3 天，服用铁剂、含高浓度过氧化物酶的食物（萝卜）及大剂量阿司匹林易出现假阳性。服用大剂量维生素 C 可出现假阴性。

（5）化学法与免疫法同时测定可提高阳性检出率，避免漏检。

五、粪便转铁蛋白试验

【参考区间】单克隆抗体胶体金法：阴性。

【临床意义】粪便转铁蛋白阳性见于消化道出血。粪便转铁蛋白特异性高、稳定性好，是检测消化道出血的良好指标，与粪便潜血试验联合测定，可明显提高消化道出血和结肠肿瘤的阳性率。

六、粪便细菌学检查

（1）大肠埃希菌、厌氧菌和肠球菌是粪便中主要的正常菌群，长期使用大量抗生素导致菌群失调时，显微镜下可见大量球菌或真菌。

（2）疑为霍乱、副霍乱时可做粪便悬滴试验，阳性可帮助诊断。

（3）必要时做细菌培养和药物敏感试验。

七、粪便标本采集注意事项

（1）留取似蚕豆大粪便一块，置于不吸水的容器内。标本必须新鲜，防止尿液混入。

（2）粪便标本有脓血时，应当挑取脓血及黏液部分送检，外观无异常的要多点取样进行检查。

（3）粪便检查寄生虫及虫卵时，应连续 3 天送检，因为肠道寄生虫排卵有周期性，以免漏诊。如检查蛲虫时则不必送检粪样，而应于晨起排便前用棉签拭擦肛门周围，可得到虫卵。

（4）肠道阿米巴病滋养体，应在收集标本后立即送检，并注意保温，30 分钟内完成检验。

（5）大便潜血试验，患者应素食 3 天，并禁服铁剂及维生素 C，否则易出现假阳性。

第三节　浆膜腔积液检查

浆膜腔积液包括胸腔积液、腹水、心包积液。

一、浆膜腔液颜色

【参考区间】淡黄色。

【临床意义】

1. 红色血性　常见于急性结核性胸（腹）膜炎、出血性疾病、恶性肿瘤、穿刺损伤等。

2. 黄色脓性或脓血性　常见于化脓性细菌感染如葡萄球菌性肺炎合并脓胸。

3. 乳白色　常见于丝虫病、淋巴结核及肿瘤、肾病变、肝硬化、腹膜癌等。

4. 绿色　见于铜绿假单胞菌（绿脓杆菌）感染。

5. 黑色　提示胸膜曲霉菌感染。

6. 黏稠样积液　提示恶性间皮瘤。

7. 含"碎屑"样积液　常见于类风湿病变。

8. 混浊性积液　见于结核性胸（腹）膜炎，阑尾炎穿孔、肠梗阻等引起的腹膜炎等。

二、浆膜腔液透明度检查

【临床意义】漏出液清晰或微混，渗出液多混浊。

三、浆膜腔液比密检查

【临床意义】折射仪法：小于 1.015 为漏出液；大于 1.018 为渗出液。

四、浆膜腔液 pH 检查

【临床意义】正常胸液 pH 接近 7.6，pH 减低见于多种原因引起的积液，如脓胸、食管破裂、类风湿性积液等，脓胸液 pH<7.0。结核性和恶性积液也可减低。

五、浆膜腔液细胞计数及分类

【临床意义】

1. 白细胞计数　漏出液细胞较少，常小于 $100×10^6$/L，以淋巴细胞为主，并有少量间皮细胞。渗出液细胞较多，常大于 $500×10^6$/L，在两者之间无明显区别界限，需结合临床情况具体分析。

2. 细胞分类

（1）中性粒细胞数量升高（>50%），见于急性化脓性细菌感染、结核早期感染。

（2）淋巴细胞增多提示慢性炎症，如结核病、梅毒、间皮瘤、骨髓瘤、慢性非结核性胸膜炎、病毒感染、系统性红斑狼疮、慢性淋巴细胞白血病等。

（3）嗜酸粒细胞增多：见于过敏性疾病、寄生虫病、结核病吸收期、系统性红斑狼疮、气胸、间皮瘤等。

（4）间皮细胞增多：见于炎性积液，表示浆膜刺激或受损。

六、浆膜腔液蛋白质测定

【临床意义】

（1）黏蛋白定性：李凡他试验（Rivalta）漏出液阴性，渗出液阳性。

（2）渗出液蛋白定量>30g/L，常见于化脓性、结核性疾病，恶性肿瘤、肝静脉血栓形成综合征等。积液总蛋白/血清总蛋白>0.5。

（3）漏出液蛋白定量<25g/L，常见于淤血性心功能不全、肾病变及肝硬化。积液总蛋白/血清总蛋白<0.5。

七、浆膜腔液葡萄糖测定

【参考区间】3.9～6.1mmol/L。

【临床意义】

（1）漏出液中葡萄糖含量与血糖含量接近。

（2）化脓性细菌感染、结核病、肿瘤等引起的积液，其葡萄糖含量多小于 3.3mmol/L；或积液中含量与血中含量的比值<0.5。化脓性细菌感染明显减低甚至测定不出来。

八、浆膜腔液乳酸脱氢酶活性测定

【临床意义】乳酸脱氢酶（LDH）检测有助于渗出液和漏出液的鉴别。渗出液大于 200U/L，漏出液小于 200U/L。当浆膜腔积液中 LDH 与血清 LDH 的比值≥0.6 时，多为渗出液；反之则为漏出液。化脓性积液胸膜炎显著升高，可达正常血清的 30 倍，其次为癌性积液，结核性积液略高于正常，有助于鉴别诊断。LDH＞500U/L 提示为恶性肿瘤或细菌感染。

九、浆膜腔液腺苷酸脱氨酶测定

【临床意义】腺苷酸脱氨酶（ADA）活性测定对结核性积液与恶性肿瘤性积液的鉴别有重要参考价值。在结核性浆膜腔积液 ADA 活性常大于 40U/L；抗结核治疗有效时，ADA 活性随之减低。

渗出液与漏出液的鉴别见表 2-2。

表 2-2　渗出液与漏出液相鉴别

鉴别点	漏出液	渗出液
原因	非炎症所致心力衰竭、肝硬化、静脉淤血等	炎症、肿瘤或物理、化学刺激、变态反应性疾病、结缔组织病等
外观	淡黄浆液性	黄色、脓性、血性、乳糜性
透明度	透明或微混	大多混浊
比重	低于 1.015	高于 1.018
凝固性	不自凝固	能自凝固
黏蛋白定性试验	阴性	阳性
蛋白总量	＜25g/L	＞30g/L
积液蛋白总量/血清总蛋白	＜0.5	＞0.5
LDH	＜200U/L	＞200U/L
LDH/血清 LDH 总活性	＜0.6	＞0.6
葡萄糖定量	与血糖相近	常低于血糖水平
有核细胞计数	以淋巴细胞、间皮细胞为主	急性感染以中性粒细胞为主，慢性感染以淋巴细胞为主
细菌检查	无细菌发现	可找到病原菌

十、浆膜腔液细菌学检查

（1）怀疑为细菌感染时，应将标本离心后取沉淀物，涂片做抗酸染色和革兰染色寻找细菌。

（2）必要时可进行细菌培养和药物敏感试验。严格无菌抽取后，标本量为 8～10ml。注入血培养瓶内及时送检，必要时增加厌氧菌培养。对于已经使用抗生素的患者，应在两次用药之间采集，选择瓶内有吸附剂的血培养瓶，可吸附部分抗生素，使抗生素对细菌的干扰降到最低。

细菌性腹膜炎患者腹水检验结果见表 2-3～表 2-5。

表 2-3　细菌性腹膜炎患者腹水常规检验报告单

序号	项目	测定值	提示	单位	参考区间
1	颜色	淡黄色			淡黄色
2	透明度	微浊	↑		清亮
3	比重	1.020			1.015～1.018
4	李凡他试验	阳性（＋）	↑		阴性
5	白细胞计数	20 000	↑	×10⁶/L	＜ 100
6	红细胞计数	40 000	↑	×10⁶/L	0
7	单个核细胞	20.0	↓	%	＞ 50
8	多核细胞	80.0	↑	%	＜ 50

表 2-4　细菌性腹膜炎患者腹水生化检验报告单

序号	项目	测定值	提示	单位	参考区间
1	葡萄糖（GLU）测定	0.48	↓	mmol/L	3.89～6.1
2	总蛋白（TP）测定	41.0	↑	g/L	25～30
3	乳酸脱氢酶（LDH）	264	↑	U/L	69～144
4	腺苷脱氨酶（ADA）	2.60		U/L	0～18

表 2-5　细菌性腹膜炎患者腹水内毒素检验报告单

序号	项目	测定值	提示	单位	参考区间
1	细菌内毒素	＞500	↑	pg/ml	＜10 pg/ml 为阴性，10～20 pg/ml 为可疑，＞20 pg/ml 为阳性。
2	真菌 1,3-β-D 葡聚糖	＜10		pg/ml	＜10 pg/ml 为阴性，10～20 pg/ml 为可疑，＞20 pg/ml 为阳性。

十一、浆膜腔液脱落细胞病理学检查

【临床意义】在胸腔积液、腹水中检查肿瘤细胞，对诊断胸（腹）腔肿瘤十分有必要，其敏感度和特异性均达 90%。肺癌、肝癌、胰腺癌、卵巢癌及原发性间皮细胞瘤、间皮细胞肉瘤等发生转移时，均可在浆膜积液中找到其有关的肿瘤细胞。

十二、浆膜腔液寄生虫检查

浆膜腔液寄生虫检查时，乳糜液中可发现微丝蚴。

十三、浆膜腔液癌胚抗原测定

癌胚抗原（CEA）大于 20μg/L 时，强烈提示为恶性胸腔积液、腹水。

第四节　脑脊液检查

一、脑脊液检查适应证

脑脊液检查适应证包括脑脊膜刺激症状者，怀疑有颅内出血者，有剧烈头痛、昏迷、抽搐或瘫痪等症状和体征而原因不明者，怀疑有脑膜白血病的患者。

二、脑脊液一般性状检查

1. **颜色**　正常脑脊液是无色透明的液体。在病理情况下，脑脊液可呈不同颜色改变。

（1）红色：常由于各种出血引起，主要由于穿刺损伤出血、蛛网膜下腔出血或脑室出血引起。

（2）黄色：可因出血、梗阻、淤滞、黄疸等引起。陈旧性蛛网膜下腔出血或脑室出血，由于红细胞破坏、溶解，出血 4～8 小时即可出现黄色。停止出血后，这种黄色仍可持续 3 周左右。当血清胆红素大于 256μmol/L 或脑脊液中胆红素大于 8.6μmol/L 时，可使脑脊液黄染。椎管梗阻（如髓外肿瘤）、吉兰-巴雷综合征，当脑脊液蛋白质含量超过 1.5g/L 时，颜色变黄，其黄色程度与蛋白质含量成正比。化脓性脑膜炎、重症结核性脑膜炎时，因脑脊液蛋白质含量明显增加而呈淡黄色或黄色。

（3）白色或灰白色：多因白细胞增加所致，常见于化脓性脑膜炎。

（4）褐色或黑色：常见于脑膜黑素瘤。

（5）绿色：主要见于铜绿假单胞菌（绿脓杆菌）性脑膜炎。

2. **透明度**　正常脑脊液应清晰透明，但病毒性脑炎、流行性乙型脑炎、神经梅毒等疾病的脑脊液也可呈透明外观。结核性脑膜炎常呈磨玻璃样浑浊，而化脓性脑膜炎常呈乳白色浑浊。

3. 凝块或薄膜　收集脑脊液于试管内，静置 12～24 小时，正常脑脊液不形成薄膜、凝块和沉淀物。若脑脊液内蛋白质（包括纤维蛋白质）多于 10g/L 即可出现凝块或沉淀物。化脓性脑膜炎脑脊液静置 1～2 小时即可形成凝块或沉淀物。结核性脑膜炎的脑脊液静置 12～24 小时后，可见表面有纤维的网膜形成，取此膜涂片检查结核杆菌，阳性率较高。蛛网膜下隙阻塞时，由于阻塞，远端的脑脊液蛋白质含量常高达 15g/L，此时脑脊液呈黄色胶冻状。

三、脑脊液显微镜检查

【参考区间】成人脑脊液内无红细胞。白细胞极少，其参考范围：腰池中白细胞为（0～8）×10^6/L；儿童白细胞为（0～15）×10^6/L。

【临床意义】

（1）中枢神经系统感染性疾病

1）化脓性脑膜炎显著增加，白细胞常在（1000～20 000）×10^6/L，分类以中性粒细胞为主。

2）结核性脑膜炎时其脑脊液细胞中度增加，但多不超过 $500×10^6$/L，粒细胞、淋巴细胞及浆细胞同时存在是结核性脑膜炎的特点。

3）病毒性脑炎细胞数轻度增加，一般不超过 $100×10^6$/L，其中以淋巴细胞为主。在单纯疱疹病毒性脑炎的脑脊液淋巴样细胞中可发现胞质内包涵体。

4）新型隐球菌性脑膜炎，细胞数中度增加，以淋巴细胞为主。

（2）中枢神经系统肿瘤：脑脊液细胞数可正常或稍高，以淋巴细胞为主。脑脊液找到白血病细胞是白血病脑膜转移的证据。

（3）脑出血早期可见大量红细胞和明显中性粒细胞增多，2～3 天出现含有红细胞和含铁血黄素的吞噬细胞。

（4）脑寄生虫病脑脊液细胞数可升高，以嗜酸粒细胞增多为主。如将脑脊液离心并在显微镜下检查，可发现血吸虫卵、阿米巴原虫、弓形虫、旋毛虫的幼虫等。

（5）神经梅毒患者脑脊液中可见巨大吞噬细胞。

四、脑脊液蛋白质定性

【参考区间】蛋白质定性试验（Pandy 试验）：阴性，偶见弱阳性。

【临床意义】脑脊液蛋白试验阳性，常见于脑组织和脑膜炎疾病，如化脓性脑膜炎、结核性脑膜炎、梅毒性中枢神经系统疾病、脊髓灰白质炎、流行性脑炎等。

五、脑脊液蛋白质定量

【参考区间】邻苯三酚红比色法：成人腰池 200～450mg/L，脑池 100～250mg/L，脑室内 50～150mg/L。

【临床意义】脑脊液蛋白质含量升高见于中枢神经系统炎症，尤以化脓性脑膜炎、结核性脑膜炎为明显，可达 10～50g/L；病毒性脑炎则轻度升高；神经根病变（如吉兰-巴雷综合征）、椎管内阻塞（如脊髓肿瘤、转移癌、粘连性脊髓蛛网膜炎等）时脑脊液蛋白质含量可达 30～50g/L。

六、脑脊液葡萄糖测定

【参考区间】2.5～4.4mmol/L。

【临床意义】

（1）脑脊液中葡萄糖和血糖有密切关系，脑脊液葡萄糖约为血糖的 60%，糖尿病或注射葡萄糖液使血糖升高后脑脊液中葡萄糖含量也可以升高。

（2）化脓性脑膜炎患者脑脊液葡萄糖含量明显减低甚至测定不出来。结核性、隐球菌性脑膜炎患者脑脊液葡萄糖含量轻度或中度减低，且葡萄糖含量越低预后越差。病毒性脑炎时葡萄糖含量多为正常。

（3）其他：累及脑膜的肿瘤（如脑膜白细胞）、结节病、梅毒性脑膜炎、风湿性脑膜炎等也可使葡萄糖含量减低。

七、脑脊液氯化物测定

【参考区间】120～130mmol/L。

【临床意义】

（1）正常脑脊液氯化物含量比血浆高，这是因为脑脊液要维持渗透平衡所致。脑脊液中氯化物也随血浆氯化物的改变而变化。

（2）化脓性脑膜炎，尤其以结核性脑膜炎时氯化物含量减低最为明显，而病毒性脑炎时氯化物含量无显著变化。

（3）呕吐、脱水等低氯血症时脑脊液氯化物也会减少。脑脊液氯化物增加也可见于尿毒症患者。

（4）脑脊液中氯化物含量低于 85mmol/L 时，有可能导致呼吸中枢抑制而出现呼吸停止。

八、脑脊液腺苷脱氨酶测定

【参考区间】0～8U/L。

【临床意义】结核性脑膜炎时腺苷脱氨酶（ADA）含量明显升高，此检查有助于结核性脑膜炎与病毒性脑膜炎的鉴别诊断。

九、脑脊液乳酸脱氢酶测定

【参考区间】成人 3～40U/L，儿童 28.3U/L，幼儿 29.2U/L，新生儿 53.1U/L。

【临床意义】

（1）细菌性脑膜炎时乳酸脱氢酶（LDH）含量多明显升高，病毒性脑膜炎时 LDH 含量多在正常水平，这对鉴别细菌性脑膜炎与病毒性脑膜炎有一定意义。

（2）脑血管疾病：脑梗死、脑及蛛网膜下腔出血急性期时 LDH 含量多明显升高。

（3）原发与转移性脑瘤、白血病、淋巴瘤、颅外伤、脑积水、脱髓鞘病时 LDH 含量多升高。

十、脑脊液免疫球蛋白测定

【参考区间】免疫比浊法：IgG 10～40mg/L，IgM 0～13mg/L，IgA 0～6mg/L。

【临床意义】IgG 升高多见于神经梅毒、化脓性脑膜炎、结核性脑膜炎和病毒性脑膜炎。IgA 升高多见于化脓性脑膜炎、结核性脑膜炎和病毒性脑膜炎。IgM 升高多见于化脓性脑膜炎、病毒性脑膜炎、肿瘤，也见于多发性硬化症。IgE 升高见于脑寄生虫病。

十一、脑脊液结核抗体测定

【参考区间】ELISA 法：阴性。

【临床意义】特异性抗体阳性有助于结核性脑膜炎的诊断。

十二、脑脊液髓鞘碱性蛋白测定

【参考区间】0.55～1.83μg/L。

【临床意义】髓鞘碱性蛋白（MBP）是中枢神经系统髓鞘的主要蛋白，约占髓鞘蛋白质总量的 30%。神经组织损害后释放到脑脊液中，MBP 可反映中枢神经系统有无实质性损害，特别是神经髓鞘脱失的诊断指标。

（1）多发性硬化症（MS）：急性恶化期 MBP 最高，慢性进展期 MBP 含量呈中等水平升高，急性期灵敏度为 100%，慢性活动期灵敏度为 84.6%。脑脊液 MBP 含量在治疗前明显升高及治疗后显著下降的患者，对激素等药物的短程治疗疗效较好。脑脊液 MBP 含量测定对多发性硬化症的诊断、病情监测、预后和指导治疗有意义。

（2）重度新生儿缺氧缺血性脑病时 MBP 含量明显升高，而轻度新生儿缺氧缺血性脑病和中毒时则无明显改变。

（3）脑积水患者脑脊液 MBP 含量显著升高，且与脑积水的程度呈正相关。

（4）脑脊液中 MBP 含量升高还见于中枢神经系统神经组织创伤、散发性脑炎、脑肿瘤、缺氧性脑病、亚急性硬化性全脑炎、病毒性脑炎、遗传性脑白质营养不良、肾上腺性脑白质萎缩、异染性脑白质营养不良、横断性脊髓炎合并系统性红斑狼疮、红斑狼疮波及脑神经系统、播散性坏死性脑白质病（为注射甲氨蝶呤后遗症）等。

十三、脑脊液 tau 蛋白测定

【参考区间】81～171ng/L。

【临床意义】

（1）阿尔茨海默病（老年性痴呆）患者脑中 tau 蛋白含量显著升高，其敏感性为 82%，特异性达 70%。如同时测出 β-淀粉样蛋白（β-AP42）水平减低，对阿尔茨海默病诊断的特异性可达 70%～90%。

（2）脑脊液 tau 蛋白水平与颅脑损伤严重程度和预后密切相关，可作为判断颅脑损伤严重程度及预测预后的重要指标。

十四、脑脊液病原微生物检查

（1）疑为结核性脑膜炎时，做抗酸染色。结核杆菌 PCR 可检出微量结核杆菌，是目前诊断结核病最敏感的方法。

（2）新型隐球菌脑炎时，可在脑脊液中直接发现隐球菌，必要时用印度墨汁染色予以确诊。

（3）脑脊液细菌培养和药物敏感试验：严格无菌操作下采取脑脊液注入血培养瓶内及时送检，必要时增加真菌培养。

（4）对于已经使用抗生素的患者，应在两次用药之间采集，使抗生素对细菌培养的干扰降到最低。

（5）标本采集后应立即送检，以防细菌死亡。疑似有脑膜炎奈瑟菌时，应注意保暖，不可置于冰箱内保存。

第五节　关节腔积液检查

一、关节液颜色

【参考区间】正常为淡黄色。

【临床意义】

1. 红色　见于穿刺损伤或血友病的病理出血，如血友病色素性绒毛结节性滑膜炎等。

2. 乳白色　见于结核性关节炎、慢性类风湿关节炎、急性痛风性关节炎或系统性红斑狼疮。

3. 绿色　铜绿假单胞菌（绿脓杆菌）性关节炎。

4. 脓性黄色　严重细菌感染性关节炎。

二、关节液透明度

关节液透明度正常为清晰透明。炎症性关节病变时呈不同程度的浑浊甚至呈脓样；非炎症性病变可清晰或微浑。

三、关节液黏稠度

关节液黏稠度正常为高度黏稠。各种炎症时关节液黏稠度下降，关节炎症越重关节液黏稠度越低。重度关节水肿，外伤性急性关节腔积液因透明质酸被稀释，即使无炎症，黏稠度也下降。

四、关节液显微镜检查

【参考区间】

（1）正常关节液中白细胞数低于（0.2～0.7）×10^9/L，其中 60% 为单核细胞，15%～30% 为淋巴细胞，10%～20% 为中性粒细胞。

（2）无红细胞。

【临床意义】

（1）白细胞数＞$50×10^9$/L，中性粒细胞＞90%，常见于急性化脓性关节炎。

（2）白细胞数为（12～50）×10^9/L，中性粒细胞＞50%，常见于重度非感染性炎症疾病，如类风湿关节炎、风湿性关节炎、痛风性关节炎等。

（3）白细胞数为（3～5）×10^9/L，中性粒细胞＜30%，常见于轻度非感染性炎症疾病，如系统性红斑狼疮（SLE）、硬皮病、绒毛结节状滑膜炎等。

（4）白细胞数为（1～2）×10^9/L，中性粒细胞＜30%，常见于非炎症性疾病，如创伤性关节炎、退变性关节炎、肿瘤等。

五、关节液特殊细胞检查

1．类风湿细胞（RA细胞）　见于类风湿关节炎、痛风及化脓性关节炎等。

2．红斑狼疮细胞　见于SLE、类风湿关节炎等。

3．赖特细胞　见于Reiter综合征，也可见于痛风等。

4．多核软骨细胞　见于骨关节炎。

5．肿瘤细胞　见于骨关节肿瘤。

六、关节液结晶检查

【临床意义】

1．尿酸盐结晶　见于尿酸盐结晶引起的痛风。

2．焦磷酸钙结晶　见于软骨石灰沉着病骨性关节炎。

3．滑石粉结晶　见于手术残留滑石粉引起的慢性关节炎。

4．类固醇结晶　见于注射类固醇制剂引起的急性滑膜炎。

5．胆固醇结晶　见于结核性、类风湿关节炎。

七、关节液蛋白测定

【参考区间】总蛋白定量：10～30g/L；白蛋白/球蛋白：4：1。

【临床意义】关节液蛋白含量升高以化脓性关节炎最明显，其次为类风湿关节炎、创伤性关节炎。

八、关节液葡萄糖测定

【参考区间】3.33～5.55mmol/L。

【临床意义】细菌性关节炎关节液葡萄糖含量减低。

九、关节液类风湿因子测定

【参考区间】阴性。

【临床意义】类风湿关节炎时关节液类风湿因子(RF)阳性率可达 80%～90%，且在血清阳性之前出现。

第六节　前列腺液检查

一、前列腺液标本采集

用直肠指诊按摩法采集前列腺液，直接滴在玻片上，盖上盖玻片，立即送检，避免干燥。

二、前列腺液颜色和透明度

【参考区间】正常淡乳白色稀薄液体。

【临床意义】

（1）当前列腺轻度炎症时，前列腺液外观无明显改变，炎症较重时可见不同程度的脓性或脓血性，前列腺液为浓稠、色黄、浑浊或含絮状物液体。

（2）当精囊炎、前列腺癌时，前列腺液呈不同程度的血性。

三、前列腺液显微镜检查

（1）卵磷脂小体：正常前列腺液涂片中数量较多，分布均匀。前列腺炎时数量常减少或消失，分布不均，有成簇分布现象。

（2）正常前列腺液中白细胞散在，一般小于 10 个/HP。前列腺炎时白细胞数增多，并成堆分布，同时亦可伴有多量上皮细胞。

（3）正常前列腺液中偶见红细胞（<5 个/HP）。前列腺炎、结核、结石和恶性肿瘤时可见红细胞增多；按摩时用力过重，也可导致出血而使红细胞增多。

（4）前列腺颗粒细胞：胞体较大，多为白细胞体积的 3～5 倍，正常不超过 1 个/HP，老年人增多。前列腺炎时可增加至数十倍并伴大量脓细胞。

（5）滴虫检查：阳性见于滴虫性前列腺炎。

（6）前列腺液中查到精子与疾病无关，由于采集前列腺液时按摩压迫精囊，故可在前列腺液中出现精子。

四、前列腺液细菌检查

前列腺脓肿时，其分泌物浓厚且常带黏丝，并可找到细菌。常见致病菌有葡萄球菌、链球菌、大肠埃希菌等，也可见到淋球菌、结核分枝杆菌。也可做细菌培养和药物敏感试验。

第七节　痰　液　检　验

一、痰液检查标本采集注意事项

（1）常规、细菌检验：采集晨间第一口痰，患者起床后刷牙，用凉开水反复漱口，经深呼吸数次后用力咳痰，不可混入唾液、鼻咽分泌物；取标本后及时送检。微生物培养取样应在抗生素等药物治疗开始之前，如已用药，则应选血液药物浓度最低水平时采样。

（2）细胞病理学检验：送上午 9:00～10:00 深咳痰液并及时送检，尽量送含血痰液。

（3）浓缩法找抗酸杆菌，留 24 小时痰液。

二、痰液理学检验

1. 痰量　排痰量以毫升/24 小时计，健康人一般无痰，患者的排痰量依病种和病情而异，急性呼吸系统感染者较慢性炎症者痰少；细菌性炎症较病毒感染者痰多；慢性支气管炎、支气管扩张、空洞型肺结核和肺水肿患者痰量可显著增多甚至超过 100ml/24h。

2. 颜色及性状　黄色或黄绿色见于呼吸道化脓性感染；铁锈色痰见于大叶性肺炎；咖啡色痰见于阿米巴肺脓肿；绿色见于铜绿假单胞菌感染、肺肿瘤；红色见于急性心力衰竭、肺梗死、出血、肺结核、肺肿瘤。

三、痰液有形成分分析

1. 红细胞　正常人的痰液中查不到红细胞。脓性痰中可见少量红细胞。红细胞破坏或不典型时可用潜血试验验证。血性痰中可见大量红细胞。

2. 白细胞　正常人的痰涂片中可查到少量中性粒细胞。中性粒细胞增多见于细菌感染；嗜酸粒细胞增多见于支气管哮喘、过敏性支气管炎、肺吸虫病、热带嗜酸粒细胞增多症等疾病。

3. 上皮细胞　鳞状上皮细胞见于急性喉炎；柱状上皮细胞增多见支气管哮喘、急性支气管炎。

4. 肺泡巨噬细胞　存在于肺泡隔中，又称为隔细胞，可通过肺泡壁进入肺泡腔，吞噬烟尘颗粒和其他异物，形成尘细胞或含碳酸细胞等，随痰液排出。肺泡巨噬细胞吞噬了红细胞后称为含铁血黄素细胞，又称为心力衰竭细胞，见于肺淤血、心力衰竭、肺炎、肺气肿、肺梗死和肺出血患者的痰中。

5. 癌细胞　见于原发性肺癌或转移性肺癌。

6. 弹性纤维　见于肺脓肿、肺癌等患者痰中。

7. 夏科-莱登结晶　常与嗜酸粒细胞及库施曼螺旋体共存，见于支气管哮喘和肺吸虫病患者痰中。

8. 寄生虫和虫卵　可查到：①阿米巴滋养体。②卡氏肺孢子虫。③细粒棘球蚴和多房棘球蚴：当肺内寄生虫棘球蚴囊破裂时，患者痰中可检出原头蚴和囊壁碎片。④卫氏并殖吸虫卵。

四、痰液微生物检查

痰涂片染色，经革兰染色后查细菌、螺旋体、梭形杆菌和真菌等；抗酸染色后查抗酸杆菌。必要时做细菌培养和药物敏感试验。

第八节　支气管肺泡灌洗液检验

一、有核细胞计数

对上皮细胞、红细胞外的所有有核细胞进行计数。

【参考区间】（5～10）×10^6/L，肺泡吞噬细胞为 90%，淋巴细胞计数为 1%～5%，中性粒细胞≤2%，嗜酸粒细胞<1%，无癌细胞。

【临床意义】中性粒细胞增多见于细菌感染；淋巴细胞增多见于病毒感染等；嗜酸粒细胞增多见于支气管哮喘、嗜酸粒细胞增多性肺炎等。检查出癌细胞有利于肺部肿瘤的诊断。

二、微生物检查

1. 涂片　正常杂菌很少，查出病原菌意义较大。
2. 培养　细菌、真菌培养，细菌培养数 $\geqslant 10^5$cfu/ml 时，有临床意义。

三、寄生虫检查

卡氏肺孢子虫、卫氏并殖吸虫检出率高。

第九节　精　液　检　查

一、精液标本采集

（1）精液检查前必须禁欲 4～5 天，精子计数时禁欲 7 天。

（2）要求以手淫方式采集精液，精液采集所用容器应高度洁净，不得污染容器内壁，不能用避孕套留取。精液标本应全部收集在指定的容器内，不得遗漏任何精液，否则将影响检测结果的准确性。

（3）精液采集最好在医院内进行，精液射出后立即送检并标明留取时间，天冷时精液标本在运送过程中应注意保温（20～40℃）。30～60 分钟检验完毕。

二、精液量

【参考区间】每次 3～5ml，平均 4ml。

【临床意义】

1. 精液减少　<1.5ml，可造成男性不育。病理性精液过少，主要是由精囊炎或前列腺炎所致。研究表明，60%的精液由精囊分泌，25%的精液由前列腺分泌。当精囊或前列腺有炎症时，精液量的产生自然会减少，炎症同时也会使这两种腺体的开口堵塞，阻碍精液的排出，按摩精囊和前列腺可协助诊断。也有部分病理性精液过少，是由于睾丸功能不足或机体内分泌紊乱导致的。还有少数患者由于尿道疾病如尿道狭窄、尿道憩室等，致使射精时精液不能完全排出。

2. 精液增多　>8ml，常由于垂体促性腺激素分泌功能亢进，雄激素水平增高所致，也可见于禁欲时间过长。

3. 无精液症　精液量 1～2 滴甚至排不出，常见于生殖系统结核、淋病和非特异性炎症等。

三、精液颜色

【参考区间】灰白或乳白色，久未射精者可呈浅黄色。

【临床意义】

1. 黄色或棕色脓样精液 常见于精囊炎或前列腺炎等。

2. 鲜红或暗红色血性精液 常见于精囊、前列腺的非特异性炎症、生殖系统结核和肿瘤等。

四、精液黏稠度和液化时间

【参考区间】刚射出的精液具有高度黏稠性，液化时间＜60 分钟。

【临床意义】

（1）液化时间延长或不液化常见于前列腺炎，其可抑制精子的活动力而影响生育。

（2）精液黏稠度减低似米汤样，可能为先天性无精囊、精囊液流出受阻所致，也可见于生殖系统炎症所致少精症、无精子症。

五、精液酸碱度

【参考区间】pH 为 7.2～8.0。

【临床意义】

1. pH＞8.0 见于精囊、前列腺、尿道球腺或附睾的炎症。

2. pH＜7.0 见于慢性附睾炎、先天性无精囊、精囊功能减退、输精管阻塞等。

六、精子计数

【参考区间】精子计数≥15×10^6/ml，精子总数≥40×10^6/每次射精。

【临床意义】连续 3 次精子计数少于 15×10^6/ml，为少精症，精液中未找到精子为无精子症。少精症和无精子症均可导致不育。少精症不一定不能受孕，但对受孕影响较大。

（1）见于先天性无睾丸、睾丸萎缩症、腮腺炎并发睾丸炎后遗症、睾丸发育不良、精索静脉曲张等。

（2）结核病、丝虫病、淋病、附睾炎、尿道狭窄、外生殖道畸形所致的机械性梗阻。

（3）前列腺炎、精囊炎、尿道炎引起精子在尿道中被破坏等。

（4）理化因素损伤，抗癌药、乙醇、放射线等损伤，长期食用棉籽油等。

七、精子形态

【参考区间】异常精子＜20%。

【临床意义】正常精子外形似蝌蚪状，长 50～60μm，由头、体、尾构成。最常见的是头部异常，常见有大头、小头、锥形头、无定形头、空泡样头、双头、无顶体头等。体部异常有体部肿胀、分支、双体等。尾部异常有无尾、短尾、双尾、尾部弯曲等。精液中异常形态精子大于 20%为异常，异常精子大于 40%，即会影响精液质量，大于 50%常可致不育。精液中正常精子小于 30%称为畸形精子症。异常精子增多常见于：①精索静脉曲张，睾丸、附睾功能异常；②生殖系统感染；③某些药物，如卤素、雌激素、乙二醇等；④放射线损伤及铅中毒等。

八、精子活动率和活动力

【参考区间】正常情况下射精 30～60 分钟精子活动率为 80%～90%，至少大于 60%，活动力 a 级＋b 级＞50%，a 级≥25%。

【临床意义】

（1）世界卫生组织（WHO）将精子活动力分为四级：

a 级：精子活动力良好，精子呈直线向前运动。

b 级：精子活动力较好，精子呈缓慢或呆滞的向前运动，但有时略有回旋。

c 级：精子活动力不良，精子运动迟缓，在原地打转或抖动。

d 级：精子无活动，精子完全无活动力，加温后仍不活动即为死精子。精子活动率小于 40%，且以 c 级为主，是男性不育症的主要原因之一。

（2）活动力减低常见于精索静脉曲张、血流不畅导致阴囊温度升高及睾丸缺氧，使精子活动力减低、生殖系统感染，可应用某些抗代谢药物（抗疟药、雌激素、氧氮芥等）。

九、精液细胞检查

【参考区间】红细胞：无/HP；白细胞计数＜5 个/HP。

【临床意义】

（1）红细胞大量出现，见于精囊结核、前列腺癌、睾丸肿瘤等，此时精液中可出现肿瘤细胞。

（2）白细胞计数升高见于精囊炎、前列腺炎、前列腺结核、附睾炎等。白细胞计数升高，可通过直接吞噬作用或释放和分泌细胞因子、蛋白酶及自由基等破坏精子，引起精子活动率和活动力减低，导致男性不育。

十、精液果糖测定

【参考区间】9.11～17.67mmol/L。

【临床意义】

（1）精液中的果糖由精囊产生，为精子的代谢提供营养，供给精子能量，维持精子的活动力。其减低可影响男性生育能力。

（2）无果糖见于先天性双侧输精管或精囊缺失、射精管道阻塞。

（3）精液果糖减低见于精囊炎、雄激素水平低下、老年性功能退化、不完全射精或射精过频的患者。

十一、精液顶体酶测定

【参考区间】阴性。

【临床意义】顶体酶为存在于精子顶体内膜及赤道部膜上的一种中性蛋白水解酶，它是受精过程中一种不可缺少的重要蛋白水解酶。此酶能水解卵细胞的透明带糖蛋白，使精子穿过卵丘后再穿过透明带，最终与卵子融合。精子顶体酶活力不足可以导致男性不育。精子顶体酶活力与精子密度及精子完整率呈正相关。

十二、精液抗精子抗体测定

【参考区间】阴性。

【临床意义】阳性见于睾丸、附睾、前列腺、输精管的外伤或手术、生殖道梗阻、隐睾症、生殖系统感染、精索静脉曲张等，可引起男性不育。对精液抗精子抗体阳性患者可以用精子培养液洗涤精子后再进行人工授精。

十三、精液酸性磷酸酶测定

【参考区间】速率法为 80～1000U/L。

【临床意义】

1．减低　见于前列腺炎，可使精子活动减弱，受精率下降。

2．升高　见于前列腺癌，也是法医鉴定精液最敏感可靠的指标。

十四、精液乳酸脱氢酶-X 测定

【参考区间】490～2370U/L。

【临床意义】乳酸脱氢酶-X（LDH-X）为精子在生殖道中运动提供充足能源。睾丸萎缩患者 LDH-X 相应减低或消失，精子发生缺陷时则无 LDH-X 形成。精液检查正常者也可能因 LDH-X 活性下降而引起不育。

十五、精液病原微生物检测

男性生殖系统任何部位的感染（精囊炎、前列腺炎、前列腺结核、附睾炎等）均可从精液中检测到病原微生物，常见的病原微生物有葡萄球菌、链球菌、淋病奈瑟菌、解脲支原体、沙眼衣原体、滴虫等。其将影响精子的生成和精子活动力，导致男性不育。可采用无菌瓶留取精液做细菌培养和解脲支原体培养，也可通过荧光定量 PCR 检测病原微生物。

第一节 血液一般检查

一、白细胞计数及白细胞分类计数

【参考区间】血细胞分析仪，静脉血。

（1）白细胞计数：成人为（3.5～9.5）×10^9/L，儿童为（8～10）×10^9/L，婴儿为（11～12）×10^9/L。

（2）成人白细胞分类计数参考区间见表 3-1。

表 3-1　成人白细胞分类参考区间

白细胞类别	百分数（%）	绝对值（×10^9/L）
中性粒细胞杆状核	1～6	0.04～0.6
中性粒细胞分叶核	50～70	2.0～7.0
淋巴细胞	20～40	0.8～4.0
单核细胞	3～10	0.12～1.0
嗜酸粒细胞	0.5～5	0.02～0.5
嗜碱粒细胞	0～1	0～0.1

【临床意义】

1. 白细胞计数生理性升高

（1）日间变化：清晨低午后高、平静低活动后高，一天结果最高与最低可相差 1 倍。

（2）高温、严寒、饱餐、疼痛及激动时升高。

（3）妊娠后期和分娩时升高，特别是最后 1 个月常波动于（12～17）×10^9/L，分娩时达 34×10^9/L，分娩后 2～5 天恢复正常。

（4）剧烈运动后可达 $35 \times 10^9/L$。

2. 白细胞总数及中性粒细胞病理性升高　外周血白细胞总数大于 $10 \times 10^9/L$，中性粒细胞超过70%时，称为中性粒细胞升高。

（1）急性感染或炎症，特别是化脓性细菌引起的局部炎症和全身性感染，如脓肿、化脓性脑膜炎、肺炎、阑尾炎、中耳炎、扁桃体炎、脓胸、肾盂肾炎、输卵管炎、胆囊炎及败血症等。

（2）其他感染所导致的疾病：流行性出血热、乙型脑炎、狂犬病、钩端螺旋体病、肺吸虫病等。

（3）广泛的组织损伤或坏死：如大手术后、大面积烧伤、严重创伤、心肌梗死1～2天后、肺梗死等。

（4）急性大出血，特别是内出血，急性溶血后12～36小时。

（5）急性中毒：如催眠药、农药、蛇毒、毒蕈碱、尿毒症及糖尿病酮症酸中毒等。

（6）药物：使用肾上腺皮质激素、肾上腺素等。

（7）恶性肿瘤：肿瘤坏死组织产物刺激骨髓粒细胞释放，某些肿瘤如肝癌、胃癌可产生促粒细胞生成因子。恶性肿瘤晚期明显升高，而且有明显的核左移现象，呈所谓类白血病反应。

（8）其他：类风湿关节炎、痛风及免疫性溶血性贫血等。

（9）血液病：如慢性粒细胞白血病，急性粒细胞白血病等。

3. 白细胞总数及中性粒细胞病理性减少　白细胞数减少是指外周血中白细胞总数低于 $3.5 \times 10^9/L$。当外周血中中性粒细胞绝对值低于 $2.0 \times 10^9/L$ 时称为中性粒细胞减少症，当低于 $0.5 \times 10^9/L$ 时称为中性粒细胞缺乏症。中性粒细胞低于 $1.0 \times 10^9/L$ 易发生感染和出现疲乏无力、头晕、食欲减退等非特异性症状。其常见的感染部位是呼吸道、消化道和泌尿生殖道，可出现高热、黏膜坏死性溃疡及严重的败血症、脓毒血症或感染性休克。感染部位不能形成有效的炎症反应，常无脓液，X线检查可无炎症浸润阴影。其见于以下原因。

（1）某些病毒性感染，如流行性感冒（流感）、病毒性肝炎、风疹、麻疹、水痘等。某些细菌性感染，如伤寒和副伤寒等。

（2）血液系统疾病：如再生障碍性贫血、原发性粒细胞缺乏症、恶性组织细胞病、非白血性白血病、阵发性睡眠性血红蛋白尿症等。

（3）理化因素：放射线、放射治疗、化学物质（如苯、铅、汞）等。

（4）药物：解热镇痛药物、抗生素（氯霉素）、抗肿瘤药、抗甲状腺药、抗糖尿病药、免疫抑制剂、抗结核药等。

（5）某些自身免疫性疾病，如系统性红斑狼疮、类风湿关节炎等。

（6）维生素 B_{12}、叶酸缺乏或代谢障碍使粒细胞分化成熟障碍。

4．淋巴细胞增多　外周血淋巴细胞绝对值大于 $4.0 \times 10^9/L$，称为淋巴细胞升高，$\geqslant 15 \times 10^9/L$ 时为高度增多。

（1）主要为病毒性感染，如风疹、麻疹、水痘、流行性腮腺炎、传染性单核细胞增多症、传染性淋巴细胞增多症、病毒性肝炎、百日咳、流行性出血热、巨细胞病毒，以及结核、布鲁菌病、梅毒、弓形虫感染等。

（2）急慢性淋巴细胞白血病、淋巴瘤等淋巴细胞增多。

（3）组织器官移植出现排斥反应淋巴细胞增多。

5．淋巴细胞减少　主要见于应用肾上腺皮质激素、烷化剂、免疫缺陷性疾病、免疫球蛋白缺乏症等。

6．嗜酸粒细胞升高　外周血嗜酸粒细胞大于 $0.5 \times 10^9/L$ 或超过 5%时，称为嗜酸粒细胞增多症。

（1）过敏性疾病：支气管哮喘、药物过敏、荨麻疹、食物过敏、血管神经性水肿、血清病等外周血嗜酸粒细胞增多可达 10%以上。

（2）寄生虫病：常达 10%或更多。某些寄生虫感染患者嗜酸粒细胞明显增多，导致白细胞总数高达数万，90%以上为嗜酸粒细胞，为嗜酸粒细胞型类白血病反应。

（3）某些皮肤病：如湿疹、剥脱性皮炎、天疱疮、银屑病等。

（4）某些恶性肿瘤：如肺癌、慢性粒细胞白血病、嗜酸粒细胞白血病、淋巴瘤、多发性骨髓瘤、嗜酸粒细胞肉芽肿等，外周血嗜酸粒细胞可有不同程度升高，有的可伴有幼稚嗜酸粒细胞增多。

（5）急性传染病大多减少，但猩红热可引起嗜酸粒细胞增多。

（6）其他：风湿性疾病、脑腺垂体功能减低症、过敏性急性间质性肾炎等也常伴有嗜酸粒细胞增多。

7．嗜碱粒细胞增多

（1）嗜碱粒细胞白血病、慢性粒细胞白血病、骨髓纤维化等。

（2）恶性肿瘤，特别是转移癌时嗜碱粒细胞增多。

8．单核细胞增多

（1）某些感染：如传染性单核细胞增多症、亚急性感染心内膜炎、疟疾、黑热病等；活动性肺结核如严重的浸润期和粟粒性结核时增多甚至呈单核细胞型类白血病反应。

（2）某些血液病：单核细胞白血病、恶性组织细胞病、淋巴瘤、骨髓异常增生综合征等。

【白细胞计数影响因素】目前多数医院采用血细胞分析仪测定白细胞，以下情况会影响白细胞计数准确性。

（1）血液中有核红细胞增多使白细胞计数升高，因为有核红细胞不能被溶血剂溶解，如新生儿、溶血性贫血、急慢性白血病、红白血病、髓外造血等有核红细胞增多。

（2）冷球蛋白血症低温时出现聚集，白细胞计数升高。其多见于支原体肺炎、恶性肿瘤、多发性骨髓瘤。标本应置于37℃水浴后再测定。

（3）低色素性贫血或红细胞内含有大量 SHb 或 HbCO 抵抗溶血剂作用，使白细胞计数升高。

（4）某些新生儿或某些肝硬化患者红细胞膜异常，抵抗溶血剂作用，使白细胞计数升高。

（5）多发性骨髓瘤 M 蛋白增多时，M 蛋白与溶血剂反应聚集成小颗粒，使白细胞计数升高。

遇到以上情况，结果与临床不符时临床医师应及时与检验科联系，用手工显微镜计数进行复查。

二、外周白细胞形态变化

（一）异型淋巴细胞增多

异型淋巴细胞属于 T 淋巴细胞，增多常见于病毒感染，如病毒性肝炎、流行性出血热、湿疹等，尤其是传染性单核细胞增多症。一般病毒感染<5%，传染性单核细胞增多症可达 10%以上，疾病恢复后异型淋巴细胞数周或数月才逐渐消失，按形态特征异型淋巴细胞可分为浆细胞型、单核细胞型和幼稚型。

（二）中性粒细胞核象变化

中性粒细胞的核象是指粒细胞的分叶状况，它反映粒细胞的成熟程度。正常时外周血中性粒细胞的分叶以 3 叶居多，但可见到少量杆状核粒细胞，杆状核与分叶核之间的正常比值为 1：13。而核象变化则可反映某些疾病的病情和预后。病理情况下核象发生变化，出现核左移或核右移。

1. 核左移　外周血中杆状核粒细胞增多并可出现晚幼粒、中幼粒甚至早幼粒，称为核左移。

核左移伴有白细胞总数升高者称为增生性核左移，表示机体的反应性强，骨髓造血功能旺盛,能释放大量的粒细胞至外周血中。核左移常见于感染,尤其是化脓菌引起的急性感染,也可见于急性中毒、急性溶血、急性失血等。杆状核粒细胞>6%,称为轻度核左移。杆状核粒细胞>10%并伴有少数晚幼粒细胞者称为中度核左移。杆状核粒细胞>25%并出现更幼稚的粒细胞时,称为重度核左移,常见于粒细胞白血病或中性粒细胞型类白血病反应。

核左移而白细胞总数不升高甚至减低者称为退行性核左移。其见于再生障碍性贫血、粒细胞减低症、严重感染(如伤寒、败血症)等。总数不高甚至减少伴重度核左移时,说明患者感染严重,机体反应能力差。

2. 核右移 外周血 5 叶核及 5 叶核以上中性粒细胞大于 3%时称为核右移。核右移常伴总数减少,是造血功能衰退的表现。其见于叶酸、维生素 B_{12} 缺乏,如巨幼细胞贫血、恶性贫血,肿瘤化疗等。

(三)中性粒细胞的毒性变化

中性粒细胞的毒性变化主要见于严重细菌感染、败血症、恶性肿瘤、急性中毒、大面积烧伤等。

1. 大小不均 中性粒细胞胞质体积大小悬殊。

2. 中毒颗粒 为中性粒细胞胞质中出现的较粗大、不均的深蓝色或蓝黑色颗粒,称为中毒颗粒。在较严重的化脓性感染、大面积烧伤及恶性肿瘤时多见。中毒颗粒细胞在中性粒细胞中所占的比值称为中毒指数。

3. 空泡形成 被认为是细胞受损后,胞质发生脂肪变性所致。其常见于严重感染。

4. 杜勒小体 是由于严重感染导致中性粒细胞发育不良,胞质局部不成熟而保留的嗜碱性区域。杜勒小体主要见于严重细菌感染、败血症等。

5. 核变性 中性粒细胞核变性主要包括核固缩、核溶解和核破碎等改变。中性粒细胞核变性常见于严重感染等。

6. 棒状小体 只出现在白血病细胞中。

(四)类白血病反应及诊断

1. 定义 是机体对某些刺激所产生的类似白血病表现的血象反应。血象类似白血病表现但非白血病。其分型较多,包括粒细胞型、红白血病型、浆细胞型及混合细胞型,其中以中性粒细胞型最多见。本病最多见于某些细菌和病毒的严重感染,亦常出现于恶性肿瘤广泛播散、急性溶血及某些药物反应。本病以儿童及青少年较多见,男女发病率无差别。其治疗和预后取决于引起该反应的基本疾病,如果这些基本病是可以治愈的，则类白血病反应也会消失。

2．诊断依据 有明确的病因，如较严重的感染、中毒、恶性肿瘤、大出血、急性溶血、过敏性休克、服药史等。实验室检查红细胞与血红蛋白测定值基本正常，血小板计数也正常。骨髓细胞分类正常或基本正常，与周围血象表现不同步，无白血病细胞瘤样形态。

3．类白血病反应类型

（1）粒细胞型类白血病反应：白细胞计数达 $50 \times 10^9/L$ 以上，或外周血中出现原粒细胞和幼粒细胞；中性粒细胞碱性磷酸酶（NAP）染色积分显著升高。成熟中性粒细胞胞质中往往出现中毒性颗粒和空泡，骨髓除了有增生和核左移现象外，没有白血病的细胞形态畸形，常见于肺炎、脑膜炎、白喉及肺和胃肠道恶性肿瘤晚期患者。

（2）淋巴细胞型类白血病反应：白细胞计数轻度或明显增多，白细胞计数为 $(20 \sim 30) \times 10^9/L$，分类中成熟淋巴细胞占40%以上，其中多数为成熟淋巴细胞，并可有幼稚型淋巴细胞出现。其常见于百日咳、水痘、传染性单核细胞增多症、传染性淋巴细胞增多症、结核病等重症传染病等。

（3）单核细胞型类白血病反应：白细胞计数在 $30 \times 10^9/L$ 以上，单核细胞大于 30%。若白细胞计数小于 $30 \times 10^9/L$，幼单核细胞大于 5%。其常见于粟粒性结核、巨细胞病毒感染、亚急性细菌性心内膜炎等。

（4）嗜酸粒细胞型类白血病反应：外周血象中嗜酸粒细胞明显增多达 $20 \times 10^9/L$ 以上，无幼稚细胞。其常见于寄生虫感染，如血吸虫病、丝虫病、疟疾、棘球蚴病（包虫病）等。

（5）红白血病型类白血病反应：外周血中有幼红及幼粒细胞，骨髓中除粒细胞系增生外，尚有红细胞系增生。

（6）白细胞不增多型类白血病反应：白细胞计数不高，但外周血象中出现幼稚细胞，见于结核病、败血症和恶性肿瘤等。

三、红细胞计数及血红蛋白测定

【参考区间】血细胞分析仪，静脉血：成人男性，Hb 130～175g/L，RBC（4.3～5.8）$\times 10^{12}/L$；成人女性，Hb 115～150g/L，RBC（3.8～5.1）$\times 10^{12}/L$；新生儿 Hb 180～190g/L；婴儿 Hb 110～120g/L；儿童 Hb 114～140g/L。

【临床意义】

1.红细胞和血红蛋白增多　单位容积血液中红细胞数和血红蛋白超过参考区间上限。成年男性 RBC$>6.0\times10^{12}$/L，Hb>172g/L；成年女性 RBC$>5.5\times10^{12}$/L，Hb>160g/L，即为增多。

（1）相对性增多：由于某些原因使血浆中水分丢失，血液浓缩，使红细胞和血红蛋白含量相对增多，如连续剧烈呕吐、大面积烧伤、严重腹泻、大量出汗等；另见于慢性肾上腺皮质功能减退、尿崩症、甲状腺功能亢进等。

（2）红细胞绝对性增多：临床称为红细胞增多症。按发病原因分为红细胞原发性增多和红细胞继发性增多。

1）红细胞继发性增多：由于促红细胞生成素代偿性增多所致，见于严重的先天性及后天性心肺疾病和血管畸形，如法洛四联症、发绀型先天性心脏病、阻塞性肺气肿、肺源性心脏病、肺动-静脉痿及携氧能力低的异常血红蛋白病等。在另一些情况下，患者并无组织缺氧，促红细胞生成素的增多并非机体需要，红细胞和血红蛋白增多亦无代偿意义，见于某些肿瘤或肾疾病，如肾癌、肝细胞癌、肾胚胎瘤、肾上腺皮质瘤、子宫肌瘤、多囊肾及肾盂积水等。

2）真性红细胞增多症：是一种原因不明的慢性骨髓增殖性疾病，其特点是骨髓造血功能普遍亢进，尤以红细胞系统增生显著，红细胞持续显著增多，伴有白细胞、血小板增多，血液总容量显著增多，血液黏度增高。红细胞可达（7~10）$\times10^{12}$/L，血红蛋白可达 180~240g/L。临床表现为皮肤红紫、头昏、头晕、头痛、高血压、肝脾大，可合并血栓形成和出血，部分患者可转变为白血病。本病多见于中老年人，男性多于女性。由于起病缓慢，大多数患者于发病后数年才被诊断，有的因出现并发症就医而发现本病。

2. 红细胞和血红蛋白减少

（1）生理性减少：3 个月的婴儿至 15 岁以前的儿童，因生长发育迅速而致造血原料相对不足，红细胞和血红蛋白可较正常人低 10%~20%。妊娠中、后期孕妇血容量增加使血液稀释，老年人由于骨髓造血功能逐渐减低，均可导致红细胞和血红蛋白含量减少。

（2）病理性减少：见于各种贫血。①红细胞生成减少所致的贫血，如再生障碍性贫血、多发性骨髓瘤、白血病、骨髓纤维化等伴发的贫血；②因造血物质缺乏或利用障碍引起的贫血，如缺铁性贫血、铁粒幼细胞贫血、叶酸及维生素 B_{12} 缺乏所致的巨幼细胞贫血；③因红细胞膜、酶遗传性缺陷或外来因素造成红细胞破坏过多导致的溶血性贫血，如遗传性球形红细胞增多症、珠蛋白生成障碍性贫血、阵发性睡眠性血红蛋白尿症、异常血红蛋白病、免疫性溶血性贫血、心脏体外循环大手术及一些化学、生物因素等；④失血，急性失血或消化道溃疡、钩虫病、月经过多等慢性失血所致的贫血。

四、红细胞指数及贫血的形态学分类

（1）红细胞平均体积（MCV）：是指血液中每一个红细胞的平均体积，以飞升（fl）为单位。血细胞分析仪参考区间为80～100fl。

（2）平均红细胞血红蛋白（MCH）：是指血液中平均每一个红细胞所含 Hb 含量。单位为皮克（pg）。血细胞分析仪参考区间为27～34pg。

（3）红细胞平均血红蛋白浓度（MCHC）：是指每升红细胞的血红蛋白浓度。血细胞分析仪参考区间为320～360g/L。

（4）红细胞体积分布宽度（RDW）：反映周围红细胞体积大小是否均匀的参数，RDW 增大，表明红细胞大小不等。血细胞分析仪参考区间<0.15（<15%）。

（5）MCV、MCH、MCHC 贫血形态学分类鉴别见表3-2。

表3-2 MCV、MCH、MCHC 贫血形态学分类鉴别表

贫血类型	MCV	MCH	MCHC	常见病因或疾病
正细胞性贫血	正常	正常	正常	急性失血、急性溶血、再生障碍性贫血、白血病等
大细胞性贫血	↑	↑	正常	叶酸、维生素 B_{12} 缺乏，溶血性贫血
单纯小细胞性贫血	↓	↓	正常	慢性炎症、尿毒症
小细胞低色素性贫血	↓	↓	↓	铁缺乏、维生素 B_6 缺乏、慢性失血、轻度 β-珠蛋白生成障碍性贫血、转铁蛋白缺乏症

注：↑. 升高；↓. 减低。

五、红细胞体积分布宽度

【参考区间】血细胞分析仪静脉血：<0.15（<15%）。

【临床意义】红细胞体积分布宽度（RDW）为反映周围红细胞体积大小是否均匀的参数，RDW 增大表明红细胞大小不等，多见于缺铁性贫血、巨幼细胞贫血。可利用 MCV 与 RDW 鉴别轻型 β-珠蛋白生成障碍性贫血与缺铁性贫血：轻型 β-珠蛋白生成障碍性贫血与缺铁性贫血均为小细胞低色素性贫血，MCV 均可减小。但缺铁性贫血红细胞大小不均且 RDW 升高，而轻型 β-珠蛋白生成障碍性贫血 RDW 正常 MCV 和 RDW 贫血形态学分类鉴别见表3-3。

表 3-3　MCV、RDW 贫血形态学分类鉴别表

贫血类型	MCV	RDW	常见病因或疾病
正常细胞均一性	正常	正常	急性失血、急性溶血、再生障碍性贫血、白血病等
正常细胞不均一性	正常	↑	营养缺乏性贫血、早期缺铁性贫血和巨幼细胞贫血
大细胞均一性	↑	正常	部分再生障碍性贫血
大细胞不均一性	↑	↑	叶酸、维生素 B_{12} 缺乏引起的巨幼细胞贫血
小细胞均一性	↓	正常	轻型 β-珠蛋白生成障碍性贫血
小细胞不均一性	↓	↑	缺铁性贫血

注：↑. 升高；↓. 减低。

六、红细胞形态检查

临床上红细胞病理性形态变化有大小异常、形态异常、染色异常、结构异常四种形态异常。

1. **红细胞大小异常**　正常红细胞大小基本一致，直径为 6~9μm。

（1）小红细胞：红细胞直径小于 6μm，见于缺铁性贫血。

（2）大红细胞：直径大于 10μm，巨红细胞直径大于 15μm，超巨红细胞直径大于 20μm：体积大，常见于维生素 B_{12} 或叶酸缺乏引起的巨幼细胞贫血。

（3）红细胞大小不均：红细胞大小悬殊，直径可相差 1 倍以上。其常见于严重的增生性贫血。在重症巨幼细胞贫血时尤为明显，系骨髓造血紊乱所致。

2. **红细胞形态异常**

（1）球形红细胞：直径缩小（常小于 6μm），厚度增加，常见于遗传性球形红细胞增多症（一般大于 25%）；自身免疫性溶血性贫血、新生儿溶血性贫血等可见少量球形红细胞。

（2）椭圆形红细胞：红细胞呈椭圆形、杆形。长度是宽度的 3~4 倍，见于遗传性或获得性椭圆形红细胞增多症（常多于 25%），也可见于巨幼细胞贫血及恶性贫血。

（3）口形红细胞：红细胞中央淡染区呈扁平裂缝状，宛如微张开口的嘴。其见于遗传性口形红细胞增多症、酒精中毒等。

（4）靶形红细胞：红细胞中心区和边缘区染色深，期间为不染色的苍白环，形似射击的靶子。其常见于珠蛋白生成障碍性贫血，某些血红蛋白病、脾切除术后及肝病等。

（5）镰形红细胞：形如镰刀状、柳叶状等，主要见于镰状细胞贫血，主要为

非洲黑人。

（6）棘形红细胞：细胞外周呈钝锯齿状突起，主要见于遗传性 β-脂蛋白缺乏症，该细胞可高达 70%～80%，也可见于脾切除术后、酒精中毒性肝脏疾病、尿毒症等也可见到该细胞。

（7）红细胞形态不整（红细胞异形症）：系指红细胞发生各种明显的形态学异常改变，可见梨形、新月形、三角形等。其见于巨幼细胞贫血。

（8）泪滴形红细胞：见于骨髓增殖性疾病、恶性贫血、珠蛋白生成障碍性贫血等。

3．红细胞染色异常　红细胞染色深浅可反映血红蛋白含量。

（1）低色素性红细胞：红细胞内含血红蛋白减少，见于缺铁性贫血及其他低色素性贫血。

（2）高色素性红细胞：红细胞内含血红蛋白较多，多见于巨幼细胞贫血。

（3）嗜多色性红细胞：是未完全成熟的红细胞，呈灰蓝色，体积稍大，见于骨髓造红细胞功能旺盛的增生性贫血。

4．红细胞结构异常

（1）嗜碱性点彩红细胞：见于重金属（铅、铋、银等）、硝基苯、苯胺等中毒及溶血性贫血、恶性肿瘤等。

（2）卡波环：可能是幼红细胞核膜的残余物，见于溶血性贫血、脾切除术后、某些增生性贫血。

（3）Howell-Jolly 小体：可能是细胞核的残余物，见于巨幼细胞贫血、溶血性贫血及脾切除术后。

（4）有核红细胞：正常成人外周血中不能见到，在出生 1 周之内的新生儿外周血中可见到少量。成人外周血中出现有核红细胞均属病理现象。其常见于溶血性贫血、白血病、红白血病等。

七、网织红细胞计数

【参考区间】成人绝对值为（24～84）×10^9/L，0.5%～1.5%；新生儿为 3%～6%。

荧光染色激光流式细胞技术：

（1）低荧光强度比率（LFR）：0.813～0.909（仪器法）。

（2）中荧光强度比率（MFR）：0.072～0.154（仪器法）。

（3）高荧光强度比率（HFR）：0.009～0.043（仪器法）。

【临床意义】

（1）升高：提示骨髓造血功能旺盛，见于各种增生性贫血（溶血性贫血、缺铁性贫血、巨幼细胞贫血、急性失血性贫血）及经相应药物治疗有效时；急性溶血时常大于 10%；急性失血后 5~10 天网织红细胞达高峰，2 周后恢复正常；恶性贫血或缺铁性贫血使用维生素 B_{12} 或供给铁剂后显著增多，表示有疗效。

（2）减低：提示骨髓造血功能低下，见于再生障碍性贫血、化学治疗或放射治疗、溶血性贫血再生危象时。典型再生障碍性贫血，网织红细胞计数常低于 0.5%。网织红细胞绝对值 $<15 \times 10^9/L$ 为再生障碍性贫血的诊断标准之一。

（3）采用荧光染色激光流式细胞技术进行 RET "分群" 对肿瘤化学治疗有一定的指导意义。肿瘤患者在化学治疗进程中，当骨髓受抑制时，HFR+MFR 减低先于 WBC 和 PLT 的数目减低；化学治疗间歇期骨髓造血功能恢复时，HFR+MFR 和 RET 总数升高先于 WBC 和 PLT；骨髓移植成功患者，HFR 比例较 WBC 数提前 3~5 天恢复。

八、血小板计数

【参考区间】血细胞分析仪，静脉血：男性（85~303）$\times 10^9/L$；女性（101~320）$\times 10^9/L$；危急值 $<31 \times 10^9/L$。

【临床意义】

1. 生理性 正常人一日可有 16% 的变化，早晨低、午后高，平静低、活动后高，春季低、冬季高，月经前低、月经后高。

2. 血小板数量增多 大于 $400 \times 10^9/L$ 称为血小板增多，超过 $600 \times 10^9/L$ 称为血小板增多症。

（1）原发性增多：多在（1000~3000）$\times 10^9/L$，多见于慢性粒细胞白血病、特发性血小板增多症、真性红细胞增多症、骨髓纤维化早期。

（2）继发性增多：多在 $500 \times 10^9/L$ 以下，见于溶血性贫血、缺铁性贫血、脾切除后、急慢性感染、某些癌症患者、药物反应（如肾上腺素、长春新碱）等。

3. 血小板数量减少 低于 $100 \times 10^9/L$ 称为血小板减少；低于 $50 \times 10^9/L$ 时，轻度损伤可有皮肤紫癜；低于 $20 \times 10^9/L$ 时，可有自发性出血。

（1）骨髓生成减少，见于急性白血病、恶性淋巴瘤、再生障碍性贫血、急性放射病、化学治疗、放射治疗、巨幼细胞贫血、骨髓纤维化晚期等。

（2）破坏过多，如免疫性血小板减少性紫癜（ITP）、输血后血小板减少症、脾功能亢进及体外循环等。

（3）消耗过多，见于血栓性血小板减少性紫癜、弥散性血管内凝血。

（4）某些细菌和病毒性感染如伤寒、麻疹、风疹、肝炎、传染性单核细胞增多症、水痘、流行性腮腺炎等。

九、血小板平均体积

【参考区间】7～11fl。

【临床意义】血小板平均体积（**MPV**）是指血小板体积的平均值，血小板平均寿命为10天左右，血小板体积随血小板"日龄"增加而逐渐减小。

（1）鉴别血小板减少的原因

1）血小板破坏过多骨髓代偿功能良好者，血小板减少，MPV增大。例如，免疫性血小板减少性紫癜、脾功能亢进、血栓性血小板减少性紫癜、DIC、血栓前状态或血栓性疾病时MPV常增大。

2）骨髓造血功能低下导致血小板数量减少时MPV下降，见于急性白血病、再生障碍性贫血、化学治疗、放射治疗、巨幼细胞贫血、骨髓纤维化晚期等。

（2）作为骨髓造血功能恢复的早期指标，骨髓造血功能衰竭时血小板与MPV同时下降，是骨髓造血功能衰竭的指标之一。骨髓造血功能恢复时MPV增大先于血小板升高，MPV增大先于网织红细胞升高。

（3）原发性血小板增多症时MPV增大。

十、血小板体积分布宽度

【参考区间】15%～17%。

【临床意义】

（1）血小板体积分布宽度（PDW）反映血小板容积大小的离散度，PDW减小时表明血小板大小均匀。

（2）PDW升高表明血小板大小悬殊，见于急性髓系白血病、巨幼细胞贫血、脾切除、巨大血小板综合征、血栓性疾病、免疫性血小板减少性紫癜。

第二节　常见血液病细胞学检查

一、骨髓细胞学检查的适应证

（1）外周血细胞成分及形态异常，如白细胞、红细胞、血小板的增多和减少，外周血中出现原始、幼稚细胞等异常细胞。

（2）不明原因发热，肝、脾、淋巴结肿大。骨痛、骨质破坏、肾功能异常、黄疸、紫癜、红细胞沉降率明显增加等。

（3）造血系统疾病的诊断与治疗观察：骨髓检查对各种类型白血病、再生障碍性贫血、巨幼细胞贫血、恶性组织细胞病、多发性骨髓瘤、恶性肿瘤疑有骨髓转移等疾病诊断有决定性意义，并可通过复查骨髓来评价疗效或判断预后。

（4）协助诊断某些疾病：骨髓检查可协助诊断某些疾病，如缺铁性贫血、溶血性贫血、脾功能亢进、免疫性血小板减少性紫癜、淋巴瘤骨髓浸润、骨髓增生异常综合征（MDS）等。

（5）提高某些感染性疾病的诊断率：如骨髓涂片查找黑热病原虫、疟原虫等。伤寒、感染性心内膜炎等疾病时骨髓培养其阳性率高于血培养。

（6）协助诊断某些代谢性疾病：戈谢病（脑苷脂贮积病）、尼曼-皮克病、海蓝病时，骨髓涂片中可见到其特殊细胞戈谢细胞、尼曼-皮克细胞、海蓝组织细胞。

（7）骨髓活检：做干细胞培养及染色质体核型检查，以协助诊断某些特殊类型的血液病。

二、正常骨髓象表现

（1）骨髓有核细胞增生活跃。

（2）粒细胞、幼红细胞比值为（2～4）∶1。

（3）粒细胞系占有核细胞的 40%～60%、原始粒细胞<2%、早幼粒细胞<5%、中幼粒细胞<15%、晚幼粒细胞<15%、杆状核粒细胞多于分叶核细胞，嗜酸粒细胞<5%、嗜碱粒细胞<1%，细胞大小、形态、染色基本正常。

（4）淋巴细胞系占有核细胞的 20%～25%，小儿可达 40%，均为成熟淋巴细胞。

（5）单核细胞一般<4%，浆细胞<2%，均为成熟型。

（6）巨核细胞易见，通常于 1.5cm×3cm 骨髓片膜上可见巨核细胞 7～35 个，多为成熟型，以产血小板型居多。

（7）幼红细胞占有核细胞的 15%～20%，原幼红细胞<1%，早幼红细胞<5%，中、晚幼红细胞约各占 10%，细胞形态、染色基本正常。

（8）可见少量的非造血细胞，如网状细胞、内皮细胞、组织嗜碱细胞等。虽然它们各占很低百分率，但却均为骨髓成分的标志。

（9）核分裂细胞不易见到，无异常细胞和寄生虫。

（10）成熟红细胞的大小、形态、染色大致正常。

三、骨髓有核细胞增生程度分级

骨髓增生程度的分级见表3-4。

表3-4 骨髓增生程度的分级

骨髓增生程度	红细胞：有核细胞	常见原因
Ⅰ级：增生极度活跃	1：1	白血病等
Ⅱ级：增生明显活跃	10：1	增生性贫血、某些白血病
Ⅲ级：增生活跃	20：1	正常及多种血液病
Ⅳ级：增生减低	50：1	再生障碍性贫血及多种血液病
Ⅴ级：增生严重减低	300：1	再生障碍性贫血及多种血液病

四、骨髓病理学检查

【临床意义】

（1）骨髓病理学检查（骨髓活检）可以提供较为完整的骨髓组织学结构，从而更准确地反映骨髓增生程度，较全面地衡量骨髓中造血组织、脂肪及纤维组织所占的比例。而且骨髓活检可以较早地发现幼稚细胞的增多，比骨髓涂片细胞学检查能更早地预测疾病的预后。

（2）对于某些仅导致骨髓局灶病变时，如多发性骨髓瘤、霍奇金病及非霍奇金淋巴瘤等；或重要的骨髓组织学变化，如骨髓坏死、骨髓纤维化、骨髓转移肿瘤、炎性肉芽肿等可进行较为明确的诊断。

（3）对于临床骨髓液抽取发生"干抽"时骨髓活检尤为重要。通过活检可以明确"干抽"的原因，对于骨髓增生极度活跃造成的塞实性"干抽"、骨髓增生极度低下的"干抽"及骨髓纤维化引起的"干抽"，此方法可以很准确地加以区分。

五、骨髓细胞化学染色

细胞化学染色是以细胞形态学为基础，根据化学反应原理，将骨髓涂片按一定程序染色，然后在显微镜下观察细胞化学成分及其变化的一项检查方法。其有助于了解各种血细胞的化学组成及病理生理改变，也可用作血细胞类型的鉴别，以及对某些血液病的诊断和鉴别诊断、疗效观察、发病机制等的了解。

（一）骨髓过氧化物酶染色

【临床意义】骨髓过氧化物酶（MPO）染色主要用于急性白血病类型的鉴别。原始粒细胞阳性率≥3%为阳性，急性早幼粒细胞白血病呈强阳性。急性单核细胞白血病，呈弱阳性或阴性反应。急性淋巴细胞白血病、急性巨核细胞白血病阴性。MPO 染色对急性粒细胞白血病与急性淋巴细胞白血病的鉴别最有价值。

（二）中性粒细胞碱性磷酸酶染色

【参考区间】成人中性粒细胞碱性磷酸酶（NAP）染色阳性率为 10%～20%，积分值为 40～80 分。

【临床意义】中性粒细胞碱性磷酸酶（NAP）染色活性可因年龄、性别、应激状态、月经周期、妊娠及分娩等因素有一定的生理性变化。在病理情况下，NAP 活性的变化常有助于某些疾病的诊断和鉴别诊断。

（1）感染性疾病：急性化脓细菌感染时 NAP 活性明显升高，病毒性感染时其活性在正常范围或略减低。

（2）慢性粒细胞白血病与中性粒细胞类白血病反应鉴别：前者的 NAP 活性明显减低，积分值常为 0。类白血病反应的 NAP 活性极度升高。

（3）再生障碍性贫血时 NAP 活性升高，阵发性睡眠性血红蛋白尿症时活性减低，因此也可作为两者鉴别的参考。

（4）真性红细胞增多症 NAP 活力持续增加，而继发性红细胞增多症 NAP 积分正常或减低。

（三）特异性酯酶染色

【临床意义】急性粒细胞白血病时原始粒细胞和早幼粒细胞酶活性明显增强，染色呈强阳性反应。急性单核细胞白血病及急性淋巴细胞白血病时均呈阴性反应。急性粒-单核细胞白血病时，部分白血病细胞（粒系）呈阳性反应。而有些白血病细胞（单核系）呈阴性反应。

（四）非特异性酯酶染色

【临床意义】

（1）非特异性酯酶又称为单核细胞酯酶，主要存在于单核细胞和组织细胞内，正常单核细胞各阶段均成阳性，且可被氟化钠抑制。

（2）急性粒细胞白血病可呈阳性或弱阳性，急性早幼粒细胞白血病细胞呈强阳性，但不被氟化钠抑制。因此，本染色法主要用于急性单核细胞白血病与急性粒细胞白血病的鉴别。

（3）急性淋巴细胞白血病一般为阴性。

（五）糖原染色

【临床意义】

（1）红血病或红白血病时，幼红细胞呈强阳性反应，积分值明显升高，有助于与其他红细胞系统疾病的鉴别。严重缺铁性贫血、重型珠蛋白生成障碍性贫血及巨幼细胞贫血，部分病例的个别幼红细胞可呈阳性反应。

（2）急性粒细胞白血病时原粒细胞呈阴性反应或弱阳性反应，阳性反应物质呈细颗粒状或均匀淡红色。

（3）急性淋巴细胞白血病时原淋细胞和幼淋细胞常呈阳性反应，阳性反应物质呈粗颗粒状或块状。

（4）急性单核细胞白血病时原单核细胞大多为阳性反应，呈弥漫均匀红色或细颗粒状，有时在胞质边缘处颗粒较粗大。因此，糖原染色（PAS 染色）反应对三种急性白血病类型的鉴别有一定参考价值。

（5）其他巨核细胞 PAS 染色呈阳性反应，有助于识别不典型巨核细胞，如急性巨核细胞白血病（M_7）和 MDS 中的小巨核细胞。戈谢细胞 PAS 染色呈强阳性反应，有助于与尼曼-皮克细胞相鉴别。腺癌细胞呈强阳性反应，骨髓转移时 PAS 染色有助于与白血病细胞相鉴别。

（六）铁染色

【临床意义】 通过细胞外铁及铁粒细胞的检查，可以了解体内铁的储存及利用情况。

（1）缺铁性贫血的细胞外铁一般明显减低甚至消失。铁粒幼红细胞低于 15%，且以Ⅰ型为主，严重者铁粒幼红细胞可不见，这种患者经铁剂治疗后，可逐渐恢复铁粒幼红细胞，因此可作为指导铁剂治疗的较灵敏的指标。

（2）非缺铁性贫血，如再生障碍性贫血、珠蛋白生成障碍性贫血、溶血性贫血、巨幼细胞贫血及慢性感染、肾病所致的继发性贫血。其细胞外铁可正常，亦可呈不同程度升高，如再生障碍性贫血可见较多（+++～++++）的细胞外铁。铁粒幼红细胞多正常或超出正常范围，也可见Ⅰ～Ⅲ型铁粒幼红细胞。

（3）铁粒幼红细胞性贫血，以Ⅱ型铁粒幼红细胞为主，Ⅲ型明显增多，可见Ⅳ型铁粒幼红细胞。出现数量不等的环形铁幼粒细胞为其诊断的重要依据。

六、急性非淋巴细胞白血病

急性非淋巴细胞白血病（AML）的诊断是以形态学诊断为基础，结合免疫学、细胞遗传学和分子生物学检验的 MICM 综合性诊断。目前仍以 FAB 分类标准对急性白血病进行诊断与分型，急性非淋巴细胞白血病分为八型。

（一）急性髓细胞白血病微分化型（M_0）

1. **血象**　白细胞数可低可高，可≤$3×10^9$/L 甚至低达 $0.6×10^9$/L，高者可达 $175×10^9$/L。血小板减少或正常，伴正细胞正色素性贫血。

2. **骨髓象**　骨髓有核细胞增生活跃，原始细胞＞30%，可达 90% 以上，无嗜天青颗粒及 Auer 小体，核仁明显，易误诊为 ALL 的 L_1 型或 L_2 型，红系、巨核系有不同程度的增生减低。

3. **细胞化学染色**　光镜下髓过氧化物酶（MPO）阴性。

（二）急性粒细胞白血病未成熟型（M_1）

1. **血象**　血红蛋白和红细胞下降明显，大部分患者（70%）血红蛋白＜60g/L，外周血可见幼红细胞。白细胞总数升高，以$(10～50)×10^9$/L 多见，血片中以原始粒细胞为主，可占 30%～60%，有时高达 90% 以上，可见畸形原始粒细胞，少数患者可无或极少有幼稚细胞出现。血小板中度到重度减少，半数病例在 $50×10^9$/L 以下。

2. **骨髓象**　骨髓增生极度活跃或明显活跃，骨髓中Ⅰ型＋Ⅱ型原始粒细胞＞90%（非红系），可见小原粒细胞，需与淋巴细胞相鉴别。

3. **细胞化学染色**　髓过氧化物酶（MPO）染色至少有 3% 细胞阳性。

（三）急性粒细胞白血病部分分化型（M_2）

M_2 型分为 M_{2a} 和 M_{2b} 两种亚型。

1. **血象**　贫血显著，白细胞的改变与 M_1 相似，以原始粒细胞及早幼粒细胞为主，血小板中度到重度减少。

2. **骨髓象**　① M_{2a}：骨髓中原始粒细胞占（Ⅰ＋Ⅱ型）30%～89%（非红系细胞），早幼粒细胞以下阶段至中性分叶核粒细胞＞10%，单核细胞＜20%，约 50% 病例的白血病细胞内可见 Auer 小体。有些病例出现小原始粒细胞，易误认为原始淋巴细胞。② M_{2a}：骨髓中异常原始粒细胞及早幼粒细胞明显增多，以异常的中性中幼粒细胞增生为主，其胞核常有核仁，有明显的核质发育不平衡，此类细胞＞30%。

3. **细胞化学染色**　①髓过氧化物酶（MPO）染色呈阳性反应；②非特异性酯酶染色呈阳性反应，且不被氟化钠抑制；③中性粒细胞碱性磷酸酶染色活性减低甚至消失。

（四）急性早幼粒细胞白血病（M₃）

1. **血象** 血红蛋白和红细胞计数减少。大多数病例白细胞计数在 $15 \times 10^9/L$ 以下，少数患者白细胞总数减少，此时患者的血象表现为全血细胞减少。分类以异常早幼粒细胞为主，可高达 90%，可见少数原粒及其他阶段的粒细胞，Auer 小体易见。血小板计数多数为（10～30）$\times 10^9/L$。

2. **骨髓象** 多数病例增生明显或极度活跃。多颗粒异常早幼粒细胞为≥30%（非红系细胞）。部分病例早幼粒细胞胞质中有 Auer 小体，有的病例一个细胞可有数根至数十根，呈柴捆样排列，称为柴捆细胞。根据胞质中颗粒的大小又将 M₃ 型分为两种亚型：①M₃ₐ（粗颗粒型），颗粒粗大密集或融合染深紫色，可掩盖核周围甚至整个胞核；②M₃ᵦ（细颗粒型），胞质中嗜苯胺蓝颗粒密集而细小，核扭曲、折叠或分叶，易与急性单核细胞白血病混淆。

3. **细胞化学染色** ①髓过氧化物酶（MPO）染色呈阳性或强阳性反应；②非特异性酯酶染色呈阳性反应，且不被氟化钠抑制；③中性粒细胞碱性磷酸酶染色活性减低甚至消失。

（五）急性粒-单核细胞白血病（M₄）

1. **血象** 血红蛋白和红细胞数为中度到重度减少，白细胞数可升高、正常或减少，可见粒系及单核系两系早期细胞，原单核细胞和幼单核细胞有时可达 30%～40%，且有较活跃的吞噬现象，而粒系早幼粒细胞以下各阶段均易见到。血小板呈重度减少。

2. **骨髓象** 骨髓增生极度活跃或明显活跃，粒系、单核系两系同时增生，原始细胞≥30%（非红系细胞），各阶段单核细胞＞20%，各阶段粒细胞＞20%。按粒系和单核系形态不同，分为下列四种亚型：

（1）M₄ₐ：以原始粒细胞和早幼粒细胞增生为主，原单核细胞、幼单核细胞和单核细胞＞20%（非红系细胞）。

（2）M₄ᵦ：以原单核细胞、幼单核细胞增生为主，原始细胞和早幼粒细胞＞20%（非红系细胞）。

（3）M₄c：原始细胞同时具有粒系、单核系两系形态特征且≥30%（非红系细胞）。

（4）M₄e：除上述特点外，骨髓嗜酸粒细胞＞5%，这些嗜酸粒细胞较异常，除有典型的嗜酸颗粒外，还有大的（不成熟）嗜碱颗粒。

3. **细胞化学染色** ①髓过氧化物酶（MPO）染色：原单核细胞及幼单核细

胞呈阳性或弱阳性反应；而幼粒细胞呈阳性或强阳性反应。②非特异性酯酶染色：原始细胞和幼稚细胞呈阳性反应，其原粒细胞不被氟化钠（NaF）抑制，而原单核细胞可被氟化钠抑制。

（六）急性单核细胞白血病（M_5）

1．血象　血红蛋白和红细胞数中度到重度减少，大多数患者白细胞数偏低，分类可出现原单核细胞和幼单核细胞增多，血小板明显减少。

2．骨髓象　骨髓增生极度活跃或明显活跃，骨髓中单核细胞≥80%（非红系细胞）。根据分化程度分为两种亚型：①M_{5a}（未分化型）：骨髓中原始单核细胞≥80%；②M_{5b}（部分分化型）原始单核细胞为30%～79%。

3．细胞化学染色　①髓过氧化物酶（MPO）染色：原单核细胞呈阴性和弱阳性反应，而幼单核细胞多数为阳性反应；②非特异性酯酶染色呈阳性，可被氟化钠抑制。

（七）急性红白血病（M_6）

1．血象　全部病例有不同程度贫血，可见较多的幼稚红细胞，网织红细胞多数升高，白细胞早期减少或正常，随病情发展白细胞升高，并出现各阶段幼稚细胞。

2．骨髓象　骨髓有核细胞增生明显活跃或极度活跃，骨髓原始细胞Ⅰ＋Ⅱ型≥30%（非红系细胞）；红细胞系≥50%。

3．细胞化学染色　糖原染色（PAS染色）幼红细胞呈颗粒状阳性，淋巴细胞PAS反应呈强阳性，而成熟中性粒细胞内积分比正常人明显减低。

（八）急性巨核细胞白血病（M_7）

1．血象　常见全血细胞减少，血红蛋白减低，呈正细胞、正色素性贫血。白细胞总数大多减低，少数正常或升高。血小板减少，少数病例正常。在血片中可见到类似淋巴细胞的小巨核细胞，易见到畸形和巨型血小板，亦可见到有核红细胞。

2．骨髓象　骨髓有核细胞增生活跃或明显活跃，原始巨核细胞≥30%，可见到巨大原始巨核细胞及小巨核细胞。本型白血病因骨髓中常有纤维组织增生，故穿刺时往往干抽，需做骨髓活检，可发现原始和巨核细胞增多，网状纤维增加。

3．细胞化学染色　糖原染色（PAS染色）呈颗粒状阳性，非特异性酯酶染色呈阳性，可被氟化钠抑制；髓过氧化物酶（MPO）染色呈阴性。

七、急性淋巴细胞白血病

按 FAB 分类法可将急性淋巴细胞白血病（ALL）分为以下三种类型：

1. L_1 型　此型最多见，占 70%以上。其中，以小原淋巴细胞为主（细胞直径小于 12μm），胞体小而一致，核染色质较粗、均匀，核形规则，核仁不明显，胞质量少，胞质空泡不明显。

2. L_2 型　约占 25%。其中，以大原淋巴细胞为主（细胞直径大于 12μm），胞体大小不均，胞质量较多，核形不规则，常见凹陷或切迹，核染色质较疏松不均匀，核仁清楚，一个或多个，胞质空泡不定。

3. L_3 型　此型最少，占 4%以下。其中，以大细胞为主，大小较一致，核染色质细点状、均匀，核形较规则；核仁明显，一个或多个；胞质量较多，呈深蓝色，胞质空泡明显。

八、再生障碍性贫血

再生障碍性贫血，简称再障（AA），系多种病因引起的造血功能障碍，导致红骨髓总容量减少，代以脂肪髓，造血衰竭，以全血细胞减少和贫血、出血、感染为主要表现的一组综合征，一般无肝脾大，免疫抑制治疗有效。根据患者病情、血象、骨髓象及预后将再生障碍性贫血分为重型再生障碍性贫血（SAA）和非重型再生障碍性贫血（NSAA）。过去称为急性型再生障碍性贫血和慢性型再生障碍性贫血。

（一）重型再生障碍性贫血

重型再生障碍性贫血（SAA）发病急、进展快、病情重，贫血呈进行性加剧，常伴严重感染，内脏出血。少数可由非重型再生障碍性贫血进展而来。

1. **血象**　呈全血细胞减少，为正细胞正色素性贫血。重型再生障碍性贫血血红蛋白随贫血的进展而减低。①网织红细胞计数小于 1%，绝对值小于 15×10^9/L；②中性粒细胞绝对值小于 0.5×10^9/L，淋巴细胞相对升高，多在 60%以上，有时可达 90%以上；③血小板数小于 20×10^9/L，严重者常小于 10×10^9/L。

2. **骨髓象**　多部位增生减低，三系造血细胞明显减少，非造血细胞增多。①骨髓小粒染色后镜下为网状纤维结构，造血细胞减少，非造血细胞及脂肪细胞增多；②粒红两系细胞均减少，淋巴细胞相对增多，可达 80%以上，细胞形态大致正常；③巨核细胞明显减少，多数病例常无巨核细胞；④浆细胞、网状细胞相对增多。

（二）非重型再生障碍性贫血

非重型再生障碍性贫血（NSAA）起病及进展较缓慢，主要表现为：①贫血往往是首发和主要表现。②出血较轻，以皮肤、黏膜为主。除妇女易有子宫出血外，很少有内脏出血。③感染以呼吸道多见，合并严重感染者少。

1. **血象**　①血红蛋白和红细胞平行下降，多为中度贫血或重度贫血；②网织红细胞数减少，绝对值大于 $15×10^9$/L；③白细胞计数明显减少，多在（2.0～3.0）$×10^9$/L，中性粒细胞减少，但绝对值大于 $0.5×10^9$/L，淋巴细胞相对增多；④血小板大于 $20×10^9$/L，多在（30～50）$×10^9$/L。

2. **骨髓象**　①三系或两系减少，至少 1 个部位增生不良，巨核细胞减少早期出现；②骨髓多为增生减低：骨髓小粒中非造血细胞及脂肪细胞增加；③淋巴细胞相对增多，有时可有中性粒细胞核左移及粒细胞退行性变等现象。非重型再生障碍性贫血的骨髓中可出现一些局灶性代偿性造血灶，故不同部位骨髓穿刺的结果可有一定差异。

九、骨髓增生异常综合征

目前认为骨髓增生异常综合征（MDS）是造血干细胞克隆性疾病。骨髓出现病态造血，主要表现为外周血细胞减少，常表现为贫血，常伴有感染和（或）出血，部分患者在经历一定时期的 MDS 后转化成为急性白血病。部分因感染、出血或其他原因死亡，FAB 分型及诊断标准如下。

（一）难治性贫血（RA）

1. **血象**　贫血，偶有粒细胞减少、血小板减少而无贫血，网织红细胞减少。红细胞和粒细胞形态可有异常，原始细胞小于 1%。

2. **骨髓象**　增生活跃或明显活跃。红系增生并有病态造血现象。很少见粒系及巨核系病态造血现象，原始细胞小于 5%。

（二）环状铁粒幼细胞增多性难治性贫血（RAS）

铁染色显示骨髓中环形铁粒幼细胞占所有有核细胞数的 15%以上，其他同RA。

（三）难治性贫血伴原始细胞增多（RAEB）

1. **血象**　二系或全血细胞减少，多见粒系病态造血现象，原始细胞＜5%。

2. 骨髓象 增生明显活跃，粒系及红系均增生。三系都有病态造血现象。原始细胞Ⅰ、Ⅱ型为5%～20%。

（四）难治性贫血伴原始细胞增多转变型（RAEB-T）

血象及骨髓象似 RAEB，但具有下述三种情况的任一种：①血中原始细胞≥5%；②骨髓中原始细胞为20%～30%；③幼稚细胞有 Auer 小体。

（五）慢性粒-单核细胞白血病（CMMOL）

1. 血象 血中以成熟单核细胞为主，单核细胞绝对值>1×10^9/L。粒细胞也增加并有颗粒减少或 Pelger-Huet 异常。原始细胞<5%。

2. 骨髓象 同 RAEB，原始细胞为5%～20%。

第三节 流式细胞仪血液学检查

一、血液恶性肿瘤免疫表型分析

【临床意义】

（1）免疫表型分析已被纳入白血病 WHO 分型方案中，是辅助诊断与鉴别诊断白血病、淋巴瘤及血液恶性肿瘤，选择化学治疗方案和判断预后的重要实验室指标，通常用于 ALL 分型、鉴别 AML 与 ALL 及确定形态学不能或很难区分的白血病类型和亚型。

（2）免疫表型分析补充了形态学的不足，提高了分型的准确性；免疫表型分析需结合形态学分型及遗传学分析等，以提高对异质性和非同步性抗原表达紊乱的白血病细胞的鉴别能力。

（3）急性淋巴细胞性白血病免疫表型分析用于诊断和鉴别诊断 T 系和 B 系白血病。急性髓系白血病免疫表型分析为诊断和鉴别诊断提供重要信息，但不作为分型的唯一依据。对于微分化型急性髓系白血病和急性淋巴细胞白血病的鉴别有重要意义。

（4）诊断骨髓增生异常综合征（MDS）：免疫表型分析是诊断 MDS 的辅助标准，用于分析骨髓细胞表型是否异常，红系和（或）髓系是否存在单克隆细胞群。

（5）同其他肿瘤的治疗一样，测定 DNA 倍体和进行细胞周期分析对指导白血病化疗有一定作用，不同的白血病患者或同一患者在不同病期白血病细胞增殖状况不同，定期了解细胞增殖情况并采取相应药物可以提高疗效。

（6）目前临床除化疗药物治疗外还采用造血干细胞移植技术治疗急性白血病和一些疑难性疾病。FCM 通过对人白细胞抗原（HLA）配型的测定可以为异体干细胞移植患者选择出最合适的供体。

二、微量残留白血病检查

【临床意义】微量残留白血病（MRD）是指急性白血病诱导化学治疗或骨髓移植，达到临床和血液学的完全缓冲，而体内残存微量白血病细胞的状态。本病也是白血病复发的主要根源，流式细胞术检测 MRD 是预测白血病复发、判断预后、指导治疗及评价自体骨髓移植净化程度的重要手段。MRD 检查适用于 95%的 ALL 患者和 70%～80% 的 AML 患者。

三、CD34 计数

【参考区间】外周血为 0.1%～0.3%，骨髓为 1%～3%。

【临床意义】对于有剂量要求的造血干细胞移植和骨髓移植而言，精确的造血干细胞/祖细胞计数是确保成功的关键，也是造血干细胞或骨髓移植必不可少的检查项目。动员后外周血 CD34 通常高于 1%。

四、CD55、CD59 和 FLAER 测定

CD55、CD59 和 FLAER 测定可用于阵发性睡眠性血红蛋白尿症（PNH）的诊断，详见第 4 章第三节"阵发性睡眠性血红蛋白尿症检查"。

五、流式细胞仪白细胞分类计数

【临床意义】流式细胞仪与人工显微镜法进行白细胞分类计数的原理有着根本的不同，前者是基于细胞表面免疫标志即从免疫学特征对白细胞进行分类计数，且可以计数大量细胞。而后者则是通过主观识别来判断。同显微镜法相比，流式细胞术分类计数白细胞的优势在于以下几方面：

（1）计数的细胞数量更多（＞10 000 个细胞），因此灵敏度、特异性更高，重复性更好。

（2）更加客观，不依赖于人员和经验，最终可以实现统一规则、自动化的白

细胞分类计数。

（3）提供更多的细胞类型信息，如淋巴细胞亚群、促炎性单核细胞等。

但均可分类出中性粒细胞、嗜酸粒细胞、嗜碱粒细胞、淋巴细胞、单核细胞、不成熟粒细胞及原始细胞。有些方案还可以分类出淋巴细胞亚群、浆细胞或有核红细胞，对血液恶性肿瘤及相关疾病的诊断、鉴别诊断及预后监测具有一定的指导和提示作用。

六、网织红细胞的测定

网织红细胞的测定及临床应用：网织红细胞计数是反映骨髓造血功能的重要指标，定量测定网织红细胞中 RNA，得到网织红细胞占成熟红细胞的百分比。FCM 方法比目测法结果精确度更高。此外，FCM 还可以测量出网织红细胞的成熟度，对红细胞增殖能力的判断很有意义，也为干细胞移植术后恢复的判断，贫血的治疗监测，肿瘤患者放射治疗、化学治疗对骨髓的抑制状况等提供了依据。

第4章 贫血检查

贫血是指人体外周血红细胞容量减少，低于正常范围下限的一种常见的临床症状。我国血液病学家认为在我国海平面地区，成年男性血红蛋白小于120g/L，成年女性血红蛋白小于110g/L，孕妇血红蛋白小于100g/L时就有贫血。根据贫血程度分为四级：轻度贫血，男性血红蛋白小于120g/L，女性血红蛋白小于110g/L；中度贫血，血红蛋白小于90g/L；重度贫血，血红蛋白小于60g/L；极度贫血，血红蛋白小于30g/L。

贫血试验诊断一般包括下列几个步骤：①应用RBC、Hb、HCT诊断有无贫血，应用Hb诊断贫血程度。②应用MCV、MCH、MCHC决定贫血的形态学分类，必要时骨髓检查。③根据红细胞形态进一步检查，如小细胞低色素进行铁代谢检查；大细胞性贫血测定叶酸、维生素B_{12}。④应用间接胆红素、尿胆原、血清游离血红蛋白、结合珠蛋白等溶血筛查试验诊断有无溶血，如确诊为溶血性贫血，应进行相关试验以明确病因。

第一节 造血原料不足或利用障碍所致贫血

一、血清叶酸测定

【参考区间】化学发光法：血清>6.8μg/L。

【临床意义】叶酸参与嘌呤和嘧啶的合成，促进DNA的合成。如果缺乏叶酸，血细胞的发育和成熟受到影响，可引起巨幼细胞贫血。其他如舌炎、舌痛、舌乳头萎缩、舌面光滑、口角炎及食欲减退等。

（1）减低：见于巨幼细胞贫血、溶血性贫血，营养不良、偏食、挑食或喂养不当的婴幼儿。

（2）吸收障碍：如短肠综合征、热带口炎性腹泻和某些先天性疾病时的酶缺乏使小肠吸收叶酸受影响。

（3）治疗药物干扰叶酸吸收和代谢，如甲氨蝶呤、乙胺嘧啶、苯妥英钠、苯巴比妥、磺胺嘧啶、口服避孕药、氟尿嘧啶、阿糖胞苷、异烟肼、乙胺嘧啶、环丝氨酸等。

（4）需求量增加：妊娠、哺乳、甲状腺功能亢进、各类急慢性白血病、恶性肿瘤等，由于需要增加，也会出现叶酸缺乏现象。

二、血清维生素 B_{12} 测定

【参考区间】化学发光法：血清为 $133\sim675$pmol/L。

【临床意义】维生素 B_{12} 能促使叶酸形成四氢叶酸。四氢叶酸是参加各种代谢过程的主要形式，如缺乏维生素 B_{12}，间接地影响叶酸参与 DNA 的合成和神经髓鞘合成障碍，使血细胞的发育和成熟受到障碍，引起巨幼细胞贫血和神经精神症状。

（1）完全素食者和老年人、萎缩性胃炎、胃酸过少症、肠功能紊乱吸收障碍等容易导致维生素 B_{12} 缺乏。

（2）内因子缺乏主要见于先天性内因子缺乏、恶性贫血和胃切除患者。恶性贫血常有胃黏膜萎缩和内因子抗体存在，妨碍维生素 B_{12} 的吸收。

（3）药物（对氨基水杨酸、新霉素、二甲双胍、秋水仙碱和苯乙双胍等）影响维生素 B_{12} 吸收。

三、内因子阻断抗体测定

【参考区间】ELISA 法：阴性。

【临床意义】

（1）内因子阻断抗体（IFBA）阳性主要见于恶性贫血患者。IFBA 能阻碍内因子与维生素 B_{12} 的结合，影响维生素 B_{12} 的吸收。恶性贫血患者血清中的检出率为 50%，可作为恶性贫血的筛选方法之一。

（2）有些恶性贫血患者胃液中检出内因子阻断抗体，而血清中检不出。

四、抗胃壁细胞抗体测定

【参考区间】ELISA 法：阴性。

【临床意义】恶性贫血患者血清抗胃壁细胞抗体（A-PCA）阳性率为 90%，50 岁为高峰，无恶性贫血的萎缩性胃炎患者阳性率也可达 23.6%～62.5%。也可

见于原发性肾上腺萎缩。

五、血清铁测定

【参考区间】亚铁嗪显色法：男性 $10.6 \sim 36.7 \mu mol/L$；女性 $7.8 \sim 32.2 \mu mol/L$；儿童 $9 \sim 32.2 \mu mol/L$；老年 $7.2 \sim 14.4 \mu mol/L$。

【临床意义】

（1）血清铁减低见于：①慢性失血、月经过多、胃肠道出血、钩虫病、恶性肿瘤、慢性腹泻等导致的缺铁性贫血；②体内铁的需要量增加又未及时补充，如妊娠、婴儿生长期、生育期、哺乳期等；③吸收障碍，胃大部分切除。

（2）血清铁升高见于：①铁吸收或储存增加；如原发性血色病、反复输血、铁剂治疗过量；②铁利用障碍，铁粒幼细胞贫血、再生障碍性贫血、巨幼细胞贫血、恶性贫血、铅中毒、维生素 B_6 缺乏引起的造血功能减退等；③铁释放增加，如溶血性贫血、肝坏死和慢性肝病。

六、血清铁蛋白测定

【参考区间】化学发光法：男性 $23.9 \sim 336.2 \mu g/L$；女性 $11 \sim 306 \mu g/L$。

【临床意义】铁蛋白（SF）具有结合铁和储备铁的能力，是反映体内铁存储状况的可靠指标，与骨髓铁染色结果相关性好，也是恶性肿瘤的标志物之一，用于多种恶性肿瘤的辅助诊断。

1. 减低　①缺铁性贫血，慢性失血、月经过多、胃肠道出血、钩虫病等；②机体摄取不足，如营养不良、慢性腹泻等；③体内铁的需要量增加，如妊娠、哺乳期等。

2. 升高　①铁吸收或储存增加：如原发性血色病、反复输血、铁剂治疗过量；②铁利用障碍：铁粒幼细胞贫血、再生障碍性贫血、巨幼细胞贫血、恶性贫血、铅中毒、维生素 B_6 缺乏引起的造血功能减退等；③铁释放增加：如溶血性贫血、肝坏死和慢性肝病；④铁蛋白合成增加：急性感染、甲状腺功能亢进、肝癌、肺癌、乳腺癌、胰腺癌、白血病及淋巴瘤等恶性肿瘤。

七、血清转铁蛋白测定

【参考区间】免疫比浊法：$2.0 \sim 3.6 g/L$。

【临床意义】转铁蛋白（TF）主要由肝细胞合成，主要生理功能是以 $TF\text{-}Fe^{3+}$ 的复合物形式进入骨髓中，并将铁转运到骨髓造血细胞供合成血红蛋白用，转铁蛋白低于 $1g/L$ 者可能发生严重生长迟缓及小细胞低色素贫血。

1．血清转铁蛋白减低

（1）遗传性转铁蛋白缺乏症是一种极为罕见的常染色体隐性遗传病，主要是患者的血浆中缺乏转铁蛋白，血液中的铁不能运至骨髓造血细胞，出现小细胞低色素贫血。

（2）转铁蛋白合成减少，如肝硬化，慢性肝损伤。

（3）转铁蛋白丢失，如肾病综合征、慢性肾病、蛋白丢失性肠病等。

（4）急慢性炎症、恶性病变时常随着白蛋白、前白蛋白同时下降。

2．血清转铁蛋白升高

（1）转铁蛋白合成增加，如缺铁性贫血、慢性失血、妊娠后期等。

（2）转铁蛋白从单核-巨噬细胞系统释放增加（如肝细胞坏死）。

八、血清可溶性转铁蛋白受体测定

【参考区间】免疫比浊法：1.3～3.3mg/L。

【临床意义】血清转铁蛋白受体（sTfR）表达于红系造血细胞表面，当红细胞内铁缺乏时，血清转铁蛋白受体脱落进入血液，血清转铁蛋白受体升高。

1．升高　常见于缺铁性贫血早期和溶血性贫血。一般以 sTfR＞8mg/L 作为缺铁性红细胞生成的指标。其也可用于缺铁性贫血的诊断与鉴别诊断。

2．减低　见于再生障碍性贫血、慢性病贫血、肾衰竭等。

九、血清转铁蛋白饱和度测定

【参考区间】成人 33%～55%；新生儿高于成人。

【临床意义】转铁蛋白饱和度（TS）是指血清铁与转铁蛋白结合能力的比值，通常为血清铁占总铁结合力的百分比。

$$转铁蛋白饱和度（\%）=\frac{血清铁（\mu mol/L）}{血清总铁结合力（\mu mol/L）}\times 100\%$$

（1）转铁蛋白饱和度减低见于缺铁或缺铁性贫血。小于 15% 患者再结合病史即可诊断。

（2）转铁蛋白饱和度升高见于铁负荷过度。增多可见于血色病、再生障碍性贫血、溶血性贫血、巨幼细胞贫血、铁粒幼细胞贫血等。同时 TS＞70%，是诊断血色病的可靠指标。

十、血清总铁结合力测定

【参考区间】亚铁嗪显色法：成人 50～77μmol/L。

【临床意义】血清总铁结合力（TIBC）是指与 1L 血清中的转铁蛋白与铁结合的总量。正常人血循环中的转铁蛋白约 30%与铁结合便被饱和。

1．血清总铁结合力减低

（1）遗传性转铁蛋白缺乏症，是一种极为罕见的常染色体隐性遗传病，主要是患者的血浆中缺乏转铁蛋白，血液中的铁不能运至骨髓造血细胞，出现小细胞低色素贫血。

（2）转铁蛋白合成减少，如肝硬化、慢性肝损伤。

（3）转铁蛋白丢失：如肾病综合征、慢性肾病、蛋白丢失性肠病等。

（4）急慢性炎症、恶性病变时常随着白蛋白、前白蛋白同时下降。

2．血清总铁结合力升高

（1）转铁蛋白合成增加，如缺铁性贫血、慢性失血、妊娠后期等。

（2）转铁蛋白从单核-巨噬细胞系统释放增加（如急性肝炎、肝细胞坏死）。

缺铁性贫血、铁粒幼细胞贫血、β-珠蛋白生成障碍性贫血、转铁蛋白缺乏症均为小细胞低色素性贫血，血常规测定均为 MCV↓、MCH↓、MCHC↓。四种小细胞低色素性贫血的鉴别见表 4-1。

表 4-1　四种小细胞低色素性贫血的鉴别

鉴别项目	缺铁性贫血	铁粒幼细胞贫血	β-珠蛋白生成障碍性贫血	转铁蛋白缺乏症
年龄	中年、青年	中老年	儿童	儿童
性别	女性多见	不定	不定	不定
病因	缺铁	铁利用障碍	血红蛋白异常	转铁蛋白缺乏
网织红细胞	正常或↑	正常或↑	正常或↑	↓
血清铁蛋白	↓	↑	↑	↓
血清铁	↓	↑	↑	↑
转铁蛋白	↑	↓	正常	↓
总铁结合力	↑	↓	正常	↓
转铁蛋白饱和度	↓	↑	↑	↑
骨髓细胞外铁	↓	↑	↑	↓
铁粒幼细胞	↓	↑，>15%	↑	↓
靶形红细胞	无	无	↑	无

注：↑.升高；↓.减低。

十一、血清促红细胞生成素测定

【参考区间】化学发光法：2.59～18.5U/L（2.59～18.5mU/ml）。

【临床意义】促红细胞生成素（EPO）是由肾脏分泌的一种集落刺激因子，其主要生理作用为刺激骨髓红细胞的生成并促进巨幼红细胞的成熟。

（1）升高：肾肿瘤、肾癌、肝癌、脑血管细胞肿瘤、平滑肌肿瘤、缺铁性贫血、珠蛋白生成障碍性贫血、巨幼细胞贫血、单纯红细胞发育不全性贫血、再生障碍性贫血和骨髓造血功能不全患者。

（2）减低：肾衰竭、晚期肾病、慢性感染、代谢紊乱导致的贫血、自身免疫性疾病、类风湿关节炎、AIDS、恶病质、低甲状腺功能性贫血和营养性贫血等。

（3）肾性贫血患者可通过注射EPO帮助其增加红细胞数量。

十二、缺铁性贫血典型病例

（1）血象：典型表现为小细胞低色素性贫血，血常规MCV↓MCH↓、MCHC↓、RDW↑。典型检验结果见表4-2和表4-3。

（2）血清铁下降，血清铁蛋白下降。

（3）网织红细胞正常或轻度增多，骨髓增生活跃。

表4-2　缺铁性贫血血常规检验报告单（一）

序号	项目	测定值	提示	单位	参考区间（女性）
1	白细胞计数（WBC）	4.3		10^9/L	3.2～9.7
2	红细胞计数（RBC）	4.47		10^{12}/L	3.5～5.0
3	血红蛋白量（HGB）	76.2	↓	g/L	110～150
4	血细胞比容（HCT）	0.28	↓	L/L	0.35～0.45
5	红细胞平均体积（MCV）	62	↓	fl	80～100
6	红细胞平均血红蛋白（MCH）	17.1	↓	pg	27～34
7	红细胞平均血红蛋白浓度（MCHC）	274.4	↓	g/L	320～360
8	红细胞体积分布宽度（RDW）	21.9	↑	%	10～15
9	血小板计数（PLT）	182		10^9/L	101～320
10	血小板压积（PCT）	0.156		%	0.108～0.282
11	血小板平均体积（MCV）	8.6		fl	7.0～12.5
12	中性粒细胞百分比（NE%）	63.2		%	50～70
13	淋巴细胞百分比（LY%）	27.8		%	20～40

续表

序号	项目	测定值	提示	单位	参考区间（女性）
14	单核细胞百分比（MO%）	8.2		%	3～10
15	嗜酸粒细胞百分比（EO%）	0.6		%	0.5～5
16	嗜碱粒细胞百分比（BA%）	0.2		%	0～1
17	中性粒细胞计数（NE）	2.71		10^9/L	2～7
18	淋巴细胞计数（LY）	1.19		10^9/L	0.8～4.0
19	单核细胞计数（MO）	0.35		10^9/L	0.12～1.0
20	嗜酸粒细胞计数（EO）	0.03		10^9/L	0.02～0.5
21	嗜碱粒细胞计数（BA）	0.01		10^9/L	0.～0.1

注：↑．升高；↓．减低。

表4-3 缺铁性贫血血常规检验报告单（二）

序号	项目	测定值		单位	参考区间
1	铁蛋白（Ferritin）	1.9	↓	μg/L	11.0～306.8
2	叶酸（FA）	12.9		nmol/L	＞6.8
3	维生素 B_{12}（VitB$_{12}$）	163.0		pmol/L	133～675
4	促红细胞生成素（EPO）	286.8	↑	mU/ml	2.59～18.50
5	总铁结合力（TIBC）	74.5		μmol/L	45～75
6	铁（Fe）	3.7	↓	μmol/L	7～30
7	转铁蛋白饱和度（TS）	5.0	↓	%	20～55

注：↑．升高；↓．减低。

十三、巨幼细胞贫血典型病例

（1）血象：典型表现为大细胞性贫血，白细胞和血小板计数可减少，可出现全血细胞减少。血常规 MCV↑、MCH↑、MCHC 正常或↑、RDW↑。

（2）血清叶酸或维生素 B_{12} 减低，见表4-4、表4-5。

（3）骨髓增生明显活跃，幼红细胞常在 40%～50% 以上。

表 4-4　巨幼细胞贫血血常规检验报告单

序号	项目	测定值	提示	单位	参考区间
1	白细胞计数（WBC）	2.1	↓	10^9/L	3.2～9.7
2	红细胞计数 （RBC）	0.7	↓	10^{12}/L	3.5～5.0
3	血红蛋白量（HGB）	36.0	↓	g/L	110～150
4	血细胞比容 （HCT）	0.095	↓	L/L	0.35～0.45
5	红细胞平均体积（MCV）	136.3	↑	fl	80～100
6	红细胞平均血红蛋白（MCH）	51.5	↑	pg	27～34
7	红细胞平均血红蛋白浓度（MCHC）	378.0	↑	g/L	320～360
8	红细胞体积分布宽度（RDW）	32.5	↑	%	10～15
9	血小板计数（PLT）	37	↓	10^9/L	101～320
10	血小板压积（PCT）	0.033	↓	%	0.108～0.282
11	血小板平均体积（MCV）	9.1		fl	7.0～12.5
12	血小板体积分布宽度（PDW）	19.4	↑	%	9～17
13	中性粒细胞百分比（NE%）	73.9	↑	%	50～70
14	淋巴细胞百分比(LY%)	22.9		%	20～40
15	单核细胞百分比（MO%）	2.2		%	3～10
16	嗜酸粒细胞百分比（EO%）	0.9		%	0.5～5
17	嗜碱粒细胞百分比（BA%）	0.1		%	0～1
18	中性粒细胞计数（NE）	1.5	↓	10^9/L	2～7
19	淋巴细胞绝对数（LY）	0.5	↓	10^9/L	0.8～4.0
20	单核细胞绝对数（MO）	0.00	↓	10^9/L	0.12～1.0
21	嗜酸粒细胞绝对数（EO）	0.00	↓	10^9/L	0.02～0.5
22	嗜碱粒细胞绝对数（BA）	0.00		10^9/L	0.～0.1

注：↑. 升高；↓. 减低。

表 4-5　巨幼细胞贫血检验报告单

序号	项目	测定值	提示	单位	参考区间
1	铁蛋白（Ferritin）	63.0		μg/L	11.0～306.8
2	叶酸（FA）	10.9		nmol/L	＞6.8
3	维生素 B_{12}（VitB$_{12}$）	66.0	↓	pmol/L	133～675
4	促红细胞生成素（EPO）	＞768.00		mU/ml	2.59～18.50
5	总铁结合力（TIBC）	53.2		μmol/L	45～75
6	铁（Fe）	37.8	↑	μmol/L	7～30
7	转铁蛋白饱和度（TS）	71.1	↑	%	20～55

注：↑. 升高；↓. 减低。

第二节 溶血性贫血筛查试验

溶血性贫血（HA）是由于某种原因使红细胞寿命缩短或破坏过多而超过了骨髓代偿能力所引起的一类贫血。其分为两种：①血管内溶血，红细胞在血流中破坏，见于血型不合输血、阵发性睡眠性血红蛋白尿症等，起病急，常有血红蛋白尿；②血管外溶血，红细胞在单核-巨噬细胞系统中破坏，见于遗传性球形红细胞增多症和自身免疫性贫血等，起病慢，常无血红蛋白尿，血清游离胆红素升高。

一、血浆游离血红蛋白测定

【参考区间】过氧化物酶法：＜40mg/L。

【临床意义】

（1）升高：血管内溶血时显著升高，阵发性睡眠性血红蛋白尿症、阵发性冷性血红蛋白尿症、阵发性行军性血红蛋白尿症、黑尿热、冷凝集素病、烧伤、溶血性输血反应、体外循环手术后、温性抗体型自身免疫性溶血性贫血、镰状细胞贫血、珠蛋白生成障碍性贫血等。

（2）自身免疫性溶血性贫血时轻度升高。

（3）遗传性球形红细胞性贫血的游离血红蛋白浓度正常。

二、尿含铁血黄素试验

【参考区间】普鲁士蓝反应法：阴性。

【临床意义】尿含铁血黄素试验（ROUS 试验）阳性：见于慢性血管内溶血、阵发性睡眠性血红蛋白尿症、自身免疫性溶血性贫血、严重肌肉疾病等。

值得注意的是，急性溶血初期，虽然尿中可出现血红蛋白，尿潜血试验阳性，但因肾上皮细胞还来不及对血红蛋白摄取、降解，因此还没能迅速形成含铁血黄素尿，所以本试验可呈阴性。

三、血清结合珠蛋白测定

【参考区间】免疫比浊法：0.7～1.5g Hb/L。

【临床意义】

1. 减低　各种溶血时血清结合珠蛋白均有减低，以血管内溶血减低为显著。肝脏疾病、传染性单核细胞增多症、先天性无结合珠蛋白血症等也可减低或消失。

2．升高　感染、创伤、恶性肿瘤、系统性红斑狼疮、类固醇治疗、肝外阻塞性黄疸等可有结合珠蛋白含量升高。

四、红细胞渗透脆性试验

【参考区间】简易半定量法：开始溶血，0.42%～0.46%（4.2～4.6/gL）NaCl溶液；完全溶血，0.28%～0.34%（2.8～3.4g/L）NaCl溶液。

【临床意义】

1．渗透脆性升高　见于遗传性球形红细胞增多症和遗传性椭圆形红细胞增多症，亦见于自身免疫性溶血性贫血伴球形红细胞增多时。开始溶血大于0.5%、完全溶血大于0.38% NaCl溶液时为脆性升高。

2．渗透脆性减低　见于各种珠蛋白生成障碍性贫血、缺铁性贫血、阻塞性黄疸、脾切除术后及某些血红蛋白病。

第三节　阵发性睡眠性血红蛋白尿症检查

阵发性睡眠性血红蛋白尿症（PNH）是一种由于体细胞 Xp22.1 上 *PIG-A* 基因突变导致的获得性造血干细胞克隆性疾病。其发病机制包括造血干细胞 *PIG-A* 基因突变，使部分或完全血细胞膜糖化磷脂酰肌醇（GPI）锚合成障碍，造成血细胞表面 GPI 锚连接蛋白缺失，细胞灭活补体等能力减弱，从而引起细胞容易被破坏，发生溶血等。临床主要表现为不同程度的发作性血管内溶血、阵发性血红蛋白尿、骨髓造血功能衰竭和静脉血栓形成。

一、蔗糖溶血试验

【参考区间】阴性。

【临床意义】蔗糖溶血试验是阵发性睡眠性血红蛋白尿症（PNH）的简易过筛试验。阴性结果可否定 PNH 的诊断，阳性结果应首先考虑 PNH 的诊断，可进一步做其他特异性溶血试验。

二、酸溶血试验

【参考区间】阴性。

【临床意义】酸溶血试验（Ham 试验）阳性多见于 PNH，确诊意义较大。PNH 患者在做此试验前接受大量输血者，因输入的红细胞是正常的，可导致结果为阴性。

三、蛇毒因子溶血试验

【参考区间】健康人溶血率小于 5%，溶血率大于 10% 为阳性。

【临床意义】蛇毒因子（COF）溶血试验特异性比 Ham 试验高，阵发性睡眠性血红蛋白尿症Ⅲ型红细胞对本试验敏感性最高，Ⅱ型次之，Ⅰ型不敏感。

四、血细胞膜 CD55、CD59 表型分析

【参考区间】流式细胞仪：健康人 CD55⁻/CD59⁻ 阴性红细胞<5%，CD55⁻/CD59⁻ 阴性中性粒细胞小于 5%。

【临床意义】CD55/CD59 是存在于红细胞、白细胞、血小板上的一种锚连接蛋白，PNH 患者血细胞膜上锚连接蛋白 CD55/CD59 等的表达明显减低和缺乏，因此 CD55⁻/CD59⁻ 阴性细胞升高是诊断 PNH 最直接的证据，也可作为评判疗效的监测手段，也是目前诊断 PNH 的可靠、敏感的方法，比 Ham 试验等方法敏感。

（1）CD55⁻/CD59⁻ 阴性红细胞大于 5%，CD55⁻/CD59⁻ 阴性中性粒细胞大于 10% 作为 PNH 诊断的临界值。

（2）部分再生障碍性贫血患者也有克隆异常性造血，外周血 CD55⁻/CD59⁻ 阴性红细胞轻度升高，CD55⁻/CD59⁻ 阴性中性粒细胞一般不超过 10%。

（3）溶血或输血后 PNH 红细胞所占比例减低，出现假阴性。

五、流式细胞仪白细胞 FLAER 分析法

【参考区间】流式细胞仪：FLAER 阴性细胞占粒细胞<1%，占单核细胞<1%。

【临床意义】FLAER 试剂是一种嗜水气单胞菌毒素的变体，FLAER 可以特异地与白细胞膜上的 GPI 锚蛋白结合，可直接反映锚蛋白的缺失情况，FLAER 分析法一般只用于粒细胞和单核细胞的检测，且不受溶血与输血的影响，是目前诊断 PNH 的最可靠、最敏感的方法，也是诊断 PNH 的金标准。其可以帮助诊断 PNH

及鉴别诊断其他原因引起的贫血。

第四节　红细胞酶缺陷溶血性贫血检查

一、高铁血红蛋白还原试验

【参考区间】比色法：高铁血红蛋白还原率≥75%。

【临床意义】葡萄糖-6-磷酸脱氢酶缺乏症（蚕豆病）是由于遗传性红细胞葡萄糖-6-磷酸脱氢酶（G-6-PD）缺乏的隐性遗传病，进食蚕豆及蚕豆制品后发生的急性溶血。G-6-PD 中间缺乏（杂合子）多在 31%～74%，G-6-PD 严重缺乏（纯合子或半合子）常在 30%以下。高脂血症和巨球蛋白血症可出现假阳性。

二、红细胞葡萄糖-6-磷酸脱氢酶活性测定

【参考区间】成人 6.8～12U/g Hb。

【临床意义】葡萄糖-6-磷酸脱氢酶（G-6-PD）活性减低提示 G-6-PD 缺乏症（蚕豆病）、伯氨喹药物性溶血性贫血。本法为 G-6-PD 缺乏症的确诊试验。

三、红细胞丙酮酸激酶活性测定

【参考区间】比色法：10.1～20U/g Hb。

【临床意义】红细胞丙酮酸激酶（PK）是红细胞葡萄糖无氧酵解途径中三个限速酶之一。直接关系着红细胞能量代谢，此酶缺乏属常染色体隐性遗传，是常见的先天性非球形红细胞溶血性贫血。纯合子时减低至正常活性 25%以下；杂合子时无贫血症状，酶活性在正常活性的 25%～50%。减低也可继发于骨髓增生异常综合征、白血病及再生障碍性贫血。

第五节　自身免疫性溶血性贫血检查

由于免疫功能紊乱，所产生自身抗体结合在红细胞表面使红细胞致敏或激活补体，红细胞过早破坏而发生溶血性贫血。根据致病抗体作用于红细胞时所需温度不同，自身免疫性溶血性贫血（AIHA）分为温抗体型和冷抗体型两种。本病多

见于中年女性。原因不明的原发性 AIHA 占 45%，继发性 AIHA 多继发于结缔组织病、淋巴系统恶性病、病毒感染和药物应用后（如青霉素、头孢菌素、甲基多巴、奎尼丁、异烟肼、对氨基水杨酸、磺胺类等）。

一、抗人球蛋白试验

【参考区间】正常人直接、间接试验均为阴性。

【临床意义】抗人球蛋白试验（Coombs 试验）分为直接试验和间接试验，直接抗人球蛋白试验（DAT）检测红细胞表面的不完全抗体，间接试验检测血清中游离的不完全抗体。

（1）直接抗人球蛋白试验（DAT）阳性：见于自身免疫性溶血性贫血、冷凝集素综合征、阵发性冷性血红蛋白尿症、新生儿同种免疫性溶血性贫血、药物性免疫性溶血、系统性红斑狼疮、多发性骨髓瘤、恶性肿瘤、器官移植等。

（2）间接抗人球蛋白试验：主要用于新生儿溶血病不完全抗体筛查和交叉配血。新生儿同种免疫溶血病，因 Rh 血型不合所致溶血，直接及间接试验均阳性；由于"ABO"血型不合引起的溶血病常为阴性或弱阳性；常用于新生儿溶血病母体血清中不完全抗体的检测。

（3）用特异性单价抗血清可将自身免疫性溶血性贫血抗体分为三型：IgG/C3 阳性患者临床表现较严重；单独 IgG 阳性；单独 C3 阳性。

二、自身红细胞抗体测定

【参考区间】间接免疫荧光法：阴性。

【临床意义】对免疫性溶血性贫血诊断的敏感性高于抗人球蛋白试验，可提高免疫性溶血性贫血的确诊率。当患者存在自身免疫性疾病，有溶血症状或无明显溶血的亚临床阶段，抗人球蛋白试验阴性，此时自身红细胞抗体测定可提高阳性检出率。

三、冷热溶血试验

【参考区间】阴性。

【临床意义】阵发性冷性血红蛋白尿症（PCH）是全身或局部受寒后突然发生的以血红蛋白尿为特征的一种罕见疾病。在 0～4℃时，溶血素与红细胞结合，并吸附补体，但不发生溶血，当温度升至 30～37℃时发生溶血。

（1）阳性见于阵发性冷性血红蛋白尿症，冷反应抗体（D-L 抗体）效价可高于1：40。

（2）某些病毒感染如麻疹、流行性腮腺炎、水痘、传染性单核细胞增多症可出现阳性反应。

四、冷凝集试验

【参考区间】ELISA 法：阴性。

【临床意义】冷凝集素是一种可逆性抗体，它能与患者自身红细胞或"O"型人红细胞于 4℃条件下发生凝集，在 37℃时又呈可逆性完全散开，凝集块又消失。

（1）阳性见于冷凝集素综合征的患者，其效价可高达 1：1000 以上。某些自身免疫性溶血性贫血（AIHA）冷凝集素很高，有的可达 1：64 000 或更高。

（2）支原体感染的患者阳性率为 50%～60%，支原体感染后第 2 周升高。

（3）传染性单核细胞增多症、淋巴瘤、多发性骨髓瘤、腮腺炎、疟疾、流感可以有阳性反应。

第六节　血红蛋白病检查

血红蛋白病是由于血红蛋白的合成障碍或由于分子结构异常（异常血红蛋白病）而引起的溶血性贫血。

一、血红蛋白电泳

【参考区间】成人：$HbA \geqslant 95\%$，HbA_2 1.0%～3.0%，HbF 0.2%～2.0%；新生儿：$HbA_2 < 1\%$，HbF 60%～93%。

【临床意义】

（1）通过电泳可发现异常血红蛋白病，如 HbH、HbE、HbBarts、HbS、HbDh 和 HbC 等异常血红蛋白。

（2）HbA_2 升高：见于轻型 β-珠蛋白生成障碍性贫血（杂合子），HbA_2（4%～10%）；维生素 B_{12} 或叶酸缺乏所致的巨幼细胞贫血。缺铁性贫血时 HbA_2 常减低，可与轻型 β-珠蛋白生成障碍性贫血鉴别。

（3）HbF 升高：可见于重型 β-珠蛋白生成障碍性贫血（纯合子），HBF 占 30%～90%，HbA_2 不升高，HbA 多低于 40% 或甚至为 0。杂合子 β-珠蛋白生成障碍性贫血和正常新生儿也升高。

（4）HbH 升高：中间型 α-珠蛋白生成障碍性贫血（杂合子），又称为血红蛋白 H 病（HbH）。此型临床表现差异较大，出现贫血的时间和贫血轻重不一；出生时血液中含有约 25% HbBart（γ4）及少量 HbH；随年龄增长，HbH 逐渐取代 HbBart（γ4），其含量为 2.4%～44%。包涵体生成试验呈阳性。

（5）HbBart（γ4）升高：重型 α-珠蛋白生成障碍性贫血（纯合子），又称为 HbBart（γ4）胎儿水肿综合征，胎儿呈重度贫血、黄疸、水肿、肝脾大、腹水、胸腔积液等。血红蛋白中几乎全是 HbBart（γ4）或同时有少量 HbH，无 HbA、HbA$_2$ 和 HbF。胎儿常于 30～40 周宫内死亡或娩出后数小时内死亡。

（6）电泳主要成分为 HbS，而无 HbB 时，可见于镰状红细胞血红蛋白病。

（7）HbA 消失，HbC 占总血红蛋白的 28%～44%，可诊断为血红蛋白病，多见于黑种人，血片中可见较多的靶形细胞。

（8）电泳结果有 HbS，还出现了 HbD，血片中有靶形细胞，可诊断为血红蛋白 D 病，我国北方较多见。

（9）除 HbS 外，含有 10%～30% HbA 和轻度升高的 HbF 及 HbA$_2$，也可考虑 HbS β-珠蛋白生成障碍性贫血。

（10）HbS 占 20%～30%，HbA 占 65%～75%，并含有正常的 HbF 和 HbA$_2$，可诊断为 HbS α-珠蛋白生成障碍性贫血。

（11）电泳结果出现 HbE，可诊断为血红蛋白 E 病，本病主要见于东南亚、印度等，我国以广东南部多见。

二、血红蛋白 F 测定

【参考区间】
（1）血红蛋白，F（HbF）碱变性试验：成人为 1.0%～3.1%，新生儿为 55%～85%，2～4 个月逐渐下降，1 岁左右接近成人水平。

（2）HbF 酸洗脱试验：阳性率成人<2%，脐带血几乎为 100%，新生儿为 55%～85%，1 个月后婴儿为 67%，4～6 个月后偶见，1 岁左右接近成人水平。

【临床意义】HbF 具有抗酸性及抗碱性，利用其抗碱性可做 HbF 碱变性试验；利用其抗酸性可做 HbF 洗脱试验，以检出 HbF。

（1）重型 β-珠蛋白生成障碍性贫血患者抗碱性血红蛋白可高达 90%，因此是重要的诊断依据。

（2）急性白血病、红白血病、淋巴瘤等 HbF 也可轻度升高。

（3）HbF 生理性升高见于新生儿。

三、红细胞镰变试验

在血液中加入偏重亚硫酸钠可减低红细胞的氧张力，使各种血红蛋白转变为还原状态。血红蛋白 S（HbS）在还原状态下溶解度明显减低，相互聚集成长管状多聚体，使红细胞变为镰形。

【参考区间】阴性。

【临床意义】本试验阳性见于镰状细胞贫血，因 β-珠蛋白链第 6 位谷氨酸被缬氨酸替代所致，又称为血红蛋白 S（HbS）病，为常染色体显性遗传病，本病主要见于非洲黑色人种。

第七节 骨 髓 检 查

骨髓检查包括骨髓活检和骨髓涂片检查，用于再生障碍性贫血、白血病、骨髓增生异常综合征、多发性骨髓瘤等骨髓造血功能障碍疾病引起的贫血的诊断，详见第 3 章第四节"血液病细胞学检查"。

第 **5** 章
出血性疾病与血栓性疾病检查

生理状态下，血液在血管中不断地循环流动，既不溢出于血管之外（出血），又不凝固于血管之中而导致血栓形成。它们通过本身促凝或抗凝作用，组成了血液内复杂的、功能对立的凝血系统和抗凝系统，而这两个系统通过机体的生理调节又保持着动态平衡。一旦此种平衡遭到破坏，则可导致各种出血或血栓形成。

第一节　血管壁内皮细胞检查

一、出血时间测定

【参考区间】出血时间测定器法：4.8～9.0 分钟。

【临床意义】出血时间（BT）延长见于：

（1）血小板明显减少、原发性或继发性血小板减少性紫癜、血栓性血小板减少性紫癜。

（2）血小板功能异常，如血小板无力症和巨血小板综合征等。

（3）血管性血友病、DIC、遗传性出血性毛细血管扩张症等。

（4）药物影响，如服用抗血小板药如阿司匹林、氯吡格雷、双嘧达莫、阿昔单抗等，抗凝药物如肝素、华法林等，溶栓药物等。

二、血管性血友病因子抗原（vWF：Ag）测定

【参考区间】免疫比浊法：70%～150%。

【临床意义】血管性血友病因子（vWF）主要由血管内皮细胞合成和分泌，参与血小板黏附和聚集反应，起促凝作用。vWF 可保护因子Ⅷ的活性，促进因子Ⅷ的合成与分泌。

1. 减低　见于遗传性或获得性血管性血友病（vWD），vWF 抗原测定是诊断血管性血友病的重要指标。治疗血管性血友病可输注新鲜冰冻血浆或冷沉淀。

2. 升高　见于周围血管病变、心肌梗死、心绞痛、脑血栓、肾小球疾病、尿毒症、糖尿病、肝疾病、妊娠高血压综合征等。

三、血 6-酮-前列腺素 F1a 测定

【参考区间】ELISA 法：16.6～27.2ng/L。

【临床意义】血管内皮细胞合成前列环素（PGI_2），具有抗凝、抗血小板聚集和扩张血管的作用，在 30 分钟内转变为无活性 6-酮-前列腺素 F1a，测定可间接反映体内前列环素的水平，可作为反映血管内皮早期损伤的指标。

此测定值减低见于糖尿病、动脉粥样硬化、急性心肌梗死、冠心病、脑血栓、肿瘤转移、外周血管血栓形成及血栓性血小板减少性紫癜等疾病。

四、血浆血栓调节蛋白测定

【参考区间】ELISA 法：20～35μg/L。

【临床意义】正常情况下，血浆中血栓调节蛋白（TM）水平很低，当血管内皮细胞损伤后，血浆 TM 水平显著升高，且与损伤程度相关。目前认为，血浆 TM 检测是了解血管内皮细胞损伤的最好指标。

血浆 TM 水平升高见于血管内皮细胞损伤的疾病，如糖尿病、系统性红斑狼疮、DIC、急性心肌梗死、血栓性血小板减少性紫癜、溶血性尿毒症综合征、闭塞性脉管炎、脑血栓等。

第二节　血小板相关检查

一、血小板数量检查

详见第 3 章第一节"血液一般检查"。

二、血小板聚集试验

【参考区间】血小板最大聚集率：

（1）ADP 50%～79%（3.0μmol/L），ADP＞60%（10.0μmol/L）。

（2）胶原（COL）为 52%～91%（3mg/L）。

（3）肾上腺素（EPI）为 50.0%～85.6%（0.4mg/L）。

（4）花生四烯酸（AA）最大聚集率为 56%～82%（20mg/L）。

（5）瑞斯托霉素（RIS）为 58%～76%（1.5g/L）。

【临床意义】

1．血小板聚集率减低

（1）遗传性血小板功能缺陷：①血小板无力症：ADP、胶原和 AA 诱导的血小板聚集减低和不聚集，RIS 诱导的血小板聚集正常。②巨大血小板综合征：ADP、胶原和 AA 诱导的血小板聚集正常，但 RIS 诱导的血小板减低和不聚集。③血小板储存池缺陷症：致密颗粒缺陷时，ADP 诱导的聚集常减低；胶原和 AA 诱导的血小板聚集正常；α 颗粒缺陷时，血小板聚集均正常。④血小板花生四烯酸代谢缺陷：ADP 诱导的聚集常减低，胶原和 AA 不能诱导的血小板聚集，RIS 诱导正常。

（2）获得性血小板功能缺陷：尿毒症、肝硬化、维生素 B_{12} 缺乏、异常球蛋白血症、部分急性白血病、骨髓增生异常综合征、低（无）纤维蛋白原血症，血小板聚集功能减低。

（3）药物影响：如抗血小板药物治疗可显著抑制血小板聚集功能。

2．血小板聚集率升高　高凝状态和血栓性疾病，如急性心肌梗死、心绞痛、高血压病、高脂血症、糖尿病、脑血管疾病、深静脉血栓形成、人工瓣膜、口服避孕药、吸烟等。

【注意事项】送标本时检验单上必须标明使用哪种抗血小板药物。

三、11-去氢-血栓烷 B_2 测定

【参考区间】ELISA 法：28.2～124.4ng/L。

【临床意义】

1．升高　见于血栓前状态和血栓性疾病，如糖尿病、动脉粥样硬化、心绞痛、急性心肌梗死、妊娠高血压综合征、深静脉血栓形成、肺梗死、肾病综合征、高脂血症、大手术后等。

2．减低　见于服用阿司匹林等非甾体抗炎药或血小板环氧酶缺乏症患者。

四、血小板相关免疫球蛋白测定

【参考区间】流式细胞仪：PAIgA 0.6%～2.2%；PAIgG 0.8%～2.1%；PAIgM

0.8%～2.1%。

【临床意义】

（1）血小板相关免疫球蛋白（PAIg）是诊断原发性免疫性血小板减少性紫癜（ITP）的指标之一，ITP 患者 PAIgG+PAIgM 阳性率可达 70%～90%。

（2）继发性免疫性血小板减少，如同种免疫性血小板减少性紫癜（多次输血后紫癜）、药物免疫性血小板减少性紫癜、系统性红斑狼疮、慢性活动性肝炎、恶性淋巴瘤、多发性骨髓瘤等也可升高。

（3）药物治疗监测：激素治疗、静脉免疫球蛋白治疗、CD20 单克隆抗体治疗，治疗前后均应对血小板抗体进行监测。

五、血小板表面 GP I b 和 GPIX 测定

【参考区间】流式细胞仪：GP I b（CD42b）和 GPIX（CD42a）均为 95%～99%。

【临床意义】血小板表面 GP I b 和 GPIX 测定可诊断巨大血小板综合征（BSS），BSS 患者血小板膜糖蛋白 GP I b 和 GPIX 含量减少或缺乏，血小板不能黏附于内皮细胞，不能结合 vWF，瑞斯托霉素也不能使血小板聚集，从而出现止血功能障碍。

六、血小板表面 GP II b 和 GPIIIa 测定

【参考区间】流式细胞仪：GP II b（CD41）和 GPIIIa（CD61）均为 95%～99%。

【临床意义】血小板无力症（GT）患者血小板膜糖蛋白 GP II b/IIIa 含量减少或缺乏甚至产生质的异常，致使血小板在 ADP、胶原和凝血酶等刺激下也不能聚集，从而出现止血功能障碍。

七、血小板表面 GP II b/GPIIIa 复合物和 GMP140 测定

【参考区间】流式细胞仪：血小板 GP II b/GPIIIa 复合物和 GMP140 不表达。

【临床意义】血小板 GP II b/GP IIIa 复合物和 GMP140 是血小板活化的特异性分子标志物，用于判断血小板活化状态。当机体由于血栓前状态、血栓性疾病及心肺手术等疾病引起血小板活化时，血小板表面 GP II b/GP IIIa 复合物和 GMP140 升高。

八、血小板特异性自身抗体测定

【参考区间】MAIPA 法：阴性。

【临床意义】

（1）抗血小板膜糖蛋白 GP Ⅱ b/GP Ⅲ a、GP Ib/Ⅸ、GP Ⅳ、GP Ⅰ a/Ⅱ a 自身抗体对诊断 ITP 有较高的特异性，且敏感性和特异性都高于血小板相关抗体测定。血小板特异性自身抗体测定可以是一种或几种抗体同时阳性。ITP 患者总阳性率为 50%～70%。

（2）在 ITP 治疗过程中，尤其是对抗 GP Ⅱ b/GP Ⅲ a 自身抗体进行监测，治疗有效时抗体下降，完全治愈时抗体可呈阴性。可作为 ITP 疗效和预后的评价指标。

（3）某些类型的输血后血小板减少性紫癜、新生儿紫癜、药物引起的免疫性血小板减少性紫癜也可查到自身抗体。

九、血清抗心磷脂抗体测定

抗心磷脂抗体（ACA）阳性者血小板减少发生率明显高于阴性者，以 IgG 型抗心磷脂抗体多见，且与血小板减少程度呈正相关。详见第 15 章"血清抗心磷脂抗体测定"。

第三节　凝血功能检查

一、活化凝血时间测定

【参考区间】凝固法：68.4～123 秒（1.14～2.05 分钟）。

【临床意义】活化凝血时间（ACT）是内源性凝血系统较敏感的筛选试验之一，也是监护体外循环肝素用量的较好常用指标之一。在肝素化后使 ACT 保持在 360～450 秒为宜，在肝素中和后 ACT 应小于 130 秒。

二、血浆凝血酶原时间测定

【参考区间】血浆凝固法：

（1）凝血酶原时间（PT）为 11～14 秒，超过正常对照 3 秒为延长。

（2）凝血酶原时间比值（PTR）为 0.8～1.15。

（3）国际标准化凝血酶原时间比值（INR）为 0.8～1.2。

【临床意义】 PT 为外源性凝血系统的一项有价值的筛选试验。

（1）PT 延长：①见于先天性因子Ⅱ、Ⅴ、Ⅶ、Ⅹ缺乏症和低（无）纤维蛋白原血症。②获得性凝血因子缺乏，如严重肝病、维生素 K 缺乏症、肠道灭菌综合征、纤溶亢进、DIC 后期、口服抗凝剂和病理性抗凝物增多时。急慢性肝脏疾病，PT 的延长与肝病的严重程度相一致，当 PT 超过正常对照 4～6 秒时已表示严重的肝脏损害。

（2）PT 缩短：血液高凝状态，DIC 早期、心肌梗死、脑血栓形成、静脉血栓、多发性骨髓瘤等。

（3）WHO 推荐 INR 为口服抗凝药（华法林）治疗首选监测指标，INR 维持在 2.0～3.0，一般不超过 3.0，INR 小于 1.5 提示抗凝治疗无效。

三、活化部分凝血活酶时间测定

【参考区间】 血浆凝固法：26～36 秒，受检者的测定值较正常对照值延长超过 10 秒以上，才有病理意义。

【临床意义】 活化部分凝血活酶时间（APTT）为内源性凝血系统的一项有价值的筛选试验。APTT 为监测普通肝素抗凝治疗的首选指标。

1. APTT 延长

（1）主要是因子Ⅷ（血友病 A）和因子Ⅸ（血友病 B）缺乏，其次是因子Ⅺ缺乏。因此，其可作为血友病筛查试验。

（2）严重的凝血酶原、因子Ⅴ、因子Ⅹ和纤维蛋白原缺乏，如肝脏疾病、阻塞性黄疸、新生儿出血症、肠道灭菌综合征、吸收不良综合征、低（无）纤维蛋白血症等。

（3）纤维蛋白溶解活力增强，如原发性、继发性纤维蛋白溶解功能亢进等。

（4）血液循环中抗凝物质增多，如狼疮抗凝物、抗Ⅷ因子抗体、抗Ⅸ因子抗体等。

可以通过 APTT 延长的纠正试验，初步筛查凝血因子缺乏或抗凝物的存在。

2. APTT 缩短　见于高凝状态、血栓性疾病。

3. 标本采集不当　采血量不足、输液侧采血、静脉留置针采血等使 APTT 延长；采血量过多则 APTT 缩短。

四、APTT、PT 筛选试验的结果评估

1. **APTT 延长，而 PT 正常** 提示内源性凝血激活途径的凝血因子有缺陷，主要是因子Ⅷ（血友病 A）和因子Ⅸ（血友病 B）缺乏，其次是因子Ⅺ缺乏。偶尔可见血循环中有抗因子Ⅷ或抗因子Ⅸ抗体存在。

2. **PT 延长，而 APTT 正常** 提示外源性凝血系统有一个或几个凝血因子（因子Ⅱ、因子Ⅴ、因子Ⅶ、因子Ⅹ）缺乏或血循环中有抗凝物质存在。

3. **APTT 和 PT 均延长** 提示有纤维蛋白原缺乏、血循环中有类肝素抗凝物质、应用抗凝药物、纤溶活性增强和狼疮样抗凝物质存在。

五、单个凝血因子活性测定

【参考区间】一期法：因子Ⅱ：C（97.7±16.7）%；因子Ⅴ：C（102±30.9）%；因子Ⅶ：C（103±17.3）%；因子Ⅹ：C（103±19）%；因子Ⅷ：C（103±25.7）%；因子Ⅸ：C（98.1±30.4）%；因子Ⅺ：C（100±18.4）%；因子Ⅻ：C（92.4±20.7）%。

【临床意义】

1. 血浆凝血因子减低

（1）因子Ⅷ：C 减低见于血友病 A，其次见于血管性血友病、弥散性血管内凝血（DIC）等。

（2）因子Ⅸ：C 减低见于血友病 B，其次见于肝脏疾病、维生素 K 缺乏、DIC、口服抗凝药和抗因子Ⅸ抗体存在等。

（3）因子Ⅺ：C 减低可见于先天性因子Ⅺ缺乏、维生素 K 缺乏、DIC 和抗因子Ⅺ抗体存在等。

（4）因子Ⅻ：C 减低可见于先天性因子Ⅻ缺乏、DIC、肝脏疾病等。

（5）因子Ⅱ：C、因子Ⅴ：C、因子Ⅶ：C、因子Ⅹ：C 减低，见于先天性凝血因子缺乏，但较少见；获得性减低见于维生素 K 缺乏、肝脏疾病（最先和最多减少的是因子Ⅶ、其次是因子Ⅱ和因子Ⅹ）、DIC 和口服抗凝药及血液中存在抗凝物质等。

2. 血浆凝血因子升高 见于血液高凝状态和血栓性疾病，如深部静脉血栓形成、肺栓塞、肾病综合征、妊娠高血压综合征、恶性肿瘤等。肝脏疾病时因子Ⅷ：C 升高。

六、血浆纤维蛋白原测定

【参考区间】凝血酶法：2.0～4.0g/L。

【临床意义】

1. 纤维蛋白原（Fg）升高　糖尿病、心肌梗死、急性传染病、肾病综合征、急性肾小球肾炎、尿毒症、风湿热、风湿性关节炎、急性感染、脑血栓、血栓性静脉炎、妊娠高血压、烧伤、休克、外科大手术后、恶性肿瘤等。

2. 纤维蛋白原减低　肝硬化、重症肝炎、DIC、原发性纤维蛋白原缺乏症、原发性纤溶亢进等。

第四节　抗凝及纤溶功能检查

一、血浆抗凝血酶活性测定

【参考区间】发色底物法：83%～128%。

【临床意义】血浆抗凝血酶（AT）是血液抗凝系统的重要成分之一，其合成部位主要在肝脏，主要起灭活凝血酶和 F X a 的作用，血浆中 75% 的抗凝作用由 AT 发挥。生理作用是防止凝血过度、血栓形成。AT 减低易发生于血栓性疾病，特别是静脉血栓性疾病。肝素作用于 AT，可使 AT 的抗凝血酶作用增强 1000 倍。

1. 病理性减低

（1）遗传性 AT 缺陷：通常可产生反复性、家族性深部静脉血栓症。

（2）获得性 AT 减低：肝硬化、重症肝炎、肝癌晚期、急性肝衰竭时合成减少；肾病综合征致排泄丢失；DIC、先兆子痫、静脉血栓、脓毒血症等使 AT 消耗增多。因此，AT 减少可作为 DIC 的诊断指标。

（3）肝素治疗初期，AT 活性可减低 20%～30%。

2. 升高　口服抗凝药物后，AT 活性升高，停药后即可恢复正常。

二、血浆凝血酶-抗凝血酶复合物测定

【参考区间】ELISA 法：1.05～1.85μg/L。

【临床意义】血浆凝血酶-抗凝血酶复合物（TAT）升高见于血栓前状态和血栓性疾病，如 90% 以上的 DIC、深静脉血栓、急性心肌梗死、脑血栓、肺梗死、急性白血病、肾病综合征及一些恶性肿瘤等。

三、血浆蛋白 C 测定

【参考区间】发色底物法：70%～140%。

【临床意义】血浆蛋白 C（PC）是一种由肝脏合成的双链糖蛋白，是维生素 K 依赖性抗凝蛋白，其主要作用是抑制血液凝固。①减低见于先天性蛋白 C 缺陷，患者易出现静脉血栓，尤其是年轻人；②获得性蛋白 C 缺乏，见于 DIC、肝功能障碍、维生素 K 缺乏症、口服华法林抗凝药物等。

四、血浆蛋白 S 测定

【参考区间】凝固法：65%～140%。

【临床意义】血浆蛋白 S（PS）是一种维生素 K 依赖性酶原，由肝脏合成。PS 可辅助 PC 灭活凝血因子 Ⅴa 和凝血因子 Ⅷa，抑制血液凝固。①减低：可见于先天性 PS 缺陷，患者常易伴发深静脉血栓；②获得性 PS 减低：见于肝功能障碍、维生素 K 缺乏症、口服华法林抗凝药等。

五、狼疮抗凝物测定

【参考区间】蛇毒试验：标准化狼疮抗凝物比值（NLR），正常人 <1.2，>2 为强阳性，1.5～2 为中度阳性，1.2～1.5 为弱阳性。

【临床意义】狼疮抗凝物（LAC）是一种能延长凝血时间的抗体，它同凝血酶原复合物中的磷脂成分结合而抑制血凝。其见于自身免疫性疾病（如 SLE）、病毒感染、复发性流产、多发性血栓形成和血小板减少症等。

六、血浆纤溶酶原活性（PLG：A）测定

【参考区间】发色底物法：75%～140%。

【临床意义】纤溶酶原主要在肝脏合成，被激活后变成纤溶酶，可以降解纤维蛋白原、纤维蛋白和多种凝血因子，起着对抗凝血和溶栓的生理作用。

1. 纤溶酶原活性减低　表明其激活物活性增强，见于原发性纤溶亢进症、继发性纤溶亢进症、先天性纤溶酶原缺乏症等；肝实质损害，如肝硬化等合成 PLG 减少；DIC、脓毒血症、溶栓治疗消耗增多等。

2. 病理性升高　表明纤溶酶原激活受阻，纤溶系统活性减弱。其常见于血栓前状态和血栓性疾病等。

七、组织型纤溶酶原激活剂测定

【参考区间】发色底物法：0.3～0.6U/ml。

【临床意义】

1. 升高　表明纤溶活性亢进，见于原发性和继发性纤溶亢进、DIC 等。

2. 减低　表明纤溶活性减低，见于血栓前状态和血栓病。

八、纤维蛋白（原）降解产物测定

【参考区间】免疫比浊法：1～5mg/L。

【临床意义】纤维蛋白（原）降解产物（FDP）主要反映纤维蛋白溶解功能。其升高见于：

（1）DIC 时，血浆 FDP 显著升高，常大于 20mg/L 或更高，其诊断的特异性和灵敏度可达 95%以上，是 DIC 的诊断指标之一。

（2）原发性纤维蛋白溶解功能亢进、深静脉血栓、肺栓塞、急性早幼粒细胞白血病、溶栓治疗等，血浆 FDP 显著升高，常大于 40mg/L 或更高。

（3）一些恶性肿瘤、肾脏疾病、肝脏疾病、创伤及外科手术可轻度升高，一般在 20～40mg/L。

九、D-二聚体测定

【参考区间】免疫比浊法：0～255μg/L。

【临床意义】D-二聚体（DD）是交联纤维蛋白被纤溶酶降解的特异性标志物之一，只有在血栓形成后才会在血浆中升高，它是诊断血栓形成的重要分子标志物及继发性纤溶的指标。

（1）排除静脉血栓栓塞性疾病：D-二聚体＜500μg/L 者可排除深静脉血栓，阴性预测值＞95%。D-二聚体＞500μg/L 者，应进一步做彩色多普勒超声探查，螺旋 CT 静脉造影（CTV 可同时检查腹部、盆腔和下肢深静脉情况）。静脉造影是DVT 诊断的金标准。

（2）肺栓塞：D-二聚体水平显著升高，且栓塞的面积及栓子的大小与 D-二聚体水平显著相关。D-二聚体＜500μg/L 者可排除急性肺栓塞。D-二聚体＞500μg/L 者，应做 CT 肺动脉造影（CTPA）或磁共振肺动造影等确诊。

（3）DIC 的诊断与治疗监测：其敏感性和特异性显著高于血小板计数、纤维蛋白原定量、FDP、3P 等筛选检测试验。FDP 和 D-二聚体联合测定可提高 DIC 诊断的灵敏度和特异性（＞95%以上），尤其对早期 DIC 的诊断更有意义。

（4）肿瘤患者 90%以上 D-二聚体水平升高，恶性肿瘤显著高于良性肿瘤，对患者是否伴有血栓和 DIC 的诊断，具有十分重要的参考价值。在排除血栓性疾病和肝脏疾病的情况下，D-二聚体显著升高应怀疑肿瘤的可能。白血病时，D-二聚体可以达到 5000μg/L，化学治疗或放射治疗后，D-二聚体水平可以达到 20 000μg/L 或更高。

（5）溶栓治疗的监测：急性脑梗死溶栓治疗有效后，血浆 D-二聚体在 4～6 小时升高至溶栓前的 2～3 倍，FDP 升高 10～13 倍，以后逐渐下降，到 7 天时血浆 D-二聚体一般低于溶栓前水平。但 FDP 仍比溶栓前高 5 倍左右，可见血浆 D-二聚体监测溶栓治疗比 FDP 更有意义。

（6）肝脏疾病患者血浆中 D-二聚体含量明显升高。

（7）冠心病、急性心肌梗死、脑血栓、肾病综合征、妊娠后期 D-二聚体升高。动脉血栓 D-二聚体升高不如静脉血栓显著。

（8）血栓性血小板减少性紫癜、过敏性紫癜急性期、创伤性骨折、外科手术后、腹腔内大出血、肌肉血肿、严重感染、脓毒血症、结节病等，也可见 D-二聚体含量升高。

十、血浆凝血酶时间测定

【参考区间】血浆凝固法：16～18 秒，超过正常对照值 3 秒以上为延长。

【临床意义】

（1）凝血酶时间（TT）延长：血液中有抗凝血酶物质。

1）血浆中肝素增多或类肝素抗凝物存在，纤维蛋白（原）降解产物 FDP 增多，TT 显著延长。

2）先天性如低（无）纤维蛋白原血症、纤维蛋白原结构异常症等；后天性如肝硬化、弥散性血管内凝血等。

（2）凝血酶时间缩短一般无临床意义。

十一、原发性纤溶亢进与继发性纤溶亢进的鉴别诊断

1. 纤溶活性正常　FDP 和 DD 均正常：表示纤溶活性正常，表明临床的出血症状与原发性纤溶和继发性纤溶无关。

2. 原发性纤溶亢进　FDP 阳性，DD 阴性：表示只有纤维蛋白原被降解，而纤维蛋白未被降解。

3. 继发性纤溶亢进　FDP 和 DD 均阳性：表示纤维蛋白原和纤维蛋白同时被降解，如 DIC 和溶栓治疗。

十二、弥散性血管内凝血试验诊断

（一）弥散性血管内凝血（DIC）诊断标准

（1）存在易于引起 DIC 基础疾病，如感染、恶性肿瘤、病理产科、大型手术及创伤等。

（2）有下列两项以上临床表现：①多发性出血倾向；②不易以原发病解释的微循环衰竭或休克；③多发性微血管栓塞症状、体征，如皮肤、皮下、黏膜栓塞坏死及早期出现的肾、肺、脑等脏器功能不全；④抗凝治疗有效。

（3）实验室检查标准：诊断需同时有下列三项以上异常。

1）血小板计数$<100\times10^9$/L 或进行性下降（肝病、白血病时血小板计数$<50\times10^9$/L）。

2）血浆纤维蛋白原含量<1.5g/L 或进行性下降，或>4g/L（白血病及其他恶性肿瘤<1.8g/L，肝病<1.0g/L）。

3）血浆 D-二聚体水平较正常高值升高 4 倍以上，3P 试验阳性或血浆 FDP>20mg/L（肝病 FDP>60mg/L）。

4）凝血酶原时间（PT）缩短或延长 3 秒以上或呈动态变化（肝病时延长 5 秒以上），或 APTT 缩短或延长 10 秒以上。

（4）疑难或特殊病例有下列一项以上异常。

1）血浆纤溶酶原含量及活性减低。

2）血浆抗凝血酶活性$<60\%$及 vWF 水平减低（肝病不适用）。

3）血浆凝血因子Ⅷ：C 活性低于 50%。

4）血浆凝血酶-抗凝血酶复合物（TAT）血浆凝血酶原碎片 1+2（F_{1+2}）升高。

5）血浆纤溶酶-抗纤溶酶抑制复合物（PIC）浓度升高。

6）血（尿）纤维蛋白肽 A（FPA）水平升高。

（二）弥散性血管内凝血（DIC）积分诊断

1. 显性 DIC 诊断

（1）危险性评估：若存在易致 DIC 的原发性疾病记 2 分。①感染性疾病，占 DIC 发病数的 31%～43%，尤其是革兰阴性细菌感染（如脑膜炎双球菌、大肠埃希菌、铜绿假单胞菌等）；②恶性肿瘤与白血病，占 DIC 发病数的 24%～34%；③病理产科占 DIC 发病数的 4%～12%，如羊水栓塞、胎盘早剥、感染性流产、妊娠高血压综合征等；④外科手术及创伤，占 DIC 发病数的 1%～5%。

（2）计分标准：①血小板计数（$\times10^9$/L），<100 为 1 分，<50 为 2 分；

②纤维蛋白相关标志物（D-D/FDP），中度升高 2 分，重度升高 3 分；③凝血酶原时间延长 3～6 秒为 1 分，延长＞6 秒为 2 分；④纤维蛋白原＜1.0g 为 1 分。

（3）累计积分诊断：≥5 分符合显性 DIC，每天重复检测计分，以观察动态变化。如结果累计＜5 分（一般应≥2 分）提示非显性 DIC。

2. 非显性（代偿性）DIC 诊断

（1）危险性评估：若存在易致 DIC 的原发性疾病记 2 分。

（2）计分标准：①血小板计数（×10^9/L）：＜100 为 1 分，随后检测上升为 -1 分，稳定为 0 分，进行性下降+1 分。②PT：延长＞3 秒为+1 分，随后检测 PT，缩短为-1 分，稳定为 0 分，进行性延长为+1 分。③纤维蛋白相关标志物（D-D/FDP），增高+1 分，随后检测减低为-1 分，稳定为 0 分，进行性升高为+1 分。④特殊检测标准：抗凝血酶（AT）正常为-1 分，减低为-1 分。蛋白 C 正常为-1 分，减低为-1 分。血浆凝血酶-抗凝血酶复合物（TAT），正常为-1 分，升高为+1 分。

（3）累计积分诊断可判断病情进展情况。

十三、抗栓治疗与溶栓治疗的实验室监测

临床上常用抗凝血药以预防血栓形成，也用溶栓药以溶解治疗血栓。但是，这些药物应用过量会造成出血，用量不足又达不到预期治疗效果。因此，在应用这些药物的过程中，必须做实验室监测。

（一）普通肝素（uFH）抗凝治疗的监测

普通肝素出血发生率为 7%～10%，血小板减少发生率为 0～5%，一般小剂量肝素可以不监测，中等剂量肝素和大剂量肝素必须监测，APTT 为首选监测指标，也可选用血浆肝素浓度进行测定。

（1）使用肝素治疗前检查 APTT、AT 和血小板等。

（2）肝素必须与抗凝血酶结合才会发挥抗凝血作用，故在应用肝素前需测定抗凝血酶活性。使其维持在 80%～120%，若低于 70%，肝素抗凝血效果减低；低于 50%，肝素效果明显减低；低于 30%，肝素便失去抗凝血作用。因此，在应用肝素的全过程中，务必使 AT 活性维持在 80%以上，＜70%则需要及时补充新鲜冰冻血浆或抗凝血酶制剂。

（3）在开始使用肝素治疗后 3 小时测定 APTT，最初 24 小时内，每 3 小时检测 APTT 1 次，根据 APTT 值调整肝素用量。每次调整剂量后 3 小时测定 APTT 值，使 APTT 尽快达到并应保持在正常对照的 1.5～2.5 倍（50～70 秒），治疗达到稳定后每天测 1 次 APTT。

（4）可采用血浆肝素浓度检测，血浆肝素浓度维持在 200～500U/L（0.2～0.5U/ml）。

（5）血小板计数：部分患者应用肝素后可出现肝素诱导的免疫性血小板减少。使用肝素治疗第 1 周每 2 天复查血小板 1 次，第 2 周起每 4 天复查血小板 1 次。若出现血小板迅速或持续减低 30%以上，或血小板低于 $50×10^9/L$ 应停用肝素。

（6）活化的凝血时间（ACT）监测：体外循环或透析过程中需应用较大剂量肝素（>10U/ml），此时由于 APTT 不能反映体内肝素的安全水平，应选择 ACT，ACT 的参考区间为 75～125 秒。体外循环治疗时，ACT 测定值为 360～450 秒较为安全有效；>500 秒或有明显出血时可用硫酸鱼精蛋白中和肝素进行对抗治疗，每 1mg 鱼精蛋白可拮抗 100U 肝素。

（二）低分子量肝素（LMWH）抗凝治疗的监测

（1）对临床情况稳定，无并发症的患者，根据体重常规皮下注射给药时每次 100U/kg 体重，皮下注射 1～2 次/天，不需要监测。但使用较大剂量时测定抗Ⅹa 因子活性监测。

（2）低分子量肝素必须与抗凝血酶结合才会发挥抗凝血作用，故在应用肝素前需测定抗凝血酶活性，使其维持在 80%～120%，若低于 70%，肝素抗凝血效果减低；低于 50%，肝素效果明显减低；低于 30%，肝素便失去抗凝血作用。因此，在应用肝素的全过程中，务必使 AT 活性维持在 80%以上，<70%则需要及时补充新鲜冷冻血浆或抗凝血酶制剂。

（3）低分子量肝素通过肾脏排泄，对肾功能不全的患者（肌酐清除率<30ml/min）最好使用普通肝素。需谨慎使用低分子量肝素，并应根据抗Ⅹa 因子活性来调整剂量。

（4）血小板减少发生率较普通肝素低，可在疗程大于 7 天时每隔 2～3 天检查血小板计数。若血小板低于 $50×10^9/L$ 需停药。

（三）口服抗凝药抗凝治疗的监测

口服抗凝药治疗的安全窗口窄，口服抗凝药华法林的个体剂量差异性大，出血发生率为 7.1%～20.5%。

（1）WHO 推荐用血浆国际标准化凝血酶原时间比值（INR）为口服抗凝药治疗首选监测指标。INR 维持在 2.0～3.0，一般不超过 3.0。INR<1.5 提示抗凝无效。

（2）用药前常规测定 INR，用药后第 3 天再次测定，如果 INR 在 1.5 以下，应增加华法林 0.5mg/d，第 7 天后连续 2 次测定 INR 达到 2.0～3.0 后，每 4 周查 1

次 INR。如果 INR 过高或过低，应查找原因，如果 INR 一直很稳定，偶尔出现 INR 升高的情况，只要 INR 不超过 3.4～4.0，可以暂时不调整剂量，3～7 天后再复查，并根据 INR 结果调整华法林剂量。

（3）华法林或敌鼠钠中毒出血者，输冷沉淀凝血因子或新鲜冷冻血浆补充凝血因子，同时给予大剂量维生素 K 输注。

（四）溶栓治疗的监测

溶栓疗法主要并发症是出血，轻度出血的发生率为 5%～30%，重度出血为 1%～2%，最严重的并发症是颅内出血。溶栓治疗常选用纤维蛋白原（Fg）、纤维蛋白原降解产物（FDP）、凝血酶时间（TT）作为实验室监测指标。

（1）Fg 为溶栓治疗首选监测指标，目前认为 Fg 降至 1.2～1.5g/L 为适宜。其含量＜1.0g/L 为危险指标，提示可能会发生出血，此时可根据病情调整溶栓剂用量或适当补充纤维蛋白原或新鲜冰冻血浆。

（2）纤维蛋白原降解产物（FDP）维持在 300～400mg/L。

（3）TT 维持在正常对照值 1.5～2.5 倍（25～40 秒）。

（五）抗血小板治疗的监测

常用抗血小板药物包括阿司匹林、氯吡格雷、双嘧达莫、阿昔单抗等。由于不同个体对抗血小板药物存在差异；低反应性治疗无效，存在高血栓风险；反应过度患者，存在出血风险。治疗过程中应监测血小板计数和血小板聚集试验（PAgT）。

（1）用药后血小板计数不低于 50×10^9/L，过低易出血。

（2）血小板聚集试验（PAgT）：在服药物治疗期间，要求血小板聚集率降至患者服药前的 40%～50% 为宜，过低容易发生出血。

（3）在开始用药的 1～2 周，需每周检测 PAgT 和血小板计数各 1～2 次，待进入稳定期后改为每 2～4 周检测 1 次。

（六）降纤药物治疗的监测

临床上使用降纤药物，选用纤维蛋白原为监测指标，使纤维蛋白原维持在 1.0～1.5g/L，血小板计数维持在（50～60）$\times 10^9$/L 为宜。

（七）使用中草药的监测

（1）大多数活血化瘀中草药有影响凝血和血小板数量与质量的作用，使用前后应检测凝血功能和血小板计数。

（2）穿琥宁注射液有减低血小板的不良反应，使用过程中应监测血小板计数。穿琥宁减低血小板作用是可逆的，停药后血小板可逐步恢复正常。

第 **6** 章
血液流变学检查

血液流变学是专门研究血液流动性及红细胞变形性和聚集性变化规律的学科，在血栓前状态和血栓性疾病的诊断、治疗和预防中起着重要作用。

一、血流变检查的适应证

（1）心脑血管疾病，如动脉粥样硬化症、高血压、冠心病、心绞痛、心肌梗死、肺心病、脑血栓、妊娠高血压综合征、周围血管病、高黏滞综合征。

（2）代谢性疾病：糖尿病、高脂血症、高纤维蛋白血症。

（3）原发性和继发性红细胞增多症、高球蛋白血症、原发性和继发性血小板增多症、白血病、多发性骨髓瘤、肿瘤。

（4）自身免疫性疾病：系统性红斑狼疮、干燥综合征、类风湿关节炎等。

（5）中医的血瘀症，活血化瘀药物治疗的疗效观察指标。

（6）正常或亚健康人群：如工作压力大、心理失衡、营养过剩或不良、生活不规律的群体及 30 岁以上的健康人群。

二、血流变检查注意事项

（1）采血前的准备：采血前一晚素食，停服各类药物，晚上安静休息，避免紧张，一般早晨空腹采血。对于腹泻、应用减肥类药物的患者，应在腹泻愈后 3 天，停用减肥药后 3 天再采血。

（2）血标本处理：实验室温度应控制在 25℃左右，血液自离体后 20 分钟至 4 小时内检测完毕，存放时间过长会造成血液黏度测量结果偏高。

（3）全血黏度升高是由多种原因造成的，做血流变的同时，应做血常规、血脂、血糖、血凝、血浆蛋白测定，以便对全血黏度升高的原因进行综合分析，以方便诊断治疗。

三、全血黏度测定

【参考区间】锥板式黏度计：单位为 mPa·s，s=秒。

全血低切黏度 1(1/秒)	男性：17.63～21.35，	女性：13.79～17.91。
全血低切黏度 5(5/秒)	男性：8.31～9.95，	女性：6.81～8.53。
全血中切黏度 30(30/秒)	男性：5.18～5.94，	女性：4.29～5.45。
全血高切黏度 200（200/秒）	男性：3.53～4.65，	女性：3.36～4.32。
全血低切还原黏度	男性：33.93～50.87，	女性：28.42～48.31。
全血高切还原黏度	男性：5.16～9.12，	女性：5.24～9.48。

【临床意义】全血黏度是反映血液流变学基本特征的参数，也是反映血液黏滞程度的重要指标。影响全血黏度的主要因素有红细胞数量、红细胞大小形态、血细胞比容、红细胞聚集性、红细胞变形性及血浆黏度等；其次是血液 pH、温度、血氧浓度等。根据切变率的不同，一般分为高切黏度、中切黏度、低切黏度。高切变率下的全血黏度反映红细胞的变形性，低切变率下的全血黏度反映红细胞的聚集性。

（一）全血低切黏度与全血低切还原黏度

1. 全血低切黏度　是指血液在低切变率（低速流动）时所表现的流动性大小，全血低切黏度反映红细胞的聚集性。全血低切黏度升高的直接原因是：①红细胞聚集性增加；②红细胞增多，血细胞比容增大。

2. 全血低切还原黏度　通过公式计算排除了血细胞比容、红细胞数量对全血低切黏度的影响，比全血低切黏度更客观真实地反映了红细胞的聚集性。

3. 影响红细胞聚集性的因素　正常红细胞表面带有负电荷，它们之间的相互排斥使红细胞在血浆中处于悬浮状态而不发生聚集、沉淀。当血浆中纤维蛋白原、球蛋白、胆固醇等带正电荷物质浓度升高或红细胞表面负电荷减低时，红细胞相互之间的静电排斥力减少，以及血浆中带正电荷物质的桥接作用使红细胞之间聚集性增大，红细胞容易聚集成堆或形成"缗钱状"，红细胞沉降率增快，血液黏度升高，导致血流阻力增大，血液流动性减弱，微循环障碍，组织或器官缺血、缺氧。血液黏度升高，处于高凝状态，易导致血栓形成，发生脑血栓、心肌梗死的危险性增大。

4. 红细胞聚集性升高常见病因　①冠心病、急性心肌梗死、脑血栓、血栓闭塞性脉管炎、糖尿病、肾病、高脂血症、创伤、肺梗死、恶性肿瘤等；②巨球蛋白血症、多发性骨髓瘤、结缔组织性疾病（类风湿关节炎、系统性红斑狼疮、干燥综合征等）、自身免疫性肝病等；③急性或慢性感染、风湿热、急性感染性心内膜炎、黑热病、结核病等。

5. 红细胞聚集性升高血流变典型表现　全血低切黏度（1/秒）↑，全血低切黏度（5/秒）↑，全血低切还原黏度升高（必备条件）；红细胞沉降率↑，红细胞沉降率方程 K 值↑。冠心病患者血流变情况见表 6-1；糖尿病患者血脂↑、纤维蛋白原↑、糖化血红蛋白↑，血流变情况见表 6-2。

表 6-1　冠心病患者血流变检验报告单

序号	项目	测定值	提示	单位	参考区间（女性）
1	血浆黏度	1.45		mPa·s	1.26～1.70
2	全血低切黏度：1(1/秒)	23.74	↑	mPa·s	13.79～17.91
3	全血低切黏度：5(5/秒)	10.81	↑	mPa·s	6.81～8.53
4	全血中切黏度：30(30/秒)	6.39	↑	mPa·s	4.29～5.45
5	全血高切黏度：200(200/秒)	5.81	↑	mPa·s	3.36～4.32
6	红细胞沉降率	41.0	↑	mm/h	0～20
7	血细胞比容	0.37		L/L	0.35～0.45
8	全血高切相对指数	3.37			1.97～3.42
9	全血低切相对指数	16.42	↑		8.11～14.11
10	红细胞沉降率方程 K 值	112.6	↑		0～80
11	红细胞聚集指数	4.87			3.19～5.53
12	全血低切还原黏度	60.25	↑	mPa·s	28.42～48.31
13	全血高切还原黏度	9.26		mPa·s	5.24～9.48
14	红细胞变形指数	1.04			0.53～1.11
15	红细胞刚性指数	6.41			2.16～6.93

注：↑.升高；↓.减低。

表 6-2　糖尿病患者血流变检验报告单

序号	项目	测定值	提示	单位	参考区间（女性）
1	血浆黏度	1.81	↑	mPa·s	1.26～1.70
2	全血低切黏度：1(1/秒)	32.35	↑	mPa·s	13.79～17.91
3	全血低切黏度：5(5/秒)	14.09	↑	mPa·s	6.81～8.53
4	全血中切黏度：30(30/秒)	8.00	↑	mPa·s	4.29～5.45
5	全血高切黏度：200(200/秒)	7.21	↑	mPa·s	3.36～4.32
6	红细胞沉降率	108.0	↑	mm/h	0～20
7	血细胞比容	0.35		L/L	0.35～0.45
8	全血高切相对指数	3.29			1.97～3.42

序号	项目	测定值	提示	单位	参考区间（女性）
9	全血低切相对指数	17.9	↑		8.11～14.11
10	红细胞沉降率方程 K 值	270.1	↑		0～80
11	红细胞聚集指数	5.45			3.19～5.53
12	全血低切还原黏度	87.26	↑	mPa·s	28.42～48.31
13	全血高切还原黏度	11.81		mPa·s	5.24～9.48
14	红细胞变形指数	1.08			0.53～1.11
15	红细胞刚性指数	6.53			2.16～6.93

注：↑. 升高；↓. 减低。

（二）全血高切黏度与全血高切还原黏度

1. 全血高切黏度　是指血液在高切变率（高速流动）时所表现的流动性大小，反映红细胞的变形性。红细胞变形性是指红细胞在流动过程中利用自身的变形通过比自己直径小的毛细血管的能力，也称红细胞的变形能力。全血高切黏度升高的直接原因是：①红细胞变形性差；②红细胞增多，血细胞比容增大。

2. 全血高切还原黏度　通过公式计算排除了血细胞比容对全血高切黏度的影响，比高切黏度更客观真实地反映红细胞的变形性。

3. 影响红细胞变形性的因素　①红细胞膜的黏弹性：红细胞膜主要由脂质双层和骨架蛋白构成，当红细胞膜的组成和结构发生变化时，可影响红细胞变形性，如红细胞膜胆固醇增多。②红细胞的大小和形态：红细胞平均体积（MCV）越大，全血还原黏度越大；球形红细胞、椭圆形红细胞、靶形红细胞、刺形红细胞、镰形红细胞、口形红细胞等变形能力下降。③红细胞的胞质黏度：当红细胞平均血红蛋白浓度升高，特别是异常血红蛋白增加时，细胞的变形性减低（如糖尿病糖化血红蛋白升高）。红细胞变形性差，增加了红细胞通过毛细血管的摩擦力，血液黏度升高，导致血流阻力增大，血液流动性减弱，微循环障碍，组织或器官缺血、缺氧。血液黏度升高，血液处于高凝状态，易导致血栓形成，发生脑血栓、心肌梗死的危险性增大。

4. 红细胞变形性差常见原因　缺氧、发热、感染、内毒素、酸中毒、酒精中毒、高血压、冠心病、糖尿病、急性心肌梗死、脑血栓、高脂血症、肺心病、肝硬化、恶性肿瘤、肾衰竭、周围血管病、雷诺综合征、休克、球形红细胞增多症、椭圆形红细胞增多症、股骨头坏死等。

5. 红细胞变形性差典型的血流变表现　全血高切黏度（200/秒）升高，全血高切还原黏度升高（必备条件），骨质疏松症患者红细胞体积增大引起血黏度升高，见表 6-3、表 6-4。

表 6-3　红细胞体积增大患者血常规检验报告单

序号	项目	测定值	提示	单位	参考区间（女性）
1	白细胞计数（WBC）	7.5		10^9/L	3.2～9.7
2	红细胞计数（RBC）	2.79	↓	10^{12}/L	3.5～5.0
3	血红蛋白量（HGB）	118.0		g/L	110～150
4	血细胞比容（HCT）	0.367		L/L	0.35～0.45
5	红细胞平均体积（MCV）	131.23	↑	fl	80～100
6	红细胞平均血红蛋白（MCH）	42.4	↑	pg	27～34
7	红细胞平均血红蛋白浓度（MCHC）	323		g/L	320～360
8	红细胞体积分布宽度（RDW）	17.0	↑	%	10～15
9	血小板计数（PLT）	180.0		10^9/L	101～320
10	血小板压积（PCT）	0.147		%	0.108～0.282
11	血小板平均体积（MCV）	8.2		fl	7～12.5
12	血小板体积分布宽度（PDW）	17.7	↑	%	9～17
13	中性粒细胞百分比（NE%）	71.3	↑	%	50～70
14	淋巴细胞百分比（LY%）	23.6		%	20～40
15	单核细胞百分比（MO%）	3.0		%	3～10
16	嗜酸性粒细胞百分比（EO%）	1.8		%	0.5～5.0
17	嗜碱性粒细胞百分比（BA%）	0.3		%	0～1
18	中性粒细胞计数（NE）	5.3		10^9/L	2～7

注：↑. 升高；↓. 减低。

表 6-4　红细胞体积增大患者血流变检验报告单

序号	项目	测定值	提示	单位	参考区间（女性）
1	血浆黏度	1.58		mPa·s	1.26～1.70
2	全血低切黏度：1(1/秒)	24.78	↑	mPa·s	13.79～17.91
3	全血低切黏度：5(5/秒)	12.36	↑	mPa·s	6.81～8.53
4	全血中切黏度：30(30/秒)	7.93	↑	mPa·s	4.29～5.45
5	全血高切黏度：200(200/秒)	7.33	↑	mPa·s	3.36～4.32
6	红细胞沉降率	80.0	↑	mm/h	0～20
7	血细胞比容	0.36		L/L	0.35～0.45
8	全血高切相对指数	4.03	↑		1.97～3.42
9	全血低切相对指数	15.73	↑		8.11～14.11
10	红细胞沉降率方程 K 值	212.2	↑		0～80
11	红细胞聚集指数	3.9			3.19～5.53
12	全血低切还原黏度	64.46	↑	mPa·s	28.42～48.31
13	全血高切还原黏度	13.26	↑	mPa·s	5.24～9.48
14	红细胞变形指数	1.19	↑		0.53～1.11
15	红细胞刚性指数	8.41	↑		2.16～6.93

注：↑. 升高；↓. 减低。

四、血细胞比容测定

【参考区间】男性：0.42～0.47L/L，女性：0.39～0.40L/L。

【临床意义】血细胞比容（红细胞压积）是指红细胞在血液中所占的容积比值，反映红细胞的多与少。是影响血液黏度的最主要因素，比积越高全血黏度越大；当血细胞比容在45%以下时，全血黏度增加的幅度较小；大于45%时，全血黏度随比容升高而成指数升高。

1. 升高　各种原因所致血液浓缩，如大量呕吐、腹泻、大面积烧伤后有大量创面渗出液等；真性红细胞增多症；继发性红细胞增多症，如肺心病、硅沉着病、法洛四联症、高山病等。

血流变典型表现为全血黏度全部指标升高：全血低切黏度（1/秒）↑，全血低切黏度（5/秒）↑，全血中切黏度（30/秒）↑，全血高切黏度（200/秒）↑。全血还原黏度不升高。血细胞比容升高引起全血黏度升高见表6-5。

表6-5　红细胞比容升高患者血流变检验报告单

序号	项目	测定值	提示	单位	参考区间（男性）
1	血浆黏度	1.38		mPa·s	1.26～1.66
2	全血低切黏度：1(1/秒)	27.98	↑	mPa·s	17.63～21.35
3	全血低切黏度：5(5/秒)	12.1	↑	mPa·s	8.31～9.95
4	全血中切黏度：30(30/秒)	6.83	↑	mPa·s	5.18～5.94
5	全血高切黏度：200(200/秒)	6.14	↑	mPa·s	3.53～4.65
6	红细胞沉降率	1.0		mm/h	0～15
7	血细胞比容	0.57	↑	L/L	0.4～0.49
8	全血高切相对指数	3.65			2.12～3.69
9	全血低切相对指数	20.24	↑		10.62～16.94
10	红细胞沉降率方程K值	7.6			0～73
11	红细胞聚集指数	5.55			3.79～6.04
12	全血低切还原黏度	46.66		mPa·s	33.93～50.87
13	全血高切还原黏度	6.43		mPa·s	5.16～9.12
14	红细胞变形指数	0.71			0.53～1.01
15	红细胞刚性指数	4.65			2.29～6.72

注：↑.升高；↓.减低。

2. 减低　各种贫血或血液稀释，血流变表现为全血黏度减低。

五、血浆黏度测定

【参考区间】毛细管黏度计：1.26～1.66mPa·s

【临床意义】血浆黏度是反映血液黏滞程度的又一重要指标，血浆黏度高，全血黏度也高。

1. **球蛋白升高**　如巨球蛋白血症、多发性骨髓瘤、慢性肝炎、肝硬化、结缔组织病（类风湿关节炎、系统性红斑狼疮、干燥综合征等）。

2. **纤维蛋白原升高**　见于：①机体感染，如毒血症、肝炎、轻度肝炎、胆囊炎及长期局部炎症；②无菌性炎症，如糖尿病、糖尿病酸中毒、尿毒症、风湿热、结缔组织病（类风湿关节炎、系统性红斑狼疮、干燥综合征等）；③心血管疾病，如动脉硬化症、脑血栓、血栓静脉炎、心肌梗死；④妇女经期、妊娠晚期、妊娠高血压综合征及剧烈运动后；⑤放射治疗后、灼伤、休克、外科大手术后、恶性肿瘤等。

3. **高脂血症**　糖尿病、肾病综合征、动脉粥样硬化等。

六、红细胞沉降率测定

【参考区间】魏氏法：男性＜15mm/h，女性＜20mm/h。

【临床意义】

（1）红细胞沉降率（ESR）俗称血沉，增快是由于血浆中纤维蛋白原、球蛋白、胆固醇等带正电荷物质浓度升高，红细胞的聚集性升高所致。

1）冠心病、缺血性脑卒中、急性心肌梗死、血栓闭塞性脉管炎、糖尿病、肾病、高脂血症、创伤、肺梗死、恶性肿瘤等。

2）巨球蛋白血症、多发性骨髓瘤、某些结缔组织性疾病（类风湿关节炎、系统性红斑狼疮、干燥综合征等）、自身免疫性肝硬化等。

3）急性或慢性感染：风湿热、急性感染性心内膜炎、黑热病、结核病。

（2）贫血患者红细胞沉降率也增快。

七、红细胞沉降率方程 *K* 值

【参考区间】男性：0～73，女性：0～80。

【临床意义】红细胞沉降率在一定程度上反映红细胞的聚集性，但是红细胞沉降率受红细胞比容的影响，贫血患者红细胞沉降率也增快。通过红细胞沉降率方程 *K* 值的计算，把红细胞沉降率转换成一个不依赖于血细胞比容的指标，这样红细胞沉降率方程 *K* 值比红细胞沉降率更能客观地反映红细胞聚集性变化。无论红细胞沉降率是否增快，红细胞沉降率方程 *K* 值升高反映红细胞的聚集性增加。

八、红细胞变形指数测定

【参考区间】激光衍射法：500/秒＞49%，800/秒＞56%（15%聚乙烯吡咯烷酮为悬浮液）。

【临床意义】红细胞变形指数（DI）值越小，红细胞变形性越差，增加了红细胞通过毛细血管的摩擦力，全血高切黏度升高，而直接影响血液的流动性。

九、全血黏度升高的临床处理

（1）使用减低红细胞聚集性药物：如右旋糖酐 40 带负电荷，可中和血液中的正电荷，减低红细胞和血小板聚集性，减低全血黏度。同时，可使用复方丹参注射液等活血化瘀药物，经定期和重复治疗，可减低血液黏度，改善微循环。

（2）使用改善红细胞变形能力的药物：如中医活血化瘀药、盐酸丁咯地尔、己酮可可碱（舒安灵）、活血素、银杏叶片、藻酸双酯钠、卡兰片等。

（3）减低纤维蛋白原、血脂、球蛋白含量可减低血黏度。

（4）献血疗法与放血疗法：红细胞增多的患者可以采用此方法，定期献血或放血可减低全血黏度。

（5）治疗原发病可根本上解决问题。

第7章
免疫缺陷病和免疫增殖病检查

免疫缺陷病（IDD）是一组由于免疫系统发育不全或遭受损害所致的免疫功能缺陷引起的疾病。体液免疫缺陷的患者产生抗体的能力低下，因而发生连绵不断的细菌感染。细胞免疫缺陷在临床上可表现为严重的病毒、真菌、胞内寄生菌（如结核杆菌等）及某些原虫的感染。免疫缺陷患者除表现难以控制的感染外，自身免疫病及恶性肿瘤的发病率也明显升高。

免疫增殖病是指免疫器官、免疫组织或免疫细胞（包括淋巴细胞和单核/巨噬细胞）异常增生（包括良性或恶性）所致的一组疾病。这类疾病的表现有免疫功能异常及免疫球蛋白质和量的变化，如多发性骨髓瘤、淋巴瘤等。

第一节 细胞免疫功能测定

一、T 细胞亚群测定

【参考区间】流式细胞仪：CD3$^+$（总 T）61%～85%（955～2860/μl）；CD4$^+$（Th）28%～58%（538～1951/μl）；CD8$^+$（Ts）19%～48%（268～1076/μl）；CD4$^+$/ CD8$^+$ 1.5～2.5。

【临床意义】CD3$^+$分子表达于所有成熟 T 淋巴细胞的表面，CD3$^+$细胞代表总 T 淋巴细胞。而 CD4、CD8 不能同时表达于成熟的 T 淋巴细胞表面，故可将成熟的 T 淋巴细胞分为 CD4$^+$T 淋巴细胞和 CD8$^+$T 淋巴细胞两个亚群。血液中 T 淋巴细胞亚群的检测是观察机体细胞免疫水平的重要方法，对恶性肿瘤、自身免疫性疾病、免疫缺陷病、血液系统疾病的诊断、治疗及预后判断有重要作用。

（1）CD3 下降常见于：①恶性肿瘤；②自身免疫性疾病，如系统性红斑狼疮、类风湿关节炎等；③先天性免疫缺陷病；④接受放射治疗、化学治疗或使用肾上腺皮质激素等免疫抑制剂。CD3 上升则见于慢性活动性肝炎、重症肌无力等。

（2）CD4$^+$淋巴细胞减少：见于巨细胞病毒感染、慢性活动性肝炎、恶性肿瘤、遗传性免疫缺陷症、应用免疫抑制剂、HIV 感染。

CD4$^+$细胞是 HIV 最主要的靶细胞，被感染的 CD4$^+$细胞通过多种机制破坏死亡，造成 HIV 感染者体内 CD4$^+$细胞数量下降，如 CD4$^+$细胞＜200/µl 时，很容易发生卡氏肺孢子虫肺炎，应给予抗卡氏肺孢子虫肺炎的预防性治疗；CD4$^+$细胞 ＜50/µl 时，易发生巨细胞病毒感染。对于 CD4$^+$T 淋巴细胞计数＞350/µl 的无症状 HIV 感染者，每 6 个月应检测 1 次；对于已接受高效抗反转录病毒治疗（HAART）的患者在治疗的第一年内应每 3 个月检测 1 次，治疗一年以上且病情稳定的患者可改为每 6 个月检测 1 次。

（3）CD8$^+$淋巴细胞升高：传染性单核细胞增多症急性期、自身免疫性疾病，如 SLE、艾滋病初期、慢性活动性肝炎、肿瘤及病毒感染等。

（4）CD4$^+$/CD8$^+$的值作为免疫调节的一项指标。

1）CD4$^+$/CD8$^+$值减低：①SLE 肾病、传染性单核细胞增多症急性期、急性巨细胞病毒感染、骨髓移植恢复期。艾滋病患者该比值显著减低，常小于 0.5。②恶性肿瘤进行期和复发时此比值降低。

2）CD4$^+$/CD8$^+$值升高：常见于肺腺癌、扁平上皮癌、类风湿关节炎、1 型糖尿病等。监测器官移植排斥反应：CD4$^+$/CD8$^+$值升高预示可能发生排斥反应。

二、B 淋巴细胞分化抗原测定

【参考区间】流式细胞仪：CD19$^+$ 8.01%～15.47%。

【临床意义】B 细胞来源于骨髓的多能干细胞，又称为骨髓依赖淋巴细胞。受抗原刺激后分化增殖为浆细胞，合成抗体，发挥体液免疫的功能。B 淋巴细胞的细胞膜上有许多不同的标志，主要是表面抗原及表面受体。这些表面标志都是结合在细胞膜上的巨蛋白分子。

1. CD19$^+$细胞升高　提示 B 淋巴细胞增殖增加，多见于急性淋巴细胞性白血病（B 淋巴细胞型），慢性淋巴细胞白血病、多发性骨髓瘤、巨球蛋白血症、淋巴瘤、SLE、自身免疫性疾病。

2. CD19$^+$细胞减低　多见于原发性免疫缺陷病，如无丙种球蛋白血症、恶性肿瘤、使用化学治疗或免疫抑制剂等。

三、B 淋巴细胞表面免疫球蛋白测定

【参考区间】流式细胞仪：SmIg 阳性细胞 16%～28%。SmIgG 4%～13%，SmIgM 7%～13%，SmIgA 1%～4%，SmIgD 5%～8%，SmIgE 1%～1.5%。

【临床意义】

（1）SmIg 阳性细胞减低：主要与体液免疫缺陷有关，常见于丙种球蛋白缺乏症、严重联合免疫缺陷病等。

（2）SmIg 阳性细胞升高：常见于 B 淋巴细胞增殖性疾病，如多发性骨髓瘤、慢性淋巴细胞白血病、多毛细胞白血病和原发性巨球蛋白血症，巨球蛋白血病患者 SmIgM 阳性细胞可高达 78%。

四、自然杀伤细胞测定

【参考区间】流式细胞仪：7%～40%。

【临床意义】自然杀伤（NK）细胞可直接杀伤肿瘤细胞或溶解被病毒和胞内寄生菌感染的细胞，在机体免疫监视、抗肿瘤和早期抗病毒感染过程中起重要作用。NK 细胞是反映机体抗肿瘤和抗病毒感染的指标之一。

1．NK 细胞活性减低　常见于肿瘤、血液系统肿瘤、免疫缺陷病、AIDS、某些病毒感染、使用免疫抑制剂患者。

2．NK 细胞活性升高　在病毒感染早期、唐氏综合征、器官移植或骨髓移植者，宿主抗移植反应强烈者及免疫增强剂治疗的患者可出现 NK 活性升高。

五、依赖抗体的细胞毒性测定

【参考区间】同位素释放法：阴性。

【临床意义】依赖抗体的细胞毒性（ADCC）介导的细胞毒性反应是细胞毒的一种，该类细胞表面具有抗体的 F_c 受体，当靶细胞与抗靶细胞表面的抗体特异性结合时，细胞表面的 F_c 受体激活引起靶细胞的杀伤和破坏。

1．活性升高　常见于抗体介导的 II 型变态反应性疾病，如自身免疫性血小板减少性紫癜、自身免疫溶血性贫血和粒细胞减少症等，甲状腺功能亢进患者也多见升高；乙型肝炎患者疾病活动期时也可升高。

2．活性减低　常见于慢性消耗性疾病，如慢性肝病和肾衰竭等；免疫功能缺陷或功能低下者表现为活性减低。

六、血清干扰素测定

【参考区间】免疫比浊法：成人 1.21～5.51μg/L。

【临床意义】干扰素（IFN）是机体受到病毒、细菌、内毒素、原虫等感染后产生的一种非特异性防御因子，具有抗病毒、抗肿瘤、免疫调节、控制细胞增殖的作用。它通过干扰病毒基因转录或病毒蛋白组分的翻译，从而阻止或限制病毒感染。

1. IFN 减低　除恶性实体瘤患者外，可见于细胞免疫缺陷的患者，如艾滋病患者。

2. IFN 升高　自身免疫性疾病，如类风湿关节炎、硬皮病、活动性红斑狼疮。而非自身免疫性疾病患者血清中很少能查到 IFN 改变，因此血清 IFN 水平测定能区分是否患自身免疫性疾病及了解疾病的活动期。

七、血清白细胞介素 2 活性测定

【参考区间】ELISA 法：2～8μg/L。

【临床意义】白细胞介素 2（IL-2）原称 T 细胞生长因子，是最为重要的淋巴因子之一，在机体复杂免疫网络中起中心调节作用，它能诱导和激活机体多种免疫细胞发挥效应。因此，IL-2 在机体免疫应答、免疫调节和抗肿瘤免疫中具有重要作用，可为疾病的早期诊断、预后及疗效观察提供可靠数据。

1. IL-2 增强　肿瘤、心血管病、肝病等疾病时均可使 IL-2 水平升高，在器官移植后早期排斥反应时也可出现 IL-2 表达增强和 IL-2 水平升高。

2. IL-2 低下　①原发性免疫缺陷病和继发性免疫缺陷病；②自身免疫性疾病，如系统性红斑狼疮、活动性类风湿关节炎、1 型糖尿病等；③白血病及淋巴系统恶性疾病、恶性肿瘤等；④病毒感染性疾病、艾滋病、尖锐湿疣、麻风病等；⑤器官移植后排斥反应。

八、血清白细胞介素 6 测定

【参考区间】ELISA 法：<10ng/L。

【临床意义】白细胞介素 6（IL-6）主要由巨噬细胞、T 细胞、B 细胞等多种细胞产生。它可调节多种细胞的生长与分化，具有调节免疫应答、急性期反应及造血功能的作用，并在机体的抗感染免疫反应中起重要作用。其升高见于以下疾病：

（1）浆细胞瘤、慢性淋巴细胞白血病、急性髓样白血病、多发性骨髓瘤、Lennet

淋巴瘤、霍奇金病、心脏黏液瘤、宫颈癌等。

（2）多克隆 B 细胞激活或自身免疫性疾病，如类风湿关节炎、系统性红斑狼疮、艾滋病、莱特尔（Reiter）综合征、硬皮病、酒精性肝硬化、膜性增生性肾小球肾炎、银屑病等患者均表现有多克隆 B 细胞活化。

（3）术后、烧伤、急性感染、器官移植排斥反应等疾病时，患者体液（血清、尿液、囊液、培养上清）中均可观察到 IL-6 明显升高。因此，可通过 IL-6 含量了解患者的病情和疗效。

九、血清白细胞介素 8 测定

【参考区间】ELISA 法：<10ng/L。

【临床意义】白细胞介素 8（IL-8）主要由巨噬细胞、成纤维细胞、上皮细胞和内皮细胞等多种细胞产生，其主要生物活性是激活中性粒细胞。

IL-8 升高见于慢性斑状牛皮癣、类风湿关节炎、麻风、自发性肺纤维化和成人呼吸窘迫综合征患者。

十、血清肿瘤坏死因子测定

【参考区间】ELISA 法：TNF-α<20ng/L。

【临床意义】肿瘤坏死因子（TNF）主要由巨噬细胞和单核细胞产生，具有多种生物效应，主要是介导抗肿瘤及调节机体的免疫功能，也是炎症反应介质之一，参与炎症病变的多方面病理变化。

（1）TNF-α 升高见于类风湿关节炎、肿瘤患者：在多种肿瘤存在时，机体内 TNF 表达明显升高。TNF 又可通过细胞毒作用，杀死肿瘤细胞或抑制某些肿瘤细胞增殖。

（2）风湿性关节炎患者的滑膜中有大量 TNF。

（3）在脓毒败血症、感染性肺炎等严重炎性疾病时血清中 TNF 含量明显升高。许多寄生虫病患者中 TNF 也显著改变。艾滋病患者体液中 TNF 也高于正常人。疟疾抗原、病毒和细菌均可诱导 TNF 产生，TNF 又反过来具有抗病毒、抗细菌、抗疟疾作用。

（4）TNF 与移植排斥反应密切相关，在患者的血清或尿液中 TNF 的表达与排斥反应程度呈正相关。

第二节　体液免疫功能及相关疾病检测

一、血清免疫球蛋白 G 测定

【参考区间】 免疫比浊法：成人 7.51～15.6g/L。

【临床意义】 免疫球蛋白 G（IgG）在人体血清中的含量最高（占免疫球蛋白量的 75%），属再次免疫应答抗体，即机体再次感染的重要抗体，对细菌、毒素和寄生虫都有抗体活性，也是唯一能通过胎盘屏障的免疫球蛋白，对新生儿抗感染起重要作用。

1. IgG 升高　是再次免疫应答的标志。①各种慢性感染：结核、麻风、黑热病、传染性单核细胞增多症等各种慢性炎症；②IgG 型多发性骨髓瘤、淋巴瘤、原发性单克隆丙种球蛋白血症；③慢性病毒性活动性肝炎、肝硬化、自身免疫性肝病、狼疮样肝炎等；④结缔组织病：系统性红斑狼疮、干燥综合征、类风湿关节炎、硬皮病等。

2. IgG 减低　见于各种先天性和获得性体液免疫缺陷病，原发性无丙种球蛋白血症，非 IgG 型多发性骨髓瘤、恶性淋巴瘤、重链病、轻链病、过敏性紫癜、严重的肾小球肾炎（蛋白尿 IgG 丢失过多）。继发性免疫缺陷病（使用免疫抑制剂环磷酰胺、皮质激素、放射线照射等）。

二、血清免疫球蛋白 M 测定

【参考区间】 免疫比浊法：成人 0.46～3.04g/L。

【临床意义】 血清免疫球蛋白 M（IgM）占血清免疫球蛋白总量的 5%～10%，主要存在血管内。其是初次免疫应答反应中的免疫球蛋白，无论是个体发育过程中，还是机体受抗原刺激后，IgM 都是最先产生和出现的抗体。

1. IgM 升高　①见于各种感染性疾病的早期，由于 IgM 是初次免疫应答中的免疫球蛋白，因此单纯 IgM 升高常提示为病原体引起的原发性感染；②单克隆性 IgM 升高见于 IgM 型多发性骨髓瘤、巨球蛋白血症；③急性病毒性肝炎初期、慢性病毒性肝炎活动期、胆汁性肝硬化、隐匿性肝硬化、恶性肿瘤、系统性红斑狼疮、类风湿关节炎、硬皮病等；④脐带血 IgM＞0.2g/L 提示宫内感染，革兰阴性杆菌感染、梅毒、风疹、巨细胞病毒感染、单纯疱疹病毒感染、弓形虫等宫内感染。

2. IgM 减低　原发性无丙种球蛋白血症、非 IgM 型多发性骨髓瘤、恶性淋巴瘤、重链病、轻链病、继发性免疫缺陷病（使用免疫抑制剂如环磷酰胺、皮质激素、放射线照射）等。

三、血清免疫球蛋白 A 测定

【参考区间】免疫比浊法：成人 0.82～4.53g/L。

【临床意义】免疫球蛋白 A（IgA）分为血清型和分泌型两种。分泌型 IgA 是外分泌液（如初乳、唾液、眼泪、肠道分泌液和支气管分泌液）中的主要免疫球蛋白。因此，其在抗感染防御第一线中起重要作用，尤其在呼吸道和肠道，可称为局部免疫。

1. IgA 升高　见于 IgA 型多发性骨髓瘤、系统性红斑狼疮、结节病、类风湿关节炎、肝硬化、湿疹、30%～50%IgA 肾病、狼疮性肾炎等。在中毒性肝损伤时，IgA 浓度与炎症程度呈正相关。

2. IgA 减低　见于原发性无丙种球蛋白血症、非 IgA 型多发性骨髓瘤、重链病、轻链病，反复呼吸道感染、吸收不良综合征、甲状腺功能亢进、肌营养不良等，继发性免疫缺陷病（使用免疫抑制剂，如环磷酰胺、皮质激素、放射线照射）等。

3. 选择性 IgA 缺乏症　指血清 IgA 低于 0.05g/L，而 IgG 和 IgM 正常；此是免疫缺陷病中最常见的类型。

四、血清免疫球蛋白 E 测定

【参考区间】免疫比浊法：成人 0～396μg/L（0～165kU/L）。

【临床意义】免疫球蛋白 E（IgE）是一种亲细胞性抗体，与变态反应、寄生虫病及皮肤过敏有关。

1. IgE 升高　见于：①IgE 型多发性骨髓瘤；②过敏性哮喘、过敏性鼻炎、特异反应性皮炎、过敏性支气管肺曲霉病、寄生虫感染、间质性肺炎、嗜酸细胞增多症、疱疹样皮炎等；③脐带血和婴儿的 IgE 水平增加可能预示着将来出现遗传性过敏的倾向。

2. IgE 减低　见于原发性或继发性低或无 γ 球蛋白血症、共济失调-毛细血管扩张症、长期使用免疫抑制剂。

五、血清免疫球蛋白 D 测定

【参考区间】免疫比浊法：成人 1～60mg/L。

【临床意义】

1. 免疫球蛋白 D（IgD）升高　见于 IgD 型多发性骨髓瘤。

2. IgD 减低　见于原发性免疫功能缺陷症。

六、血清轻链型免疫球蛋白测定

【参考区间】免疫比浊法：κ 轻链型免疫球蛋白 5.98～13.29g/L，λ 轻链型免疫球蛋白 2.80～6.65g/L，κ/λ 值 1.54～3.29。

【临床意义】免疫球蛋白的分子结构分为重链和轻链两部分，五类免疫球蛋白的重链不同，而轻链只有两型，即 κ 型和 λ 型。κ 型免疫球蛋白（κ-Ig）多于 λ 型免疫球蛋白（λ-Ig），KAP 和 LAM 试剂同时测定血清游离和结合轻链，然后换算成完整免疫球蛋白总量；λ 型免疫球蛋白是换算后血液中含有 λ 轻链的免疫球蛋白总量。κ 型免疫球蛋白指换算后血液中含有 κ 轻链的免疫球蛋白总量。

正常人及非多发性骨髓瘤患者 IgG + IgA + IgM ≈κ-Ig+λ-Ig。

1. 多发性骨髓瘤（MM）患者血清中出现的异常 M 蛋白，由于是单克隆恶性增生，所以只为单一轻链型免疫球蛋白升高，即 κ-Ig 升高或 λ-Ig 升高，而另一轻链型往往减低，出现 κ/λ 值显著升高或显著减低。因此，κ-Ig、λ-Ig 及 κ/λ 值对 MM 的诊断、分型及病情监测有重要意义。

2. 系统性红斑狼疮、干燥综合征、慢性感染、肿瘤、急慢性肝炎、肝硬化、多克隆 B 细胞增殖等，血中免疫球蛋白也升高，但一般均表现为 κ-Ig 和 λ-Ig 同时按比例升高，κ/λ 值保持在 1.54～3.29 时，可与多发性骨髓瘤相鉴别。

七、尿液免疫球蛋白游离轻链测定

【参考区间】免疫比浊法：成人尿 κ 轻链＜50mg/L，尿 λ 轻链＜18.1mg／L。

【临床意义】游离轻链可自由通过肾小球进入尿液中，正常情况下大多被肾小管重吸收，尿中含量很低。尿液升高见于：①35%～65%的多发性骨髓瘤；②瓦氏巨球蛋白血症；③其他疾病，如淀粉样变性、恶性淋巴瘤等，患者尿中出现单一型轻链异常升高。

需要注意的是，KAP 和 LAM 试剂可以同时测定尿液中的游离轻链和免疫球蛋白结合轻链。如果患者尿 κ 轻链和 λ 轻链同时升高，且 κ/λ 值在 1.5～3.29，多为肾病患者尿液中有大量免疫球蛋白排出所致。

八、血清总补体溶血活性测定

【参考区间】比色法：60～120U/ml。

【临床意义】补体是机体免疫防御系统的重要组成部分，其主要功能是抗感染，同时也有引起炎症的作用，参与变态反应。总补体活性测定，主要是反映补体（C1～C9）经传统途径活化的活性。

1．CH50 升高　常见于各种急性期反应，如急性炎症（风湿热急性期、结节性动脉炎、皮肌炎、伤寒、麻疹、黑热病、肺炎、急性心肌梗死、甲状腺炎、阻塞性黄疸）、组织损伤、恶性肿瘤特别是肝癌等可较正常高 2～3 倍。

2．CH50 减低　①消耗增加，见于急性肾小球肾炎、SLE、类风湿关节炎、冷球蛋白血症、自身免疫性溶血性贫血、移植排斥反应等；补体大量丢失见于肾病综合征、大面积烧伤。②合成不足见于先天性补体缺陷症、各种肝病。

【注意事项】由于补体对热不稳定，在室温下很快失活，故要求必须是新鲜抽取的血清，在离体后 2 小时内测定，才能得到可靠的结果。

九、血清补体 C3 测定

【参考区间】免疫比浊法：成人 0.8～1.5g/L。

【临床意义】C3 是血清中含量最多的补体成分，约占总补体含量的 1/3 以上，在补体系统激活过程中，无论是经传统途径还是经旁路途径，均需补体 C3 活化后才能推进后续补体成分（C5～C9）的连锁反应，因此它在两条激活途径中起关键作用。C3 主要在肝实质细胞中合成分泌，少量由巨噬细胞和单核细胞合成。补体 C3 的动态变化在临床上越来越受到重视。

1．补体 C3 升高　常见于一些急性时相反应，全身性感染见于急性炎症，风湿热的急性期、结节性动脉周围炎、皮肌炎、心肌梗死、Reiter 综合征、妊娠、严重创伤等；恶性肿瘤，特别是肝癌，C3 升高最为明显，具有诊断意义。

2．补体 C3 减低

（1）活动性 SLE、各类免疫复合物病（类风湿关节炎、冷球蛋白血症、血清病等）C3 减低，病情缓解时血清补体水平恢复正常。

（2）70% 以上的急性肾小球肾炎早期、85% 链球菌感染后肾炎患者及狼疮性肾炎患者 C3 下降。

（3）合成不足见于先天性补体缺陷症、各种肝病。

十、血清补体 C4 测定

【参考区间】免疫比浊法：成人 0.16～0.38g/L。

【临床意义】大致与补体 C3 相同，在自身免疫性溶血性贫血和遗传性神经血管瘤时，补体 C3 一般正常，而补体 C4 下降；在 SLE 时补体 C4 的减低常早于补体 C3。

十一、血清补体 C1q 测定

【参考区间】免疫比浊法：25～50mg/L。

【临床意义】C1q 是构成补体 C1 的一个重要成分，参与补体经典激活途径。

1. C1q 升高　见于血管炎、骨髓炎、类风湿关节炎、痛风、硬皮病、过敏性紫癜。

2. C1q 减低　见于 SLE 和活动性混合型结缔组织病等。

十二、血清冷球蛋白测定

【参考区间】<80mg/L。

【临床意义】冷球蛋白是一种异常免疫球蛋白，当温度低于 30℃时易自发形成沉淀，冷球蛋白可直接堵塞血管并通过免疫复合物激活补体，引起全身性血管炎，最常见为小动脉炎或静脉炎。临床表现皮肤紫癜、雷诺现象、荨麻疹、关节痛、膜增殖性肾小球肾炎、腹痛、皮肤溃疡、肝脾大、淋巴结肿大、肝功能异常等。

（1）Ⅰ型冷球蛋白血症可大于 1000mg/L，多见于恶性 B 淋巴细胞瘤、多发性骨髓瘤、巨球蛋白血症。

（2）Ⅱ型冷球蛋白血症 40%为 100～500mg/L，60%大于 500mg/L，Ⅲ型通常小于 100mg/L，Ⅱ型和Ⅲ型常见于慢性丙型肝炎（50%冷球蛋白血症患者 HCV 抗体阳性）、B 淋巴细胞瘤、传染性单核细胞增多症、干燥综合征、系统性红斑狼疮等患者。

十三、多发性骨髓瘤诊治指南摘要

中国多发性骨髓瘤（MM）诊治指南（2013 年修订）。

1. 诊断标准、分型、分期　根据 2003 年国际骨髓瘤工作组（IMWG）、2008年 WHO、2013 年美国国立综合癌症网络（NCCN）及对 MM 的最新定义，诊断有症状骨髓瘤和无症状骨髓瘤（冒烟型骨髓瘤）的标准如下：

（1）有症状骨髓瘤诊断标准（需满足第 1 条及第 2 条，加上第 3 条中任何 1 项）。

1）骨髓单克隆浆细胞比例≥10%和（或）组织活检证明有浆细胞瘤。

2）血清和（或）尿出现单克隆 M 蛋白。

3）骨髓瘤相关靶器官损害（至少一项或多项）：①校正血清钙大于 2.75mmol/L。

②肾功能损害肌酐清除率小于 40 ml/min 或（肌酐大于 177μmol/L）。③贫血（血红蛋白低于正常下限 20g/L 或小于 100g/L）。④溶骨性破坏，严重的骨质疏松或病理性骨折，其他类型的终末器官损害也偶有发生；若经过治疗，证实这些脏器的损害与骨髓瘤相关可进一步支持诊断。

在少数情况下，骨髓单克隆浆细胞比例小于 10%，但能证实 CRAB 症状由克隆浆细胞引起，也可诊断；无血、尿 M 蛋白量的限制，如未检测出 M 蛋白（诊断不分泌型 MM），则需骨髓瘤单克隆浆细胞≥30%或活检为浆细胞瘤并需要行免疫组化等证实 κ 型或 λ 型轻链限制性表达。若孤立的浆细胞瘤（活检证实）或单纯弥漫的骨质疏松（无骨折）作为单独的诊断标准，则需要骨髓单克隆浆细胞比例≥30%。

（2）无症状骨髓瘤（冒烟型骨髓瘤）

1）血清单克隆 M 蛋白≥30g/L 和（或）骨髓单克隆浆细胞比例≥10%。

2）无相关器官及组织的损害（无终末器官损害，包括溶骨改变）。

2．分型　依照增多的异常免疫球蛋白重链类型可分为 IgG 型、IgA 型、IgD 型、IgM 型、IgE 型、轻链型、双克隆型及不分泌型。每一种可再根据轻链类型分为 κ 型、λ 型，共计 14 种。

3．国际分期体系（ISS）和 Durie-Salmon 分期体系均可用

（1）国际分期体系（ISS）

Ⅰ期：血清 β_2 微球蛋白<3.5mg/L，血清白蛋白>35g/L。

Ⅱ期：介于 Ⅰ 期与Ⅲ期之间。

Ⅲ期：血清 β_2 微球蛋白≥5.5mg/L，血清白蛋白<35g/L。

（2）Durie-Salmon 分期体系，见表 7-1。

表 7-1　Durie-Salmon 分期体系

分期	Durie-Salmon 分期体系表现
Ⅰ期	血红蛋白>100g/L
	血清钙水平≤3.0mmol/L（12mg/dl）
	骨骼 X 线：骨骼结构正常或孤立性骨浆细胞瘤
	血清骨髓瘤蛋白产生率低：IgG<50g/L，IgA<30g/L；本周蛋白<4g/24h
	瘤细胞数 <$0.6\times10^{12}/m^2$ 体表面积
Ⅱ期	不符合 Ⅰ 期和Ⅲ期的所有患者瘤细胞数为（0.6～1.2）×$10^{12}/m^2$ 体表面积
Ⅲ期	血红蛋白<85g/L
	血清钙>3.0mmol/L（12mg/dl）
	血清或尿骨髓瘤蛋白产生率非常高：IgG>70g/L，IgA>50g/L；本周蛋白>12g/24h
	骨骼检查中溶骨病损大于三处
	瘤细胞数>$1.2\times10^{12}/m^2$ 体表面积

十四、多发性骨髓瘤典型病例化验报告单

（1）多发性骨髓瘤 IgG 型、κ 型：IgG 显著↑，IgM↓和 IgA↓，κ-Ig↑，κ/λ 值↑，见表 7-2。

表 7-2　多发性骨髓瘤 IgG 型、κ 型检验报告单

序号	项目	测定值	提示	单位	参考区间
1	免疫球蛋白 A（IgA）	0.15	↓	g/L	0.7～4.0
2	免疫球蛋白 G（IgG）	88.00	↑	g/L	7.0～16.0
3	免疫球蛋白 M（IgM）	0.10	↓	g/L	0.4～2.3
4	免疫球蛋白 E（IgE）	＜5		U/L	0～100
5	κ-免疫球蛋白（κ-Ig）	118.00	↑	g/L	6.2～13.9
6	λ-免疫球蛋白（λ-Ig）	0.38	↓	g/L	3.13～7.23
7	κ/λ 值	310.53	↑	g/L	1.53～3.29

注：↑.升高；↓.减低。

（2）多发性骨髓瘤 IgG 型、λ 型：IgG 显著↑，IgA↓，λ-Ig↑，κ/λ 值↓，见表 7-3。

表 7-3　多发性骨髓瘤 IgG 型、λ 型检验报告单

序号	项目	测定值	提示	单位	参考区间
1	免疫球蛋白 A（IgA）	0.55	↓	g/L	0.7～4.0
2	免疫球蛋白 G（IgG）	19.8	↑	g/L	7.0～16.0
3	免疫球蛋白 M（IgM）	1.25		g/L	0.4～2.3
4	免疫球蛋白 E（IgE）	20.4		U/L	0～100
5	κ-免疫球蛋白（κ-Ig）	1.55	↓	g/L	6.2～13.9
6	λ-免疫球蛋白（λ-Ig）	14.20	↑	g/L	3.13～7.23
7	κ/λ 值	0.11	↓	g/L	1.53～3.29

注：↑.升高；↓.减低。

（3）多发性骨髓瘤 IgA 型、κ 型：IgA 显著↑，IgM↓和 IgG↓，κ-Ig↑，κ/λ 值↑，见表 7-4。

表 7-4 多发性骨髓瘤 IgA 型、κ 型检验报告单

序号	项目	测定值	提示	单位	参考区间
1	免疫球蛋白 A（IgA）	53.5	↑	g/L	0.7～4.0
2	免疫球蛋白 G（IgG）	2.71	↓	g/L	7.0～16.0
3	免疫球蛋白 M（IgM）	0.08	↓	g/L	0.4～2.3
4	免疫球蛋白 E（IgE）	6.88		U/L	0～100
5	κ-免疫球蛋白（κ-Ig）	57.00	↑	g/L	6.2～13.9
6	λ-免疫球蛋白（λ-Ig）	1.01	↓	g/L	3.13～7.23
7	κ/λ 值	56.44	↑	g/L	1.53～3.29

注：↑. 升高；↓. 减低。

（4）多发性骨髓瘤 IgA、λ 型：IgA 显著↑，IgM↓和 IgG↓，λ-Ig↑，κ/λ 值↓，见表 7-5。

表 7-5 多发性骨髓瘤 IgA 型、λ 型检验报告单

序号	项目	测定值	提示	单位	参考区间
1	免疫球蛋白 A（IgA）	29.9	↑	g/L	0.7～4.0
2	免疫球蛋白 G（IgG）	4.22	↓	g/L	7.0～16.0
3	免疫球蛋白 M（IgM）	0.20	↓	g/L	0.4～2.3
4	免疫球蛋白 E（IgE）	5.36		U/L	0～100
5	κ-免疫球蛋白（κ-Ig）	3.74	↓	g/L	6.2～13.9
6	λ-免疫球蛋白（λ-Ig）	30.00	↑	g/L	3.13～7.23
7	κ/λ 值	0.12	↓	g/L	1.53～3.29

注：↑. 升高；↓. 减低。

（5）多发性骨髓瘤 IgM、κ 型：IgM 显著↑，IgA↓和 IgG↓，κ-Ig↑，κ/λ 值↑，见表 7-6。

表 7-6 多发性骨髓瘤 IgM 型、κ 型检验报告单

序号	项目	测定值	提示	单位	参考区间
1	免疫球蛋白 A（IgA）	0.6	↓	g/L	0.7～4.0
2	免疫球蛋白 G（IgG）	5.24	↓	g/L	7.0～16.0
3	免疫球蛋白 M（IgM）	98.80	↑	g/L	0.4～2.3
4	免疫球蛋白 E（IgE）	＜5		U/L	0～100
5	κ-免疫球蛋白（κ-Ig）	67.8	↑	g/L	6.2～13.9
6	λ-免疫球蛋白（λ-Ig）	1.87	↓	g/L	3.13～7.23
7	κ/λ 值	36.26	↑	g/L	1.53～3.29

注：↑. 升高；↓. 减低。

（6）多发性骨髓瘤 IgA 合并 IgM 型、κ-型：IgA 和 IgM 显著↑，IgG↓，κ-Ig↑，κ/λ 值↑，见表 7-7。

表 7-7　多发性骨髓瘤 IgA 合并 IgM 型检验报告单

序号	项目	测定值	提示	单位	参考区间
1	免疫球蛋白 A（IgA）	43.00	↑	g/L	0.7～4.0
2	免疫球蛋白 G（IgG）	3.05	↓	g/L	7.0～16.0
3	免疫球蛋白 M（IgM）	46.00	↑	g/L	0.4～2.3
4	免疫球蛋白 E（IgE）	＜5		U/L	0～100
5	κ-免疫球蛋白（κ-Ig）	84.50	↑	g/L	6.2～13.9
6	λ-免疫球蛋白（λ-Ig）	1.56	↓	g/L	3.13～7.23
7	κ/λ 值	54.1	↑	g/L	1.53～3.29

注：↑. 升高；↓. 减低。

（7）多发性骨髓瘤轻链型、κ 型，血 IgA↓、IgM↓、IgG↓，κ-Ig↑，κ/λ 值↑；尿 κ 轻链↑，见表 7-8 和表 7-9。

表 7-8　多发性骨髓瘤轻链型、κ 型检验报告单（一）

序号	项目	测定值	提示	单位	参考区间
1	免疫球蛋白 A（IgA）	0.35	↓	g/L	0.7～4.0
2	免疫球蛋白 G（IgG）	6.12	↓	g/L	7.0～16.0
3	免疫球蛋白 M（IgM）	0.26	↓	g/L	0.4～2.3
4	免疫球蛋白 E（IgE）	12.00		U/L	0～100
5	κ-免疫球蛋白（κ-Ig）	26.40	↑	g/L	6.2～13.9
6	λ-免疫球蛋白（λ-Ig）	3.24		g/L	3.13～7.23
7	κ/λ 值	8.15	↑	g/L	1.53～3.29

注：↑. 升高；↓. 减低。

表 7-9　多发性骨髓瘤轻链型、κ 型检验报告单（二）

序号	项目	测定值	提示	单位	参考区间
1	尿 κ-轻链（KAP）	21 800	↑	mg/L	＜18.5
2	尿 λ-轻链（LAM）	＜50		mg/L	＜50

注：↑. 升高；↓. 减低。

水、电解质紊乱和酸碱平衡失调是临床工作中上十分常见的一组病理生理状态，其可存在于多种疾病的发展过程中，如果得不到及时纠正，又可使全身各器官系统，特别是心血管系统、神经系统的生理功能和机体的物质代谢发生相应的障碍，严重时常可导致死亡。因此，在临床诊疗过程中，应特别注意以下两点。

（1）详细分析病史、体征和实验室检查结果，做出正确诊断，早期预防。

（2）水、电解质紊乱和酸碱平衡失调的性质与类型往往变化迅速，故应严密观察病情变化，仔细分析、识别、区分哪些表现属原发性的紊乱，哪些是继发性的紊乱，是单一的或是复合性的，是显性的或是潜在性的。医师应分清主次和轻重缓急，给予恰当而及时的处理，随时调整方案。

第一节　电解质及微量元素测定

一、血清钾测定

【参考区间】离子选择电极法：3.5～5.3mmol/L。

【临床意义】

1. 低钾血症　指血清钾小于 3.5mmol/L 的一种病理生理状态。

（1）钾摄入不足：如长期禁食、低钾饮食，每天钾摄入量小于 3g，并持续 2 周以上。

（2）钾排出过多：如频繁呕吐、长期腹泻、消化道内瘘管、胃肠道引流等丧失大量消化液，长期使用排钾性利尿药。原发性和继发性醛固酮增多症、库欣综合征，或应用大剂量肾上腺皮质类固醇或促肾上腺皮质激素（ACTH），促使肾脏排钾。

（3）碱中毒，血 K^+ 向细胞内转移，引起低血钾。

（4）周期性瘫痪，发作期间血清 K^+ 明显减低，主要是由于血钾大量移入细胞内。

2. **高钾血症** 指血清钾大于 5.3mmol/L 的一种病理生理状态。

（1）肾功能不全，尤其在少尿或无尿情况下，排钾功能障碍。

（2）肾上腺皮质功能不全、醛固酮缺乏或应用抗醛固酮药物时。

（3）酸中毒，细胞内 K^+ 向细胞外转移，引起高血钾。

（4）大量组织损伤、急性血管内溶血、大面积烧伤、挤压综合征等。

（5）输入大量库存血，库存血时间越久，红细胞内钾逸出越多。

（6）长期使用螺内酯、氨苯蝶啶等潴钾利尿药。

高血钾临床表现：肌肉无力、麻木、松弛性瘫痪从躯干到四肢，还可导致呼吸困难。神志淡漠或恍惚。高血钾还可抑制心肌，出现心搏徐缓和心律失常；血钾大于 7mmol/L 可发生心室颤动，严重者可在舒张期心搏骤停；心电图 P 波消失、T 波高尖，QRS 波增宽等。图 8-1 为高血钾心电图。

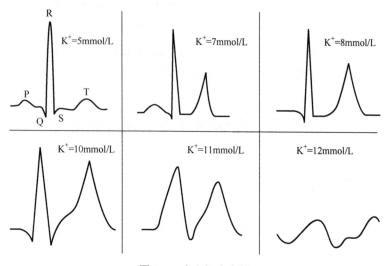

图 8-1 高血钾心电图

二、血清钠测定

【参考区间】离子选择电极法：137～147mmol/L。

【临床意义】

1. **低钠血症** 指血清钠小于 137mmol/L 的一种病理生理状态，严重者可出现低钠性脑水肿。

（1）摄入不足：长期低钠饮食、饥饿、营养不良。

（2）丢失过多：呕吐、腹泻、肠瘘管等，大量出汗、大面积烧伤、大量腹水引流、慢性肾衰竭多尿期等。

（3）尿钠排出增多：肾小管病变、肾上腺皮质功能减退、长期使用利尿药、糖尿病酮症酸中毒等。

2. **高钠血症**　指血清钠大于 147mmol/L，并伴有血液渗透压过高者，称为高钠血症，其主要是由失水引起的。

（1）水分摄入不足或水分丢失过多：大量出汗、烧伤、长期腹泻、呕吐等。

（2）原发性或继发性醛固酮增多症出现高血钠；库欣综合征可能有轻度血清钠升高。

（3）摄入过多：过量进食钠盐、输入大量高渗盐水或碳酸氢钠等。

三、血清氯测定

【参考区间】离子选择电极法：96～108mmol/L。

【临床意义】

1. **高氯血症**　是指血清氯含量大于 108mmol/L。

（1）排出减少：急性和慢性肾衰竭少尿期、尿潴留、心功能不全等。

（2）摄入过多：食入或使用含氯量高的药物时，如 NaCl、$CaCl_2$、盐酸精氨酸、氯化铵，也可引起血清氯升高。

（3）呼吸性碱中毒时 HCO_3^- 减少，血氯代偿性升高。

（4）吸收增加：肾上腺皮质功能亢进及应用糖皮质激素等，使肾小管对氯化钠吸收增加。

2. **低氯血症**　是指血清氯含量小于 96mmol/L。

（1）摄入不足：饥饿、营养不良、低盐治疗等。

（2）频繁呕吐和胃肠道减压，丢失大量胃液，使血清氯离子减少。

（3）慢性肾功能不全、糖尿病及利用噻嗪类利尿药，使尿液排出过多氯。

（4）慢性肾上腺皮质功能不全，由于醛固酮分泌不足，氯随钠丢失增多。

（5）慢性呼吸功能不全，如肺心病等引起的呼吸性酸中毒，因 CO_2 潴留，血浆 HCO_3^- 增加，氯自肾脏排泄增加，血清氯减少。

四、血清总钙测定

【参考区间】邻甲酚酞络合铜比色法：成人总钙 2.11～2.52mmol/L，儿童 2.2～

2.67mmol/L。

【临床意义】

1. **血清钙升高** 血清总钙大于 2.52mmol/L 称为高钙血症。

血清钙升高见于原发性甲状旁腺功能亢进、多发性骨髓瘤、维生素 D 中毒、恶性肿瘤或肿瘤骨转移等。

2. **血清钙减低** 血清总钙小于 2.11mmol/L 称为低钙血症。

（1）低白蛋白血症或酸中毒，血清总钙减低，离子钙大多正常，所以临床上不出现缺钙症状。相反，碱中毒或高蛋白血症时，血清总钙正常，离子钙减低，也会发生低血钙临床症状。

（2）低钙伴高磷，见于甲状旁腺功能减退、慢性肾衰竭。

（3）低钙伴血磷正常或偏低，见于骨质软化症、维生素 D 缺乏、佝偻病、急性胰腺炎、继发性甲状旁腺功能亢进。

（4）低血钙危象：主要为神经肌肉兴奋性升高，当血钙低于 1.25mmol/L 时，可发生严重的随意肌及平滑肌痉挛，导致惊厥、癫痫发作，严重哮喘，症状严重时可引起喉肌痉挛致窒息、心功能不全、心搏骤停。

五、血清离子钙测定

【参考区间】离子选择电极法：成人离子钙 1.1～1.34mmol/L，儿童 1.2～1.38mmol/L。

【临床意义】血清总钙由三部分组成，正常人离子钙约占 50%，蛋白结合钙占 45%，与磷酸盐、柠檬酸盐等结合占 5%。发挥生理作用的是离子钙，低血钙危象主要是离子钙减低。

1. **离子钙升高** 见于甲状旁腺功能亢进、代谢性酸中毒、多发性骨髓瘤、维生素 D 中毒、恶性肿瘤或肿瘤骨转移等。

2. **离子钙减低** 呼吸性或代谢性碱中毒、新生儿低钙血症、甲状旁腺功能减退、慢性肾衰竭、维生素 D 缺乏。

六、血清无机磷测定

【参考区间】磷钼酸法：成人 0.85～1.51mmol/L，儿童 1.15～1.78mmol/L。

【临床意义】

1. **高磷血症** 多见于肾衰竭、甲状旁腺功能减退、维生素 D 中毒、多发性骨髓瘤、糖尿病等。补钙是预防低钙高磷对骨质不良影响的最佳方法。

2. **低磷血症**　多见于维生素 D 缺乏或肠道吸收不良、甲状旁腺功能亢进、肾上腺皮质功能减退等。血磷显著减低可导致低磷性佝偻病和骨软化症。

正常人血钙与血磷浓度的乘积是一个常数，范围在 35～40。当血钙升高时，血磷减低；当乘积过低时可发生佝偻病和骨软化症；当乘积过高时，钙磷以骨盐形式沉积在骨组织中。

七、血清镁测定

【参考区间】比色法：成人 0.75～1.02mmol/L，儿童 0.6～0.95mmol/L。

【临床意义】

1. **低镁血症**　镁缺乏非常普遍，住院患者中约 10% 的患者和重症监护中心约 65% 的患者有缺镁情况，其主要临床表现与低钙血症临床症状相似，不易区分。血钙、血镁应同时测定，低镁血症常伴有水和电解质紊乱。

（1）消化道丢失：见于胃肠减压、严重呕吐、长期禁食、吸收不良、吸收不良综合征、溃疡性结肠炎、急慢性腹泻等。

（2）肾排泄增多：见于急性肾功能不全多尿期、肾小管酸中毒、糖尿病多尿、使用甘露醇等脱水剂、高血钙尿镁排出增多等。

（3）内分泌疾病：见于甲状腺功能亢进及甲状旁腺功能亢进、糖尿病酸中毒胰岛素治疗、原发性醛固酮增多症等。

（4）其他：见于急性胰腺炎、代谢性酸中毒等。

2. **高镁血症**　临床不常见，常见原因有急性肾小球肾炎、肾衰竭、尿毒症少尿期和无尿期。也可见于含镁制剂摄入过多、多发性骨髓瘤、严重脱水等。

八、血清锌测定

【参考区间】比色法：男性 11.1～19.5μmol/L，女性 10.7～17.5μmol/L。

【临床意义】

1. **血清锌升高**　见于工业污染引起的急性锌中毒、甲状腺功能亢进、溶血性贫血、红细胞增多症等。

2. **血清锌减低**　①食物含锌量低、营养不良；②吸收不良综合征和肠炎性疾病妨碍锌的吸收；③锌的丢失过多（失血、严重烧伤）；④锌的需要量增加（如妊娠、哺乳、生长期）；⑤医源性因素，如长期静脉营养而未补充锌。

锌缺乏临床表现：①儿童生长发育迟缓、智商减低、营养性侏儒症；②毛发枯黄、免疫力减低、皮炎、伤口愈合迟缓、食欲缺乏、味觉异常、食土癖、暗适应减慢等；③性发育障碍、性功能低下、原发性男性不育症等。

九、血清铜测定

【参考区间】原子吸收分光光度法，比色法：男性 11.0～22.0μmol/L，女性 12.4～24.4μmol/L，儿童 12.6～29.9μmol/L。

【临床意义】

1．血清铜升高　①急性铜中毒，由误服铜盐（如硫酸铜）或食用"铜锈"的铜器皿储放食物；②雌激素治疗、霍奇金病、白血病及其他许多恶性病变、巨幼细胞贫血、再生障碍性贫血、色素沉着病、风湿热、珠蛋白生成障碍性贫血等。

2．血清铜减低　①肝豆状核变性，血清铜及铜蓝蛋白均减低；②先天性肠道吸收铜障碍，如 Menke 病或卷发综合征；③青少年生长发育快、孕妇对铜的生理需要量增加；④肾病综合征时，铜丢失过多。

铜缺乏症临床表现：贫血，白细胞减少，骨骼发育障碍，其次为皮肤及毛发色素减少、头发卷曲，畏食、腹泻、肝脾大及生长发育停滞。治疗铜缺乏症时可用葡萄糖酸铜。

十、血清硒测定

【参考区间】荧光法：1.6～3.0μmol/L。

【临床意义】

1．升高　见于地方性硒中毒及急性硒中毒。

2．减低　大骨节病及克山病与缺硒有关，可用亚硒酸钠及维生素 E 进行防治。

十一、尿钠测定

【留尿方法】留 24 小时尿，记录总尿量，取其中 3ml 送检。

【参考区间】离子选择电极法：130～260mmol/24h。

【临床意义】

1．尿钠升高　①肾小管病变钠重吸收功能减低；②肾上腺皮质功能不全；③糖尿病时排钠增多；④使用利尿药；⑤大量注射盐水、进食含钠过多的食物。

2．尿钠减低　①腹泻、出汗失钠过多；②皮质激素过多使肾小管重吸收钠加强；③长期低盐饮食；④肾前性酸中毒时，尿钠低于 15mmol/L。

当尿钠小于 10mmol/L，肾脏保钠功能正常，此为肾外丢失；当尿钠大于 20mmol/L

时，肾脏保钠功能差，肾性丢失。

十二、尿钾测定

【留尿方法】留 24 小时尿，记录总尿量，取其中 3ml 送检。
【参考区间】离子选择电极法：51～102mmol/24h。
【临床意义】

1. 尿钾升高　见于原发性或继发性醛固酮增多症、库欣综合征、肾素瘤、糖尿病酮症酸中毒、长期使用糖皮质激素、急性肾衰竭多尿期、肾小管酸中毒、代谢性碱中毒、使用排钾利尿药等药物。

2. 尿钾减低　见于肾上腺皮质功能减退症、急性或慢性肾衰竭，使用保钾利尿药等。

十三、尿氯测定

【参考区间】离子选择电极法：170～255mmol/24h。
【临床意义】

1. 尿氯排泄升高　主要见于肾小管损伤、肾上腺皮质功能减退症、糖尿病酮症酸中毒、头颅外伤及使用利尿药等。

2. 尿氯排泄减低　见于大量出汗、剧烈呕吐、心力衰竭、高氯性酸中毒、醛固酮症增多症、长期低盐饮食等。

十四、尿钙测定

【留尿方法】留 24 小时尿，记录总尿量，取其中 3ml 送检。
【参考区间】2.5～7.5mmol/24h（100～300mg/L）。
【临床意义】

1. 尿钙升高　见于高钙血症、甲状旁腺功能亢进、甲状腺功能亢进、多发性骨髓瘤、白血病、恶性肿瘤骨转移、肾小管酸中毒等。

2. 尿钙减低　见于甲状旁腺功能减退、骨钙动员及肠钙吸收减少、血钙减低、妊娠晚期、慢性肾衰竭、慢性腹泻、小儿手足搐搦症等。

十五、尿磷测定

【参考区间】23～48mmol/24h 尿（350～1300mg/24h）。
【临床意义】

1. 病理性升高　见于甲状旁腺功能亢进、骨质软化症、代谢性酸中毒、糖尿病等。

2. **病理性减低**　见于甲状旁腺功能减退、肾功能不全并发酸中毒、佝偻病、肢端肥大症、乳糜泻等。

第二节　血气分析与酸碱分析指标

一、血气分析标本采集注意事项

（1）采集标本前，先给患者测体温。

（2）动脉采血（如桡动脉、肱动脉、股动脉）。

（3）用肝素抗凝注射器采血，采血后需立即混匀排空气泡，再将针尖刺入橡皮塞封闭针孔，以免接触空气造成检验结果失真。

（4）标本送检时检验单上需填写患者体温、吸氧流量（L/min）或氧浓度（%）。

（5）采血后立即送检，采血到出报告时间（TAT）最多不得超过 30 分钟。

二、动脉血氧分压

【**参考区间**】电极法：成人 83～108mmHg。

【**临床意义**】动脉血氧分压（PaO_2）是指动脉血液中物理溶解的氧分子所产生的压力。

1. **判断有无缺氧和缺氧程度**　低氧血症的原因有肺泡通气不足，通气血流（V/Q）比例失调、分流及弥散功能障碍等。

（1）轻度缺氧：氧分压为 60～80mmHg（8.0～10.7kPa）。

（2）中度缺氧：氧分压为 40～60mmHg（5.3～8.0kPa）。

（3）重度缺氧：氧分压小于 40mmHg（小于 5.47kPa）。

（4）氧分压小于 30mmHg（小于 4.0kPa）时则有生命危险。

2. **判断有无呼吸衰竭**

（1）Ⅰ型呼吸衰竭：即缺氧性呼吸衰竭，$PaO_2 < 60mmHg$（8.0kPa）。

（2）Ⅱ型呼吸衰竭：即高碳酸性呼吸衰竭，$PaO_2 < 60mmHg$，同时伴有二氧化碳分压大于 50mmHg。系肺泡通气不足所致。其吸氧治疗原则应给予低浓度（<35%）持续给氧，即氧流量小于 3.5L/min，确定吸氧浓度的原则是保证氧分压迅速提高到 60mmHg 或血氧饱和度达 90%以上的前提下，尽量减低吸氧浓度。若吸入高浓度氧，PaO_2 迅速上升，使外周化学感受器失去低氧血症的刺激，患者的

呼吸变得慢而浅，$PaCO_2$ 随之上升，严重时可陷入 CO_2 麻醉状态。

三、动脉血氧饱和度

【参考区间】92%～99%。

【临床意义】动脉血氧饱和度（SaO_2）是指动脉血氧与血红蛋白结合的程度，是氧合血红蛋白占全部血红蛋白的百分比。

（1）判断有无缺氧的指标，主要受动脉血氧分压的影响，由于氧供应不足或肺泡通气不足等导致氧分压减低，可使动脉血氧饱和度减低。

（2）一氧化碳中毒、亚硝酸盐中毒和先天性高铁血红蛋白血症时，血红蛋白和氧结合的能力减低，可引起动脉血氧饱和度减低，但动脉血氧分压正常。

四、动脉血氧含量

【参考区间】男性 7.87～10.35mmol/L（175～230ml/L），女性 7.2～9.67mmol/L（60～215ml/L）。

【临床意义】动脉血氧含量（CaO_2）指每升动脉全血中含氧的总量。其中，包括血红蛋白结合合氧（占 98.5%）和血浆中物理溶解氧（占 1.5%）的总和。其也是诊断缺氧和低氧血症的最终指标。

（1）呼吸衰竭时，PaO_2、SaO_2、CaO_2 均减低。

（2）贫血患者的 PaO_2 和 SaO_2 正常，血红蛋白减低，血液携带的氧减少，因而 $CaO_2 \downarrow$。

（3）CO 中毒、亚硝酸盐中毒和先天性高铁血红蛋白血症时，PaO_2 正常，而 $SaO_2 \downarrow$、$CaO_2 \downarrow$。不同疾病 PaO_2、SaO_2、CaO_2 变化见表 8-1。

表 8-1　不同疾病 PaO_2、SaO_2、CaO_2 变化

缺氧原因	氧分压(PaO_2)	血氧饱和度(SaO_2)	动脉血氧含量(CaO_2)
呼吸系统疾病	↓	↓	↓
一氧化碳中毒	正常	↓	↓
亚硝酸盐中毒	正常	↓	↓
贫血	正常	正常	↓

注：↑.升高；↓.减低。

（4）高压氧舱治疗：在 1 个大气压下吸入 100%氧时，物理溶解在血中的氧只有 3ml/L。高压氧舱在 3 个大气压下吸入 100%氧时，血浆中溶解的氧可达 66ml/L；此时，这些物理溶解的氧即可满足机体组织代谢需要。这也正是高压氧舱治疗 CO 中毒

和变性血红蛋白血症的机制。

五、酸碱度

【参考区间】电极法：成人 7.35～7.45，新生儿 7.09～7.5。

【临床意义】

1. pH 正常　①正常人；②存在轻度酸碱平衡失调，但机体可以自动调节到正常水平，临床上称为代偿性酸（碱）中毒；③存在强度相等的酸中毒和碱中毒，作用互相抵消，pH 正常。

2. pH＞7.45　失代偿性碱中毒，提示体内碱性物质过多。

3. pH＜7.35　失代偿性酸中毒，提示体内酸性物质过多。

六、动脉血二氧化碳分压

【参考区间】电极法：动脉血 35～45mmHg。

【临床意义】

（1）判断呼吸衰竭的类型：Ⅰ型呼吸衰竭 $PaCO_2$ 正常，Ⅱ型呼吸衰竭 $PaCO_2$＞50mmHg。肺性脑病时，$PaCO_2$＞70mmHg。

（2）判断呼吸性酸碱平衡失调的指标，$PaCO_2$＞45mmHg，提示呼吸性酸中毒；$PaCO_2$＜35mmHg，提示呼吸性碱中毒。呼吸性酸碱失衡主要见于通气过度，呼出过多二氧化碳。

（3）判断代谢性酸碱平衡失调的代偿反应，代谢性酸中毒时经肺代偿 $PaCO_2$ 减低，最大代偿极限为减低至 10mmHg。代谢性碱中毒时经肺代偿 $PaCO_2$ 升高，其最大代偿极限为 $PaCO_2$ 升高至 60mmHg，超过此范围常提示有原发性呼吸性酸碱平衡失调。

七、血浆二氧化碳总量

【参考区间】动脉血：22～33mmol/L。

【临床意义】血浆二氧化碳总量（TCO_2）是指血浆中各种形式存在的 CO_2 总量，其中大部分（95%）是 HCO_3^- 结合形式，少量是物理溶解形式（5%），还有极少量是以碳酸、蛋白质氨基甲酸酯及 CO_3^{2-} 等形式存在。这是判断代谢性酸、碱中毒的指标之一。

1. 病理性升高　①代谢性碱中毒；②呼吸性酸中毒；③代谢性碱中毒合并呼

吸性酸中毒时，TCO$_2$ 显著升高。

2．病理性减低 ①代谢性酸中毒；②呼吸性碱中毒；③代谢性酸中毒合并呼吸性碱中毒时，TCO$_2$ 明显减低。

八、血浆标准碳酸氢盐和血浆实际碳酸氢盐

【参考区间】22～27mmol/L。

【临床意义】标准碳酸氢盐（SB）是全血在 37℃时，二氧化碳分压在 40mmHg，血红蛋白在 100%氧饱和的条件下测出的血浆碳酸氢根浓度，其受呼吸影响较小。

实际碳酸氢盐（AB）是指隔绝空气的动脉血标本在实际条件下测得的 HCO$_3^-$ 的含量。其在一定程度上受呼吸性因素的影响。

（1）AB 与 SB 均为正常，表示酸碱平衡正常。

（2）代谢性酸中毒（失代偿）时，AB≈SB 均↓。

（3）代谢性碱中毒（失代偿）时，AB≈SB 均↑。

（4）慢性呼吸性酸中毒时，AB 与 SB 代偿性↑，AB＞SB，AB 最大可代偿升高至 45mmol/L。

（5）慢性呼吸性碱中毒时，AB 与 SB 代偿性↓，AB＜SB，AB 最大可代偿减少至 12mmol/L。

九、血液缓冲碱

【参考区间】45～55mmol/L。

【临床意义】血液缓冲碱（BB）是全血中具有缓冲作用的阴离子总和，包括 HCO$_3^-$ 和血浆蛋白、血红蛋白和 HPO$_4^{2-}$，HCO$_3^-$ 是 BB 的主要成分，约占 50%，是反映代谢性因素的指标。

（1）BB 反映机体对酸碱平衡失调时总的缓冲能力，不受呼吸因素、CO$_2$ 改变的影响。

（2）BB 升高见于代谢性碱中毒，减低见于代谢性酸中毒。

十、血液剩余碱

【参考区间】-3～+3mmol/L。

【临床意义】血液剩余碱（BE）是判断代谢性酸、碱中毒的重要指标。

1．BE 病理性升高 体内碱储存过量，提示代谢性碱中毒。在呼吸性酸中毒

时，由于肾的代偿作用，BE 可升高。

2. BE 病理性减低　体内碱储存不足，提示代谢性酸中毒。在呼吸性碱中毒时，由于肾的代偿作用，BE 可减低。

十一、阴离子间隙

【参考区间】8～16mmol/L。

【临床意义】阴离子间隙（AG）是指血清中所测得的阳离子总数与阴离子总数之差。通常以（Na^+-Cl^--HCO_3^-）表示。其升高表示有机酸增多的代谢性酸中毒，是判断代谢性酸中毒的重要指标。

大量使用羧苄西林或其他阴离子药物时，阴离子间隙升高，但没有酸中毒。

第三节　酸碱失衡的常见类型及判断

一、判断酸碱平衡失调的四项基本原则

经过多年的工作，笔者总结出判断酸碱平衡失调的四项基本原则，仅供大家参考，四项基本原则累加再结合临床可做出综合判断。pH 正常的代偿性酸碱平衡失调，以 pH 7.4 为标准，结合临床做出判断分析。对于复杂的酸碱平衡失调用公式计算后进行判断。

（1）呼吸性酸碱平衡失调：pH 与 PCO_2 反向变化；呼吸性酸中毒 pH↓、PCO_2↑、呼吸性碱中毒 pH↑、PCO_2↓。

（2）代谢性酸碱平衡失调：pH 与碳酸氢盐（AB、SB）同向变化；代谢性酸中毒 pH↓，AB、SB↓；代谢性碱中毒 pH↑，AB、SB↑。

（3）混合性酸碱失衡：碳酸氢盐（AB、SB）与 PCO_2 反向变化。

（4）阴离子间隙（AG）升高，必有代谢性酸中毒。

二、呼吸性酸中毒

呼吸性酸中毒是指因呼吸功能障碍导致原发性 PCO_2 升高及 pH 下降为特征的高碳酸血症。其可分为急性呼吸性酸中毒和慢性呼吸性酸中毒两类。

血气分析特点为：急性呼吸性酸中毒，pH↓，$PaCO_2$↑；碳酸氢盐正常或轻微升高，不超过 32mmol/L，BE 基本正常。慢性呼吸性酸中毒，pH↓，$PaCO_2$↑，

碳酸氢盐代偿性↑（AB＞SB），最大代偿不超过 45mmol/L，超过 45mmol/L 应考虑合并代谢性碱中毒；BE 正值↑，代偿期 pH 可正常，见表 8-2。

表 8-2 呼吸性酸中毒检验报告单

序号	项目	测定值	提示	单位	参考区间
1	酸碱度（pH）	7.19	↓		7.35～7.45
2	二氧化碳分压（PCO_2）	85.00	↑	mmHg	35～48
3	实际碳酸氢盐（AB）	31.20	↑	mmol/L	21.0～27.0
4	标准碳酸氢盐（SB）	24.70		mmol/L	21.0～27.0
5	阴离子间隙（AG）	3.0	↓	mmol/L	8～16
6	剩余碱（BE）	1.00		mmol/L	−2.3～3
7	二氧化碳总量（TCO_2）	33.90	↑	mmol/L	22～33
8	动脉血氧分压（PO_2）	44.00	↓	mmHg	83～108
9	血氧饱和度（SaO_2）	68.00	↓	%	92～99
10	动脉血氧含量（CaO_2）	4.91	↓	mmol/L	7.65～10.3
11	血红蛋白浓度（Hb）	114.00	↓	g/L	120～160
12	血细胞比容（HCT）	0.35	↓	L/L	0.38～0.50
13	肺泡-动脉氧分压差[PO_2 (A-a)]	57.00	↑	mmHg	15～20
14	吸入气体氧浓度（FIO_2）	29.0		%	

注：↑. 升高；↓. 减低。

三、呼吸性碱中毒

呼吸性碱中毒是指由于肺通气过度使血浆 $PaCO_2$ 下降引起的一系列病理生理过程。其常见于：①癔症；②脑病外伤或疾病；③体温过高、环境高温；④人工呼吸机通气过度。

血气分析特点为：pH↑，$PaCO_2$↓；碳酸氢盐在急性呼吸性碱中毒时正常或轻度↓，慢性呼吸性碱中毒时代偿性↓（AB＜SB），BE↓，最大可代偿可减少至 12mmol/L，低于此值，应考虑合并代谢性酸中毒；血钾常↓，血清离子钙（Ca^{2+}）↓；代偿期 pH 可正常，见表 8-3。

表 8-3 呼吸性碱中毒检验报告单

序号	项目	测定值	提示	单位	参考区间
1	钾（K）	2.55	↓	mmol/L	3.4～4.5
2	钠（Na）	130.00	↓	mmol/L	136～146
3	氯（Cl）	97.0	↓	mmol/L	98～106

续表

序号	项目	测定值	提示	单位	参考区间
4	离子钙（Ca）	1.05	↓	mmol/L	1.15～1.29
5	血乳酸	1.7	↑	mmol/L	0.5～1.6
6	酸碱度（pH）	7.50	↑		7.35～7.45
7	二氧化碳分压（PCO₂）	30.10	↓	mmHg	35～48
8	实际碳酸氢盐（AB）	23.20		mmol/L	21.0～27.0
9	标准碳酸氢盐（SB）	25.20		mmol/L	21.0～27.0
10	阴离子间隙（AG）	9.8		mmol/L	8～16
11	剩余碱（BE）	0.90		mmol/L	-2.3～3
12	二氧化碳总量（TCO₂）	24.20		mmol/L	22～33
13	动脉血氧分压（PO₂）	70.00	↓	mmHg	83～108
14	血氧饱和度（SaO₂）	95.80		%	92～99
15	动脉血氧含量（CaO₂）	7.43	↓	mmol/L	7.65～10.3
16	血红蛋白浓度（Hb）	123.00		g/L	120～160
17	血细胞比容（HCT）	0.38		L/L	0.38～0.50
18	肺泡-动脉氧分压差[PO₂（A-a）]	27.00	↑	mmHg	15～20
19	吸入气体氧浓度（FIO₂）	21.0		%	

注：↑. 升高；↓. 减低。

四、代谢性酸中毒

代谢性酸中毒是由于机体产酸过多、排酸障碍和碱性物质损失过多所致。临床上常将代谢性酸中毒根据阴离子间隙（AG）分为高阴离子间隙型、正常阴离子间隙型。

1. 高阴离子间隙型代谢性酸中毒　常见于缺血缺氧引起的乳酸性酸中毒、尿毒症酸中毒、酮症酸中毒及甲醇、乙醇、水杨酸中毒引起的代谢性酸中毒等。

2. 正常阴离子间隙型代谢性酸中毒　又称为高血氯性酸中毒。碱性物质丢失过多如腹泻、肠瘘、肠道减压可因大量丢失 HCO_3^- 而引起酸中毒，如肾小管性酸中毒或过多使用含氯的酸（如盐酸精氨酸）而引起酸中毒。

血气分析特点为：pH↓、AB≈SB 均↓、BB↓、AG↑或正常，代偿性 $PaCO_2$↓或正常，血钾可↑，代偿期 pH 可正常，见表8-4。

表 8-4　代谢性酸中毒检验报告单

序号	项目	测定值	提示	单位	参考区间
1	钾（K）	7.27	↑	mmol/L	3.4～4.5
2	钠（Na）	128.00	↓	mmol/L	136～146
3	氯（Cl）	92.0	↓	mmol/L	98～106
4	离子钙（Ca）	1.20		mmol/L	1.15～1.29
5	酸碱度（pH）	6.91	↓		7.35～7.45
6	二氧化碳分压（PCO$_2$）	29.20	↓	mmHg	35～48
7	实际碳酸氢盐（AB）	5.70	↓	mmol/L	21.0～27.0
8	标准碳酸氢盐（SB）	6.00	↓	mmol/L	21.0～27.0
9	阴离子间隙（AG）	30.5	↑	mmol/L	8～16
10	剩余碱（BE）	-24.20	↓	mmol/L	-2.3～3
11	二氧化碳总量（TCO$_2$）	6.70	↓	mmol/L	22～ 33
12	动脉血氧分压（PO$_2$）	42.00	↓	mmHg	83～108
13	血氧饱和度（SaO$_2$）	52.90	↓	%	92～99
14	动脉血氧含量（CaO$_2$）	1.53	↓	mmol/L	7.1～9.67
15	血红蛋白浓度（Hb）	45.00	↓	g/L	110～150
16	血细胞比容（HCT）	0.14	↓		0.33～0.45
17	肺泡-动脉氧分压差[PO$_2$(A-a)]	185.00	↑	mmHg	15～20
18	吸入气体氧浓度（FIO$_2$）	41.0		%	

注：↑．升高；↓．减低。

五、代谢性碱中毒

代谢性碱中毒是指体内酸丢失过多或从体外进入碱过多造成，本病临床上常伴有血钾过低。

（1）胃液丢失过多，严重呕吐、长期胃管引流。

（2）碱性药摄入过多：在纠正酸中毒时，输入碳酸氢钠、乳酸钠过量；大量输血及血浆，柠檬酸钠转化为碳酸钠。

（3）缺钾：缺钾时，由于细胞内外 K$^+$-H$^+$交换，K$^+$进入血液，H$^+$转入细胞内，肾小管排 H$^+$增加，Na$^+$、HCO$_3^-$的重吸收增加，出现反常性酸性尿，补钾可纠正碱中毒。缺钾主要见于排钾利尿药使用过量。缺钾性碱中毒时血 K$^+$↓，尿液呈酸性，不可误认为有代谢性酸中毒。

（4）低氯性碱中毒：使用利尿药或糖皮质激素不当引起低钾、低氯。上述情况经补生理盐水后可纠正碱中毒，故称为对氯有反应性碱中毒。低氯性碱中毒血 Cl$^-$↓，尿 Cl$^-$大于 10mmol/L。

血气分析特点为：pH↑，AB↑、SB↑、BB↑、BE↑；代偿性 PCO$_2$升高；

血钾可减低，血清离子钙（Ca^{2+}）↓，代偿期 pH 可正常，见表 8-5。

表 8-5　代谢性碱中毒检验报告单

序号	项目	测定值	提示	单位	参考区间（女性）
1	钾（K）	3.49		mmol/L	3.4～4.5
2	钠（Na）	131.00	↓	mmol/L	136～146
3	氯（Cl）	92.0	↓	mmol/L	98～106
4	离子钙（Ca）	1.05	↓	mmol/L	1.15～1.29
5	血乳酸	1.7	↑	mmol/L	0.5～1.6
6	酸碱度（pH）	7.52	↑		7.35～7.45
7	二氧化碳分压（PCO$_2$）	36.50		mmHg	35～48
8	实际碳酸氢盐（AB）	30.20	↑	mmol/L	21.0～27.0
9	标准碳酸氢盐（SB）	30.70	↑	mmol/L	21.0～27.0
10	阴离子间隙（AG）	8.4		mmol/L	8～16
11	剩余碱（BE）	7.10	↑	mmol/L	-2.3～3
12	二氧化碳总量（TCO$_2$）	31.30		mmol/L	22～33
13	动脉血氧分压（PO$_2$）	56.00	↓	mmHg	83～108
14	血氧饱和度（SaO$_2$）	92.40		%	92～99
15	动脉血氧含量（CaO$_2$）	8.86		mmol/L	7.1～9.67
16	血红蛋白浓度（Hb）	153.00	↑	g/L	110～150
17	血细胞比容（HCT）	0.47	↑	L/L	0.33～0.45
18	肺泡-动脉血氧分压差[PO$_2$ (A-a)]	85.00	↑	mmHg	15～20
19	吸入气体氧浓度（FIO$_2$）	29.0		%	

注：↑. 升高；↓. 减低。

六、呼吸性酸中毒合并代谢性酸中毒

呼吸性酸中毒合并代谢性酸中毒是指急、慢性呼吸性酸中毒合并不适当的 HCO$_3^-$ 下降，或代谢性酸中毒合并不适当的 PCO$_2$ 增加。其多见于：①慢性阻塞性肺疾病，CO$_2$ 潴留，导致呼吸性酸中毒；同时由于缺氧，体内乳酸堆积，导致代谢性酸中毒。②心跳、呼吸骤停发生急性呼吸性酸中毒和因缺氧发生乳酸酸中毒。此种混合型酸碱平衡障碍可使血浆 pH 显著下降。

血气分析特点为：pH↓ 明显，PaCO$_2$↑、AB↓、SB↓、BB↓、BE↓，见表 8-6。

表 8-6　呼吸性酸中毒合并代谢性酸中毒检验报告单

序号	项目	测定值	提示	单位	参考区间
1	酸碱度（pH）	6.96	↓		7.35～7.45
2	二氧化碳分压（PCO$_2$）	99.00	↑	mmHg	35～48
3	实际碳酸氢盐（AB）	21.00	↓	mmol/L	21.4～27.3
4	标准碳酸氢盐（SB）	15.00	↓	mmol/L	22.5～26.5
5	阴离子间隙（AG）	16.4	↑	mmol/L	8～16
6	剩余碱（BE）	-11.90	↓	mmol/L	-2.3～3
7	二氧化碳总量（TCO$_2$）	23.90		mmol/L	22～33
8	动脉血氧分压（PO$_2$）	121.00	↑	mmHg	83～108
9	血氧饱和度（SaO$_2$）	94.60		%	92～99
10	动脉血氧含量（CaO$_2$）	5.89	↓	mmol/L	7.65～10.3
11	血红蛋白浓度（Hb）	97.00	↓	g/L	120～160
12	血细胞比容（HCT）	0.30	↓		0.38～0.50
13	肺泡-动脉氧分压差[（PO$_2$ (A-a)]	48.00	↑	mmHg	15～20
14	吸入气体氧浓度（FIO$_2$）	41.0		%	

注：↑.升高；↓.减低。

七、呼吸性酸中毒合并代谢性碱中毒

呼吸性酸中毒合并代谢性碱中毒是指急、慢性呼吸性酸中毒合并不适当的 HCO_3^- 升高，或代谢性碱中毒合并不适当的 PCO$_2$ 升高。其主要见于慢性阻塞性肺疾病引起的呼吸性酸中毒，治疗过程中使用利尿药不当引起低钾、低氯代谢性碱中毒，或补碱过量。

血气分析特点为：PaCO$_2$↑，碳酸氢钠↑↑，并超过预计代偿的限度，急性呼吸性酸中毒时 HCO_3^- 的增加不超过 3～4mmol/L，BE↑，pH 正常、减低或升高。

八、呼吸性碱中毒合并代谢性碱中毒

呼吸性碱中毒合并代谢性碱中毒常见于各种危重患者，引起呼吸性碱中毒的病因有机械通气过度（低氧血症、败血症、颅脑外伤、肝性脑病因 NH$_3$ 的刺激而通气过度、妊娠中毒等），引起合并代谢性碱中毒的病因有呕吐、胃肠引流、大量输入库存血及碱性药物、频繁使用利尿药等。

血气分析特点为：pH↑明显，$PaCO_2$↓，AB↑、SB↑，BB↑、BE↑，血钾可↓，血清离子钙（Ca^{2+}）↓↓，见表8-7。

表8-7　呼吸性碱中毒合并代谢性碱中毒检验报告单

序号	项目	测定值	提示	单位	参考范围
1	钾（K）	2.52	↓	mmol/L	3.4～4.5
2	钠（Na）	127.00	↓	mmol/L	136～146
3	氯（Cl）	84.0	↓	mmol/L	98～106
4	离子钙（Ca）	0.87	↓	mmol/L	1.15～1.29
5	血乳酸	1.8	↑	mmol/L	0.5～1.6
6	酸碱度（pH）	7.65	↑		7.35～7.45
7	二氧化碳分压（PCO_2）	28.40	↓	mmHg	35～48
8	实际碳酸氢盐（AB）	32.10	↑	mmol/L	21.0～27.0
9	标准碳酸氢盐（SB）	34.20	↑	mmol/L	21.0～27.0
10	阴离子间隙（AG）	10.2		mmol/L	8～16
11	剩余碱（BE）	10.50	↑	mmol/L	-2.3～3
12	二氧化碳总量（TCO_2）	33.00		mmol/L	22～33
13	动脉血氧分压（PO_2）	78.00	↓	mmHg	83～108
14	血氧饱和度（SaO_2）	97.90		%	92～99
15	动脉血氧含量（CaO_2）	5.99	↓	mmol/L	7.1～9.67
16	血红蛋白浓度（Hb）	96.00	↓	g/L	110～150
17	血细胞比容（HCT）	0.30	↓		0.33～0.45
18	肺泡-动脉氧分压差[PO_2 (A-a)]	150.00	↑	mmHg	15～20
19	吸入气体氧浓度（FIO_2）	41.0		%	

注：↑. 升高；↓. 减低。

九、呼吸性碱中毒合并代谢性酸中毒

此类型常见于各种引起肺泡通气过度的疾病（如肺炎、炎症发热或人工机械通气不当），因持久严重缺氧或合并周围性衰竭、糖尿病酮症等使产酸增多、肾衰竭固定酸排出减少、腹泻碱损失过多、长时间大量输氨基酸溶液等，均可合并代谢性酸中毒。

血气分析特点为：$PaCO_2\downarrow$，AB↓、SB↓、BE↓，AG↑，pH 升高或接近正常，见表 8-8。

表 8-8　呼吸性碱中毒合并代谢性酸中毒检验报告单

序号	项目	测定值	提示	单位	参考区间
1	钾（K）	2.73	↓	mmol/L	3.4~4.5
2	钠（Na）	140.00		mmol/L	136~146
3	氯（Cl）	108.0	↑	mmol/L	98~106
4	离子钙（Ca）	1.10	↓	mmol/L	1.15~1.29
5	血乳酸	9.2	↑	mmol/L	0.5~1.6
6	酸碱度（pH）	7.64	↑		7.35~7.45
7	二氧化碳分压（PCO_2）	11.20	↓	mmHg	35~48
8	实际碳酸氢盐（AB）	12.30	↓	mmol/L	21.0~27.0
9	标准碳酸氢盐（SB）	19.60	↓	mmol/L	21.0~27.0
10	阴离子间隙（AG）	19.8	↑	mmol/L	8~16
11	剩余碱（BE）	-6.00	↓	mmol/L	-2.3~3
12	二氧化碳总量（TCO_2）	12.70	↓	mmol/L	22~33
13	动脉血氧分压（PO_2）	151.00	↑	mmHg	83~108
14	血氧饱和度（SaO_2）	99.70	↑	%	92~99
15	动脉血氧含量（CaO_2）	8.37		mmol/L	7.1~9.67
16	血红蛋白浓度（Hb）	132.00		g/L	110~150
17	血细胞比容（HCT）	0.40		L/L	0.33~0.45
18	肺泡-动脉氧分压差[PO_2(A-a)]	22.00	↑	mmHg	15~20
19	吸入气体氧浓度（FIO_2）	29.0		%	

注：↑.升高；↓.减低。

第 **9** 章
肾脏疾病检查

第一节　肾小球疾病检查

一、尿常规

详见第 2 章第一节"尿液检查"。

二、尿微量白蛋白测定

【参考区间】尿微量白蛋白（mALB）免疫比浊法，肌酐酶法：①随机尿 0～25mg/L，尿微量白蛋白/肌酐＜30mg/g Cr；②24 小时尿＜30mg/24h，排泄率＜20μg/min。

【临床意义】

（1）尿液出现微量白蛋白主要见于糖尿病肾病的早期、高血压肾病、狼疮性肾病等肾小球微血管病变早期，为糖尿病肾病早期诊断和监测的首选项目。

（2）生理性蛋白尿，如心力衰竭、肥胖、高脂血症、吸烟、饮酒、剧烈运动可出现微量白蛋白尿。

（3）大量白蛋白尿：尿白蛋白含量大于 200mg/L，或大于 300mg/g Cr，称为大量白蛋白尿，此时尿常规出现尿蛋白阳性。

三、尿转铁蛋白测定

【参考区间】免疫比浊法：＜5.0mg/L。

【临床意义】临床意义同尿微量白蛋白，但尿中转铁蛋白（Tf）浓度与 Alb 相比较低，检测值离散度较大，在 pH≤4 的酸性尿中易降解，影响测定结果的准确性。

四、尿免疫球蛋白 IgG 测定

【参考区间】散射免疫比浊法：IgG<8.5mg/L。

【临床意义】IgG 是血清中含量最多的球蛋白，其分子质量为 160kDa，正常情况下 IgG 分子质量较大，不易透过肾小球滤过膜，当尿中出现大量 IgG 时，说明肾小球基膜有严重的损伤断裂，此时的蛋白尿称为非选择性蛋白尿。

五、尿蛋白/肌酐值测定

【参考区间】邻苯三酚红比色法：<200mg/g Cr。

【临床意义】

（1）尿蛋白/肌酐值>200mg/g Cr 称为蛋白尿。

（2）随机尿测定尿总蛋白/肌酐值可以消除尿量多少带来的误差，与 24 小时尿蛋白定量有很好的相关性，它能够准确地预测 24 小时尿蛋白排出量，与过去传统的 24 小时尿蛋白定量比较，具有快速、简便、精确等特点，特别适合门诊患者，为临床上理想的诊断蛋白尿和随访的指标。

六、24 小时尿蛋白定量

【参考区间】邻苯三酚红比色法：<0.15g/24h。

【临床意义】24 小时尿蛋白定量检测尿液中的总蛋白，比尿蛋白定性更客观、更准确地反映尿蛋白的含量，对肾脏疾病的诊断和疗效观察具有一定意义。

（1）成人尿蛋白量大于 0.15g/24h 称为蛋白尿，大于 3.5g/24h 称为大量蛋白尿。

（2）肾病综合征的诊断标准包括：①尿蛋白量大于 3.5g/24h；②血清白蛋白量小于 30g/L；③水肿；④高血脂。其中，①、②两项为诊断必需的。

（3）生理性蛋白尿、肾小管性蛋白尿一般小于 1g/24h。

七、血清胱抑素 C 测定

【参考区间】免疫比浊法：0.56～0.96mg/L。

【临床意义】半胱氨酸蛋白酶抑制蛋白 C 简称胱抑素 C（cysC），肾是清除血液中胱抑素 C 的唯一器官，血清胱抑素 C 浓度主要由肾小球滤过率（GFR）决定，是一种理想的反映 GFR 变化的内源性标志物，比肌酐清除率有更高的敏感性和特异性。

（1）血清胱抑素 C 升高提示肾小球滤过功能受损，见于糖尿病肾病、高血压肾病及其他肾小球滤过功能早期损伤。肾移植成功后，血清胱抑素 C 下降的速度和幅度均大于肌酐清除率；肾移植排斥反应时，胱抑素 C 升高也明显早于肌酐清除率。

（2）胱抑素 C 与肾小球滤过率有很好的相关性，当肾小球滤过率下降时，胱抑素 C 升高早于肌酐和肌酐清除率，且检验结果不受饮食、身高、体重、年龄和恶性肿瘤等影响，不受血脂、黄疸和溶血的干扰，是判断肾小球滤过功能早期损伤的首选指标。

八、血清 α_1 微球蛋白测定

【参考区间】免疫比浊法：10～30mg/L。

【临床意义】α_1 微球蛋白（α_1-MG）升高见于肾小球滤过功能损伤，为肾小球滤过功能的早期指标，与胱抑素 C 的诊断性能相当，比肌酐和尿素氮灵敏。在肌酐清除率小于 100ml/min 时，血清 α_1-MG 即出现升高，而此时肌酐多正常。

九、内生肌酐清除率测定

【参考区间】酶法：男性 85～125ml/min，女性 75～115ml/min。

【临床意义】

（1）判断肾小球损害的敏感指标，肾有强大的储备能力，当肾小球滤过率减低至 50ml/min 时，血肌酐、尿素氮仍可在正常范围，故血内生肌酐清除率（Ccr）是较早反映肾小球滤过率（GFR）的敏感指标。

（2）评估肾功能损害程度，根据血 Ccr 可将肾功能分为四期。

（3）指导治疗：慢性肾衰竭 Ccr 30～40ml/min，应限制蛋白质摄入。Ccr 小于 30ml/min 时，使用氢氯噻嗪等利尿药治疗常无效；Ccr 小于 10ml/min 时应结合临床进行透析治疗，对利尿药（如呋塞米、依他尼酸钠）的反应已极差。

（4）肾衰竭时，凡通过肾代谢或以肾排出的药物也可根据 Ccr 减低的程度来调节用药剂量和决定用药的时间间隔。我国慢性肾衰竭（CRF）的分期方法见表 9-1。

表 9-1 我国慢性肾衰竭（CRF）的分期方法

CRF 分期	肌酐清除率（ml/min）	血肌酐（μmol/L）
肾功能代偿期	50～80	＜178
肾功能失代偿期	20～50	＞178
肾衰竭期	10～20	＞455
尿毒症期	＜10	≥707

【内生肌酐清除率简易计算法】常规内生肌酐清除率测定方法需留 24 小时尿，测定不方便；但可采用血肌酐计算法，计算公式为：

$$\text{男性：肌酐清除率（ml/min）} = \frac{(140 - 年龄) \times 体重(kg) \times 1.23}{血肌酐(\mu mol / L)}$$

$$\text{女性：肌酐清除率（ml/min）} = \frac{(140 - 年龄) \times 体重(kg) \times 1.04}{血肌酐(\mu mol / L)}$$

十、血清肌酐测定

【参考区间】酶法：

男性（20～59 岁）57～97μmol/L，男性（60～79 岁）57～111μmol/L；

女性（20～59 岁）41～73μmol/L，女性（60～79 岁）41～81μmol/L。

【临床意义】

（1）血肌酐（Cr）升高：见于各种原因引起的肾小球滤过功能减退。

1）急性肾衰竭时，血肌酐明显进行性升高为器质性损害的指标，可伴少尿或非少尿。

2）慢性肾衰竭时血肌酐升高的程度与病变的严重性一致。

（2）鉴别肾前性和肾实质性少尿

1）器质性肾衰竭血肌酐常大于 200μmol/L。

2）肾前性少尿，如心力衰竭、脱水、肝肾综合征等有效血容量减少，使肾血流量减少，血肌酐小于 200μmol/L。

（3）器质性肾衰竭尿素氮与肌酐同步升高，肾前性少尿，肾外因素所致的氮质血症尿素氮可较快上升，但肌酐不相应上升。

（4）老年人、肌肉消瘦者血肌酐可能偏低，因此一旦血肌酐上升，要警惕肾功能减退。

十一、血清尿素氮测定

【参考区间】尿素酶法：

男性（20~59 岁）3.1~8.0mmol/L，男性（60~79 岁）3.6~9.5mmol/L；

女性（20~59 岁）2.6~7.5mmol/L，女性（60~79 岁）3.1~8.8mmol/L。

【临床意义】

（1）肾功能轻度受损时，血清尿素氮（BUN）可无变化，但当肾小球滤过率下降至 50%以下时，血清 BUN 才能升高，不能作为早期肾功能指标。

（2）慢性肾衰竭与病情一致。

（3）肾前性少尿，如心力衰竭、脱水、大量腹水、肝肾综合征等有效血容量减少，使肾血流量减少导致少尿。此时，BUN 升高，但肌酐升高不明显，称为肾前性氮质血症。经扩容尿量多能增加，BUN 可自行下降。

（4）急性传染病、高热、上消化道出血、大面积烧伤、严重创伤、大手术后、甲状腺功能亢进、高蛋白饮食等，血尿素氮升高，但肌酐一般不升高。

十二、血清尿酸测定

【参考区间】尿酸酶比色法：男性 214~488μmol/L，女性 137~363μmol/L。

【临床意义】尿酸（UA）为体内核酸中嘌呤代谢的终末产物，血中尿酸除小部分被肝脏破坏外，大部分被肾小球过滤，从尿液中排出。

1. 血尿酸升高

（1）肾小球滤过功能减退时尿酸排出减少，血中尿酸含量升高早于尿素氮和肌酐。血尿酸升高而无痛风发作者为高尿酸血症。

（2）尿酸生成增加：见于原发性痛风、慢性溶血性贫血、横纹肌溶解、白血病、多发性骨髓瘤、真性红细胞增多症等，肿瘤化学治疗后尿酸升高更明显。

（3）铅可抑制肾小管对尿酸的分泌，使血尿酸升高。

（4）饮食中富含核酸的食物如海鲜、啤酒等也可使尿酸升高。

2. 血尿酸减低　见于肝豆状核变性、范科尼综合征、严重贫血等。

十三、血清 β₂ 微球蛋白测定

【参考区间】免疫比浊法：1~3mg/L。

【临床意义】

（1）评价肾小球滤过功能：比肌酐和尿素氮灵敏，在肌酐清除率<80ml/min，

血清 β₂ 微球蛋白（β₂-MG）即出现升高，而此时肌酐多正常。

（2）血清和尿中 β₂-MG 均升高，表明体内产生过多，肾小球滤过功能和肾小管重吸收功能均受损。

（3）当体内有炎症（肝炎、类风湿关节炎）、多发性骨髓瘤、淋巴瘤或恶性肿瘤时，血 β₂-MG 升高明显。

第二节　肾小管疾病检查

一、尿 N-乙酰 β-D 氨基葡萄糖酐酶测定

【参考区间】速率法：2～20U/L（3～18U/g Cr）。

【临床意义】

（1）广泛存在于近曲小管溶酶体中，各种原因引起的肾小管损伤、坏死，如急慢性间质性肾炎、肾盂肾炎、狼疮性肾炎等尿 N-乙酰 β-D 氨基葡萄糖酐酶（NAG）升高。

（2）常用于氨基糖苷类、头孢类、抗癌药物、免疫抑制药、镇痛药、非甾体抗炎药物、中草药（关木通、马兜铃、木防己）等肾毒性药物对肾小管损伤的诊断和损伤程度的监测。

（3）鉴别上下尿路感染：急、慢性肾盂肾炎尿 NAG 升高，下泌尿系统感染时 NAG 正常。

（4）肾移植排斥反应早期灵敏的诊断指标。临床出现各种指征前 1～3 天尿 NAG 活性显著升高。

（5）应用于重金属肾损伤监测，肾毒性物质环境污染的人群筛查。

二、尿 α₁ 微球蛋白测定

【参考区间】免疫比浊法：0～12.5mg/L（0～10mg/g Cr）。

【临床意义】α₁ 微球蛋白（α₁-MG）为小分子蛋白，可自由通过肾小球滤过进入原尿中，99% 被近曲小管重吸收，并在此全部被分解，正常尿液中含量很低，当近曲小管损害重吸收能力减弱时，尿中 α₁-MG 升高，是近曲肾小管功能损害的敏感指标之一，肾小管损伤早期、晚期都升高。

（1）α₁-MG 升高见于肾小管损害、急慢性间质性肾炎、肾盂肾炎、狼疮性肾炎、肾衰竭等患者。

（2）常用于肾毒性药物对肾小管损伤的诊断和损伤程度的监测。

（3）鉴别上下尿路感染：急、慢性肾盂肾炎时，因肾小管受损，尿 α_1-MG 可升高；下泌尿系统感染时尿 α_1-MG 不升高。

（4）α_1-MG 是糖尿病肾病、肾移植排斥反应早期灵敏的诊断指标。

（5）α_1-MG 不受恶性肿瘤影响，酸性尿中稳定，故比 β_2 微球蛋白更可靠。

三、尿 β_2 微球蛋白测定

【参考区间】免疫比浊法：$0\sim0.3$mg/L。

【临床意义】临床意义与尿 α_1 微球蛋白基本相同，由于 β_2 微球蛋白（β_2-MG）尿中含量较低，低浓度时实验误差较大。恶性肿瘤、白血病、多发性骨髓瘤等血液及尿液中 β_2-MG 含量升高，判断肾小管功能时 β_2-MG 不及 α_1-MG。

四、尿 T-H 糖蛋白测定

【参考区间】免疫比浊法：随机尿：$8\sim15\mu$g/g Cr。

【临床意义】尿液 T-H 糖蛋白（THP）升高多提示远端肾小管损伤，见于尿路长期梗阻、自身免疫性炎症、药物中毒等所致肾小管-间质性肾炎等。一过性升高可见于重铬酸钾中毒及肾移植后急性排斥反应期。

五、昼夜尿比密试验

【试验方法】试验当天正常进食，每餐含水分约 500ml，不再进水。8：00 排尿弃去，开始计时，每隔 2 小时留尿 1 次，共 6 次为日间尿。每次必须排空膀胱，全部收集不可丢失。20：00 至次日 8：00 收集在一起为夜间尿。分别测定这 7 份尿的尿量及比密。使用利尿药时不能做此试验，尿毒症患者也不宜进行本试验。

【参考区间】正常人夜尿量应不超过 750ml，比密应在 1.018 以上，日间尿量与夜间尿量之比为（$3\sim4$）：1，日间尿液最高比密应在 1.018 以上，最高与最低比密差应大于 0.009。

【临床意义】昼夜尿比密试验主要观察肾脏远端肾小管稀释-浓缩功能。

（1）肾浓缩功能减退时，夜尿量超过 750ml，24 小时尿量常超过 2500ml；昼夜尿量相差不大，各次尿比密接近，最高比密小于 1.018，比密差小于 0.009。

（2）如日间尿最高 1 次比密小于 1.018，最高与最低比密差只有 $0.001\sim0.002$，或比密固定在 1.010 左右，提示远端肾小管的浓缩功能丧失。

（3）日间尿每次比密固定在 1.018 以上，常见于急性肾炎、肾被动性充血及出汗过多。

六、尿渗透压测定

【试验方法】禁饮 8 小时后，取晨起第 1 次清洁尿送检，同时采血。

【参考区间】尿 $600 \sim 1000 mOsm/kgH_2O$，血浆 $275 \sim 305\ mOsm/kg\ H_2O$，尿/血浆渗量值为（$3 \sim 4.5$）：1。

【临床意义】尿渗透压（尿渗量）是指经肾脏排泄到尿液内全部溶质微粒的总数量。测定尿渗透压比测定尿比密能更准确地反映远端肾小管浓缩和稀释功能。

（1）判断肾浓缩功能：尿渗透压在 $300 mOsm/kgH_2O$ 左右时，与血浆渗透压相等，称为等渗尿。尿渗透压小于 $300 mOsm/kgH_2O$ 时称低渗尿。正常人禁水 8 小时后尿渗透压小于 $600 mOsm/kgH_2O$，再加尿/血浆渗量值≤1，均表明肾浓缩功能障碍。见于慢性肾盂肾炎、多囊肾、尿路梗阻性肾病、尿酸性肾病等慢性间质性病变；也可见于慢性肾炎晚期，急、慢性肾衰竭累及肾小管和间质。

（2）一次性尿渗透压检测用于鉴别肾前性、肾性少尿：肾前性少尿，肾小管功能完好，渗透压常＞$450 mOsm/kgH_2O$；肾小管坏死致肾性少尿，尿渗透压减低，渗透压常小于 $350 mOsm/kgH_2O$。

七、氯化铵负荷试验

【试验方法】

1. 单剂量法　饮食不限，禁服酸碱药物。排空膀胱，顿服氯化铵 0.1g/kg，饮水 $500 \sim 600 ml$，3 小时后每小时留尿 1 次，共 5 次，收集尿液后应立即测 pH。

2. 长程法　受试者停用碱性药物 2 天，每天服氯化铵 0.1g/kg，连服 3 天，第 3 天排尿后服药，3 小时后每小时留尿 1 次，共 5 次，收集尿液后应立即测 pH。

【参考区间】单剂量法和长程法的 5 次尿样中至少有一次 pH 小于 5.5。

【临床意义】如果每次尿液 pH 大于 5.5，可诊断远端肾小管性酸中毒（Ⅰ型），一般尿液 pH 在 $6 \sim 7$。

八、碳酸氢盐重吸收排泄试验

【试验方法】口服碳酸氢盐法，据患者酸中毒的程度，每天服用剂量为 $1 \sim 2 mmol/kg$，逐日加量至 10mmol/kg，连续测定血液中二氧化碳（CO_2）的含量，

当 CO_2 达到 26mmol/L 时，留取尿样，分别测定血和尿中的 CO_2 和肌酐浓度，按公式计算。

$$尿\ HCO_3^-\ 的排泄率=\frac{尿CO_2\times 血肌酐}{尿肌酐\times 血CO_2}\times 100\%$$

【参考区间】正常成人≤1%。

【临床意义】碳酸氢盐重吸收排泄试验又称为碱负荷试验。其原理是：用一定量的碱性药物如碳酸氢盐，使机体碱化，以增加肾小管重吸收碳酸氢离子的负担。如近端肾小管发生损害，其重吸收碳酸氢离子功能减退，尿中碳酸氢盐增多，将有助于近端肾小管性酸中毒的诊断，并可鉴别远端肾小管性酸中毒。近端肾小管性酸中毒（Ⅱ型）大于 15%，远端肾小管性酸中毒（Ⅰ型）小于 5%。

九、肾小管性酸中毒临床类型

1. 远端肾小管性酸中毒（Ⅰ型）　因远端肾单位泌 H^+ 障碍或 H^+ 梯度形成障碍。

2. 近端肾小管性酸中毒（Ⅱ型）　是因近端肾小管重吸收 HCO_3^- 障碍所致，多为遗传因素。

3. 混合型肾小管性酸中毒（Ⅲ型）　是以上两种的混合型，其兼有前两种的临床表现。

4. 伴高血钾的远端肾小管性酸中毒（Ⅳ型）　是因缺乏醛固酮或肾小管对醛固酮反应减弱，排 H^+、K^+ 障碍，此型多由慢性肾病和肾上腺皮质疾病引起，临床上以酸中毒和高钾血症为主要表现，多见于老年人。Ⅰ型、Ⅱ型肾小管性酸中毒鉴别见表 9-2。

表 9-2　Ⅰ型、Ⅱ型肾小管性酸中毒鉴别

指标	Ⅰ型（远端肾小管）	Ⅱ型（近端肾小管）
血浆 pH	↓	↓
血浆 CO_2CP	↓	↓
尿 pH	>6，晨尿>7	<6，晨尿<5.5
尿糖及尿氨基酸	均为（-）	均为（+）
NH_4Cl 负荷试验	各份尿 pH>5.5	尿 pH<6
尿 HCO_3^- 部分排泄率	<5%	>15%

注：↓．减低。

第三节　肾脏疾病其他检查

一、抗肾小球基膜抗体测定

【参考区间】ELISA 法：阴性。

【临床意义】抗肾小球基膜（GBM）抗体相关疾病是抗 GBM 抗体型肾小球肾炎标志性抗体。此型肾炎为肺出血-肾炎综合征，其临床特征为急性进行性肾小球肾炎与肺含铁血黄素沉着症。在未累及肺的抗肾小球基膜疾病患者中，抗 GBM 抗体的阳性率为 60%，而在累及肺的患者中，抗 GBM 抗体的阳性率为 80%～90%。临床病程与抗体水平相关，高滴度的抗体提示疾病将恶化。

抗 GBM 抗体也可见于其他多种肾病患者，另外在抗 GBM 抗体阳性的患者中20%～35%的患者可同时检出 p-ANCA（MPO-ANCA），该患者常伴有激进性肾小球肾炎或坏死性肉芽肿性血管炎。

二、血清循环免疫复合物测定

【参考区间】ELISA 法：<28.4mg/L。

【临床意义】抗原和相应抗体结合形成免疫复合物，中等大小免疫复合物既不能被吞噬细胞清除，又不能通过肾小球排出，可较长时间游离于血液和其他体液中，此类免疫复合物可随血流沉积在肾小球基膜上，激活补体导致免疫复合物病（ICD）的发生。检查组织内或循环免疫复合物的存在有助于某些疾病的诊断、发病机制的研究、预后估计、病情活动观察和疗效判断等。

（1）目前已经明确系统性红斑狼疮、类风湿关节炎、膜增生性肾炎、急性链球菌感染后肾炎和结节性多动脉炎等疾病为免疫复合物病。循环免疫复合物（CIC）检测对这些疾病仍是一种辅助诊断指标，对判断疾病活动和治疗效果也有一定意义。

（2）传染性疾病（如慢性乙型肝炎、麻风、登革热、疟疾等）患者的血清中都可检出（CIC）。

（3）患有恶性肿瘤时 CIC 检出率也升高，但不出现Ⅲ型变态反应的损伤症状，称之为临床隐匿的 CIC 病，然而这种状态常与肿瘤的病情和预后相关。

（4）在发现紫癜、关节痛、蛋白尿、血管炎和浆膜炎等情况时，可考虑免疫复合物病的可能性，进行 CIC 和组织沉积免疫复合物的检测。

三、抗补体 C1q 抗体测定

狼疮性肾炎中阳性率达 95%以上，详见第 15 章"风湿免疫性疾病检查"。

四、抗中性粒细胞胞质抗体测定

详见第 15 章"风湿免疫性疾病检查"。

五、抗内皮细胞抗体测定

详见第 15 章"风湿免疫性疾病检查"。

六、抗核抗体谱检查

系统性红斑狼疮、干燥综合征等自身免疫性结缔组织病可引起肾损害，诊断未明的肾病患者应检查抗核抗体谱，详见第 15 章"风湿免疫性疾病检查"。

第**10**章
肝、胆、胰腺疾病检查

第一节　肝脏一般功能检查

一、血清丙氨酸转氨酶和血清天冬氨酸转氨酶测定

【参考区间】速率法，37℃：

丙氨酸转氨酶（ALT）：男性 9～50U/L，女性 7～40U/L；天冬氨酸转氨酶（AST）：男性 15～40U/L，女性 13～35U/L。

【临床意义】

（1）急性病毒性肝炎：ALT、AST 均显著升高，可达正常上限的 20～50 倍，甚至 100 倍，但 ALT 升高更明显。通常 ALT>300U/L、AST>200U/L，ALT/AST>1。肝炎病毒感染后 1～2 周达高峰，第 3～5 周逐渐下降，急性肝炎恢复期，氨基转移酶活性不能降至正常或再上升，提示急性转为慢性。急性重症肝炎如病情恶化，黄疸进行性加深，酶活性反而减低，即出现"胆酶分离"现象，提示肝细胞严重坏死，预后不佳。

（2）慢性病毒性肝炎：氨基转移酶轻度升高，ALT/AST>1。若 AST 升高较 ALT 显著，ALT/AST<1，提示慢性肝炎可能进入活动期。慢性乙型肝炎急性发作时 ALT 升至正常上限 10 倍以上。

（3）药物性肝炎、脂肪肝、肝癌等，氨基转移酶轻度升高，酒精性肝病 AST 升高显著，ALT/AST<1。

（4）急性心肌梗死 AST 明显升高，6～8 小时开始升高，18～24 小时达峰值，3～6 天恢复正常。

（5）肝硬化取决于肝细胞进行性坏死程度，终末期氨基转移酶可正常。

（6）肝内外胆汁淤积时氨基转移酶轻度升高或正常。

（7）多发性肌炎、肌营养不良、肺梗死、肾梗死、休克及传染性单核细胞增多症等氨基转移酶轻度升高。

（8）氯丙嗪、异烟肼、奎宁、甲巯咪唑、调脂药物（他汀类、贝特类）、四氯化碳、有机磷、铅中毒等均可引起氨基转移酶升高。

【注意事项】红细胞内 ALT 含量高出血清 3～5 倍，AST 高出血清 22 倍，应避免标本溶血。

二、血清 γ-谷氨酰转移酶测定

【参考区间】速率法，37℃：男性 10～60U/L，女性 7～45U/L。

【临床意义】γ-谷氨酰转移酶（GGT）主要分布在肝、肾、胰腺等器官，在肝脏主要分布于肝细胞毛细胆管侧和胆管系统，部分 GGT 经胆汁排泄。

（1）胆道阻塞性疾病：如胆石症、胆道炎症、肝外梗阻、原发性胆汁性肝硬化 GGT 升高明显，可高达正常上限的 10～30 倍。

（2）急性肝炎、慢性活动性肝炎、肝硬化时 GGT 一般只是轻中度升高。

（3）急慢性酒精性肝病、药物性肝炎 GGT 明显升高（300～1000U/L），ALT 和 AST 轻度升高。GGT 升高是酒精中毒的敏感指标。

（4）原发性或转移性肝癌患者中，该酶多数呈中度或高度增加，可大于正常的数倍甚至数十倍，而其他系统肿瘤多属正常。甲胎蛋白阴性，而 ALP、GGT 上升，尤其在无黄疸、氨基转移酶正常或仅轻度升高者，应高度警惕肝癌可能。

（5）脂肪肝、胰腺炎、胰腺肿瘤、前列腺肿瘤轻度升高。

三、血清碱性磷酸酶测定

【参考区间】速率法，37℃：
男性 45～125U/L；
女性（20～49 岁）35～100U/L，女性（50～79 岁）50～135U/L；
儿童 1～12 岁＜500U/L，男性（12～15 岁）＜700U/L。

【临床意义】碱性磷酸酶（ALP）是一种磷酸单酯酶，血清中的 ALP 主要来自肝脏和骨骼。生长期儿童血清内的大多数来自成骨细胞和生长中的骨软骨细胞，少量来自肝。血清 ALP 经肝胆系统进行排泄，所以当 ALP 产生过多或排泄受阻时，均可使血中 ALP 升高。临床上常借助 ALP 的动态观察来判断病情发展、预后和临床疗效。

（1）各种原因造成胆管阻塞引起胆汁淤积时明显升高：如胆石症、胆道炎症、肝外梗阻、原发性胆汁性肝硬化、肝内胆汁淤积等，与胆红素平行升高。

（2）黄疸性肝炎、肝硬化、肝坏死 ALP 轻度升高。

（3）黄疸的鉴别诊断

1）阻塞性黄疸：ALP 和胆红素明显升高，而氨基转移酶仅轻度升高。

2）肝细胞性黄疸：ALP 正常或稍高、胆红素中度升高，氨基转移酶明显升高。

3）肝内局限性胆管阻塞：如肝癌，ALP 明显升高，而胆红素不高，氨基转移酶无明显变化。

（4）骨骼系统疾病如骨细胞瘤、变形性骨炎、纤维性骨炎、成骨不全症、佝偻病、骨软化、骨转移癌、骨折修复期 ALP 升高。ALP 可作为佝偻病的疗效指标。

（5）多发性骨髓瘤 ALP 不升高，由此可以和骨癌及转移性骨癌鉴别。

四、腺苷酸脱氨酶活性测定

【参考区间】过氧化物酶法：0～18U/L。

【临床意义】腺苷脱氨酶（ADA）是嘌呤核苷代谢中重要的酶类。

（1）急性肝炎时 ALT 几乎明显升高，ADA 仅轻度、中度升高，且阳性率明显低于 AST 和 ALT。其恢复正常时间也较后者为迟，并与组织学恢复一致。ADA 活性的测定有助于探测急性肝炎的残留病变和肝脏疾病的进展。ALT 恢复正常而 ADA 持续升高者，常易复发或易迁延为慢性肝炎。

（2）重症肝炎发生酶胆分离时，尽管 ALT 不高，而 ADA 明显升高。

（3）在反映慢性肝损伤时，ADA 较 ALT 为优。慢性肝炎、肝硬化和肝癌患者血清 ADA 活性显著升高，其阳性率达 85%～90%。而肝硬化时 ALT 多正常或轻度升高，故 ADA 活性测定可作为慢性肝病的筛选指标，慢性活动性肝炎 ADA 活性明显高于慢性迁延性肝炎，故可用于两者的鉴别诊断。

（4）肝硬化患者血清 ADA 活性随肝纤维程度增加而逐渐增加，即肝硬化＞慢性活动性肝炎＞慢性迁延性肝炎。

（5）黄疸鉴别：阻塞性黄疸患者血清 ADA 活性正常，而肝细胞性黄疸患者血清 ADA 活性升高，有助于黄疸类型的鉴别。

五、血清胆碱酯酶测定

【参考区间】丁酰硫代胆碱底物法：3.93～10.8kU/L。

【临床意义】检测血清胆碱酯酶主要用于诊断肝脏疾病和有机磷中毒。胆碱酯酶可反映肝脏合成功能，对了解肝脏应急功能和储备功能有参考价值。

（1）胆碱酯酶活性减低

1）肝脏疾病：胆碱酯酶半衰期为 10 天，是反映肝细胞合成代谢功能的灵敏指标，在病情严重的肝炎患者中，其 CHE 减低与肝病程度成正比，与血清白蛋白平行；慢性肝炎、肝硬化、肝癌时如 CHE 持续减低则提示预后不良；肝功能不全时 CHE 明显减低。

2）遗传性血清 CHE 异常病、营养不良时血清 CHE 均减低。

3）有机磷杀虫药中毒：有机磷中毒时血清 CHE 减低，对有机磷中毒程度、疗效判断及预后估计极为重要，见表 10-1。

表 10-1　急性有机磷中毒程度分级及其临床特点

中毒程度	临床特点	CHE 活力
轻度中毒	轻度毒蕈碱样症状和中枢系统症状，神志清晰	50%～70%
中度中毒	毒蕈碱样症状加重，出现烟碱样症状	50%～30%
重度中毒	除上述症状外，出现肺水肿、昏迷、休克、抽搐、呼吸衰竭、心力衰竭等表现	30%以下

（2）胆碱酯酶活性升高：肾脏疾病（排泄障碍）、肥胖、甲状腺和遗传性高 CHE 血症者，血清 CHE 水平均可升高。

（3）老年性痴呆患者胆碱酯酶活性升高。

六、血清 5'-核苷酶测定

【参考区间】髓过氧化物酶法：0～10U/L。

【临床意义】5'-核苷酶（5'-NT）是一种碱性单磷酸酯酶，能专一水解核苷酸。5'-NT 测定主要用于肝胆系统疾病的诊断和骨骼疾病的鉴别诊断。血清 5'-NT 活性升高主要见于肝胆系统疾病，如阻塞性黄疸、肝癌、肝炎等，其活性变化与 ALP 一致。但骨骼系统疾病，如肿瘤转移、畸形性骨炎、佝偻病、甲状旁腺功能亢进等，通常 ALP 活性升高，而 5'-NT 正常。因此，ALP 和 5'-NT 同时测定有助于肝胆和骨骼系统疾病的鉴别诊断。

七、血清谷氨酸脱氢酶测定

【参考区间】速率法：男性 0～8U/L，女性 0～7U/L。

【临床意义】

（1）肝细胞坏死：谷氨酸脱氢酶（GDH）定位于肝细胞线粒体内，在肝细胞受到病毒、乙醇、药物等损伤而发生坏死时 GDH 活性明显升高，可作为坏死型肝病的重要指标。酒精及药物性中毒伴肝细胞坏死时，GDH 比其他指标敏感。急性肝炎时 GDH 升高不如 ALT 升高明显。

（2）慢性肝炎、肝硬化升高较明显，慢性肝炎可达参考区间上限的 4~5 倍，肝硬化达 2 倍以上。

（3）肝癌、阻塞性黄疸时 GDH 正常。

八、血清亮氨酸氨基肽酶测定

【参考区间】连续监测法：血清 0~40U/L。

【临床意义】

（1）亮氨酸氨基肽酶（LAP）升高主要反映胆道梗阻，升高见于原发性肝癌、胆道癌、胰腺癌，其阳性率达 85%~90%，而转移性肝癌患者的升高程度不及原发性肝癌。

（2）LAP 升高见于药物性肝损害、病毒性肝炎、肝内胆汁淤滞、胆道结石、急性肝炎等。

（3）LAP 升高还见于恶性淋巴瘤、淋巴肉瘤、妊娠等。

九、乳酸脱氢酶测定

【参考区间】LP 速率法：120~250U/L。

【临床意义】乳酸脱氢酶（LDH）分布广泛，其升高见于急性心肌梗死、急慢性肝炎、溶血、肿瘤，肾、骨骼肌损伤，进行性肌萎缩、肺梗死等。目前主要用于血液学及肿瘤诊断，溶血性疾病、血栓性血小板减少性紫癜、白血病、恶性肿瘤等 LDH 显著升高。

【注意事项】红细胞中 LDH 比血清中高 100 倍以上，标本溶血可使结果显著升高。

十、血清胆红素测定

【参考区间】矾酸盐氧化法：总胆红素（TB）3.4~17.1μmol/L，结合胆红素（CB）0~6.8μmol/L，非结合接胆红素（UCB）1.7~10.3μmol/L。

【临床意义】胆红素是红细胞代谢产物，当红细胞破坏过多（溶血性贫血）、肝细胞对胆红素转运缺陷（日尔贝综合征）、结合缺陷、排泄障碍及胆道阻塞均可引起胆红素代谢障碍。

1. 判断有无黄疸及程度　隐性黄疸为 17.1～34.2μmol/L，轻度黄疸为 34.2～171μmol/L，中度黄疸为 171～342μmol/L，重度黄疸大于 342μmol/L。

2. 鉴别黄疸的类型

（1）梗阻性黄疸：CB/TB 大于 50%，见于胆汁淤积性肝硬化、胆结石、胆道蛔虫、肝癌、胰头癌、胆管癌等。

（2）溶血性黄疸：CB/TB 小于 20%，见于新生儿黄疸、溶血性疾病、输血血型不合、恶性疟疾等。

（3）肝细胞性黄疸：CB/TB 为 20%～50%，见于急性黄疸性肝炎、慢性活动性肝炎、肝硬化、肝坏死等。三种黄疸的鉴别诊断见表 10-2。

表 10-2　三种黄疸的鉴别诊断

检查项目	溶血性黄疸	肝细胞性黄疸	胆汁淤积性黄疸
TB	升高	升高	升高
CB	轻度升高	中度升高	中度升高
CB/TB	<20%	20%～50%	>50%
ADA	正常	明显升高	正常
ALP	正常	升高	明显升高
GGT	正常	升高	明显升高
尿胆红素	阴性	阳性	强阳性
尿胆原	明显升高	轻度升高	减少

十一、血清总蛋白、白蛋白、A/G 值测定

【参考区间】双缩脲法：总蛋白 65～85g/L；溴甲酚绿法：白蛋白 40～55g/L，球蛋白 20～40g/L，A/G（1.2～2.4）：1。

【临床意义】

1. 血清总蛋白及白蛋白减低

（1）肝细胞损害影响总蛋白与白蛋白的合成。常见肝病有亚急性重症肝炎、慢性中度以上持续性肝炎、肝硬化、肝癌等，以及缺血性肝损伤和毒素诱导性肝损伤。白蛋白持续性下降，提示肝细胞坏死进行性加重，预后不良，治疗后白蛋白上升，提示肝细胞再生，治疗有效。血清总蛋白<60g/L 或白蛋白<25g/L，称为低蛋白血症，临床上常出现严重水肿及胸腔积液、腹水。

（2）营养不良：蛋白摄入不足或消化吸收不良。

（3）蛋白丢失过多：如肾病综合征、蛋白丢失性肠病、严重烧伤、急性大出血等。

（4）消耗增加：见于慢性消耗性疾病，如重症结核、甲状腺功能亢进及恶性肿瘤。

（5）血清水分增加：如水钠潴留或静脉补充液体过多。

2．血清总蛋白及白蛋白升高　见于各种原因导致的血液浓缩（严重脱水、休克、饮水量不足）、肾上腺皮质功能减退等。

3．血清总蛋白及球蛋白升高　血清总蛋白大于 80g/L 称为高蛋白血症。球蛋白大于 35g/L，称为高球蛋白血症。

（1）慢性肝脏疾病：自身免疫性慢性肝炎、慢性活动性肝炎、肝硬化、慢性酒精性肝病、原发性胆汁性肝硬化、肝癌等，球蛋白升高程度与肝脏病严重程度相关。

（2）M 蛋白血症：多发性骨髓瘤、淋巴瘤、原发性巨球蛋白血症。

（3）自身免疫性疾病：系统性红斑狼疮、风湿热、类风湿关节炎等。

（4）慢性炎症及慢性感染：结核病、黑热病、疟疾、麻风及慢性血吸虫病。

4．血清球蛋白减低　主要是合成减少。

生理性减低见于 3 岁以下儿童，长期应用皮质激素或免疫抑制剂，先天性低γ球蛋白血症。

5．A/G 倒置　白蛋白减低和（或）球蛋白升高均可引起 A/G 倒置。

（1）见于严重肝病、慢性肝炎、慢性活动性肝炎、肝硬化、慢性酒精性肝病、原发性肝癌等。

（2）M 蛋白血症：多发性骨髓瘤、淋巴瘤、原发性巨球蛋白血症等。

（3）自身免疫性疾病：系统性红斑狼疮、风湿热、类风湿关节炎等。

十二、血清前白蛋白测定

【参考区间】成人 200～400mg/L。

【临床意义】前白蛋白（PA）由肝细胞合成，主要包括视黄醇结合蛋白和甲状腺结合蛋白，分子质量比白蛋白小，具有重要的生物活性，在甲状腺素和维生素 A 的转运中起重要作用,因此又称为甲状腺结合前白蛋白或维生素 A 转运蛋白，血清半衰期为 12 小时，由于半衰期短，肝脏疾病时血清 PA 的变化较血清白蛋白的变化更为敏感，能敏感、快速地反映肝功能损伤。

1．血清前白蛋白减低

（1）在肝功能受损时，特别是急性损伤时明显下降，急性肝炎最为明显，对早期肝炎、急性重症肝炎有特殊诊断价值。血清前白蛋白降低见于肝炎、肝硬化及胆汁淤积性黄疸。

（2）营养不良、慢性感染、晚期恶性肿瘤、肾病综合征等血清前白蛋白也减低。

2. 血清前白蛋白升高　见于霍奇金病。

十三、血清蛋白电泳

【参考区间】琼脂糖蛋白电泳：白蛋白　48%～63%，α_1 球蛋白　2.8%～5.4%，α_2 白蛋白　8.3%～14%，β 球蛋白　8.7%～15%，γ 球蛋白　12%～25%。

【临床意义】

（1）正常血清蛋白电泳图见图 10-1。

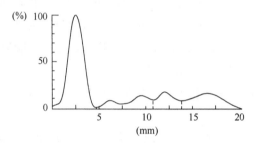

图 10-1　正常人血清蛋白电泳图

（2）M 蛋白血症：如骨髓瘤、原发性巨球蛋白血症等，呈现特异的电泳图形，可见结构均一、窄底高峰，其峰高度至少较峰底宽度大 2 倍以上。M 成分可出现在 γ 区（IgG，IgM）、β 区或 α_2 区（IgA），这取决于单克隆免疫球蛋白的类型。当 M 成分显著增多时，其他免疫球蛋白及血清白蛋白常明显减少。图 10-2 为多发性骨髓瘤 IgG 型电泳图，图 10-3 为多发性骨髓瘤 IgM 合并 IgA 双克隆型电泳图。

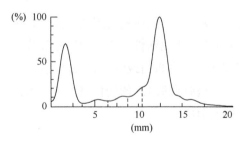

图 10-2　骨髓瘤 IgG 型电泳图

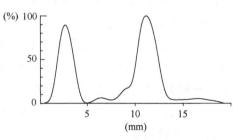

图 10-3　骨髓瘤 IgM 合并 IgA 型双克隆型电泳图

（3）自身免疫性结缔组织病，如系统性红斑狼疮、硬皮病、干燥综合征等，γ 球蛋白存在明显多克隆增加，白蛋白减低，如图 10-4 所示。

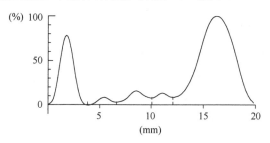

图 10-4　系统性红斑狼疮蛋白电泳图

（4）肾病综合征、糖尿病、高脂血症时由于血脂升高，可致 α_2 球蛋白和 β 球蛋白（脂蛋白主要成分）升高，白蛋白减低，γ 球蛋白可正常或下降，有特异的电泳图形，如图 10-5 所示。

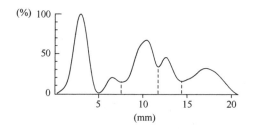

图 10-5　肾病综合征蛋白电泳图

（5）肝脏疾病：慢性肝炎、肝硬化、肝细胞肝癌（常合并肝硬化）时，白蛋白减低，γ 球蛋白明显增加，在活动性肝炎和失代偿性肝硬化时尤为显著。此类疾病有典型的蛋白电泳图形，γ 球蛋白明显增加，γ 球蛋白和 β 球蛋白连成一片不易分开，同时白蛋白减低，如图 10-6 所示。

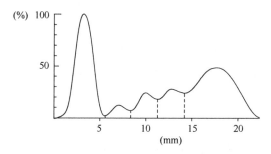

图 10-6　肝硬化蛋白电泳图

十四、血清总胆汁酸测定

【参考区间】循环酶法：0～10μmol/L。

【临床意义】胆汁酸在肝脏由胆固醇合成，并随胆汁排入肠腔，用于脂肪的消化吸收。胆汁酸在肠道经细菌作用后，95%以上的胆汁酸被小肠重吸收经门静脉重返肝脏利用，称为胆汁酸肝-肠循环。因此，血中胆汁酸测定能反映肝细胞合成、摄取及分泌功能，并与胆道排泄功能有关。

（1）急性肝炎：血清胆汁酸浓度急剧升高，平均升高幅度是正常的31倍，通常情况下胆汁酸几乎与 AST 同时恢复于正常水平。

（2）慢性肝炎：慢性肝炎时 TBA 阳性率为 65.7%，平均升高幅度为正常的10 倍。

（3）肝硬化：肝硬化各个不同时期血清胆汁酸浓度均有所升高，但以肝硬化后期最为明显。

（4）酒精性肝脏疾病患者的血清胆汁酸浓度明显升高。

（5）胆道梗阻：如胆汁淤积性肝硬化、胆结石、胆道蛔虫、胰头癌、胆管癌等，血清中 TBA 水平显著升高。

（6）妊娠期胆汁淤积时血清胆汁酸水平明显升高。

（7）鉴别诊断胆汁淤积性瘙痒症和非胆汁淤积性瘙痒症。

十五、血氨测定

【参考区间】酶法：18～72μmol/L。

【临床意义】

（1）血氨升高：见于肝性脑病、重症肝炎、肝肿瘤、休克、尿毒症、有机磷中毒、先天性高氨血症及婴儿暂时性高氨血症。

（2）血氨减低：见于低蛋白饮食、贫血等。

（3）红细胞内氨浓度是血浆的 23 倍，溶血会造成假性升高。

十六、血清铜蓝蛋白测定

【参考区间】散射免疫比浊法：0.21～0.53g/L。

【临床意义】铜蓝蛋白又称为铜氧化酶，是一种含铜的 α$_2$-糖蛋白，一般认为铜蓝蛋白由肝脏合成，一部分由胆道排泄。新生儿较高，至 14 岁时降至正常水平。

1. 铜蓝蛋白减低　诊断肝豆状核变性，此病为常染色体隐性遗传，铜蓝蛋白显著减低，主要由于体内铜代谢障碍所致；减低还见于肾病综合征、严重肝病等。

2．铜蓝蛋白升高　铜蓝蛋白为一种急性时相反应蛋白，在感染、创伤和肿瘤时升高。升高亦见于半数以上的肝癌（转移性）、胆石症、肿瘤引起的胆道阻塞、妊娠后 3 个月及口服避孕药者。

第二节　自身免疫性肝病检查

自身免疫性肝病包括自身免疫性肝炎、原发性胆汁性肝硬化和原发性硬化性胆管炎及这三种疾病中任何两者之间的重叠综合征，常同时合并肝外免疫性疾病。

自身免疫性肝炎（AIH）是肝脏的一种特殊炎性反应，以血清存在自身抗体（ANA、SMA、LKM1、抗-SLA/LP）、氨基转移酶明显异常、高球蛋白血症（IgG大于正常上限 1.5 倍）及汇管区碎屑样坏死为特征的肝脏炎症性病变。本病以女性患者多见，女男之比为 4∶1。任何年龄都可发病，在 10～30 岁及 40 岁呈两个发病高峰，同时合并肝外免疫性疾病。本病免疫抑制剂治疗有效。自身免疫性肝炎的预后与炎症活动严重程度及宿主遗传因素有关，重症患者不经治疗 10 年后死亡率为 90%。自身免疫性肝炎根据免疫血清学检查分为三型。

（1）1 型：特征为 ANA 和（或）SMA 阳性，约占全部 AIH 患者的 80%。SMA可能是小儿患者的唯一标志。70%为 40 岁以下女性，多数患者对糖皮质激素及免疫抑制剂治疗效果好。

（2）2 型：主要特点是抗-LKM1 和抗 LC-1 阳性，约占 AIH 患者总数的 4%。多见于 2～14 岁儿童，在西欧（法国、德国）较为流行。该抗体一般不与 SMA和 ANA 同时出现（成人仅 4%合并阳性）。2 型临床表现较 1 型重，进展更快，急性重型肝炎多见，易发展为肝硬化，对糖皮质激素的治疗效果差。

（3）3 型：特征为抗肝脏可溶性抗原抗体（抗-SLA 和抗-LP）阳性。多数患者对糖皮质激素及免疫抑制剂治疗效果好。在 ANA、SMA、抗 LKM1 阴性患者中，抗-SLA/LP 可能是唯一的标志。

原发性胆汁性肝硬化是一种原因未明的慢性进行性胆汁淤积性肝脏疾病。本病多见于中年女性，40～60 岁占 85%～90%，男女比为 1∶10。其病理改变主要以肝内细小胆管的慢性非化脓性破坏、汇管区炎症、慢性胆汁淤积、肝纤维化为特征，最终发展为肝硬化和肝衰竭。此外，还可伴有干燥综合征、甲状腺炎、类风湿关节炎等自身免疫性疾病的临床表现。血清胆红素中度升高，以直接胆红素为主，碱性磷酸酶（ALP）与转肽酶（GGT）比正常高出 2～6 倍，血清免疫球蛋白升高，特别是 IgM。95%以上患者抗线粒体抗体（AMA-M$_2$）阳性。约50%的患者抗核抗体（ANA）阳性，主要是抗 GP210S 和抗 SP100 阳性，并具有一定特异性。

一、血清抗肝特异性脂蛋白抗体测定

【参考区间】ELISA 法：阴性。

【临床意义】抗肝特异性脂蛋白抗体（抗-LSP）阳性：主要见于自身免疫性肝炎、病毒性肝炎、慢性迁延性肝炎和肝硬化患者，且与该类患者肝功能的损伤程度呈平行关系。自身免疫性肝炎活动期阳性率为 50%～100%，急性病毒性肝炎阳性率为 11%～93%，慢性病毒性乙型肝炎阳性率为 28%～93%，慢性病毒性丙型肝炎阳性率为 0～10%，隐匿性肝硬化阳性率为 20%～38%，原发性胆汁性肝硬化阳性率为 33%～51%，酒精性肝病阳性率为 0～36%，其他肝病阳性率为 0～17%，非肝性自身免疫病阳性率为 0～18%。

二、血清抗肝细胞膜抗体测定

【参考区间】ELISA 法：阴性。

【临床意义】

（1）1 型自身免疫性肝炎活动期阳性率为 83%，乙肝病毒性慢性活动性肝病阳性率为 11%，对于鉴别自身免疫性慢性活动性肝炎与乙肝病毒引起的慢性活动性肝炎有重要价值。

（2）隐匿性肝硬化阳性率为 0～61%、原发性胆汁性肝硬化阳性率为 0～42%、酒精性肝病阳性率为 0～27%，其他肝病阳性率为 0～4%、非肝病自身免疫病阳性率为 0～4%。

三、血清抗核抗体测定

【参考区间】ELISA 法：阴性。

【临床意义】

（1）1 型自身免疫性肝炎阳性：目前将抗核抗体（ANA）和抗平滑肌抗体（SMA）作为 1 型自身免疫性肝炎的标志性抗体，但有 20%～30%的 1 型患者上述抗体阴性。

（2）系统性红斑狼疮、混合性结缔组织病、硬皮病、类风湿关节炎、干燥综合征、药物性狼疮等抗核抗体阳性。

四、血清抗平滑肌抗体测定

【参考区间】ELISA 法：阴性。

【临床意义】

（1）抗平滑肌抗体（SMA）是 1 型自身免疫性肝炎的血清学标志抗体。阳性检出率可达 90%。高滴度的 SMA（大于 1∶1000）对诊断自身免疫性肝炎的特异性可达 100%。在自身免疫性肝炎患者，SMA 主要为 IgG 型。

（2）在原发性胆汁性肝硬化与自身免疫性肝炎重叠时，SMA 常以 IgG 型和 IgM 型同时出现。

（3）在肝外性胆汁阻塞、药物诱发性肝病、急性病毒性肝炎及肝癌患者中，SMA 的阳性检出率极低，该抗体的检测有助于自身免疫性肝炎、原发性胆汁性肝硬化的诊断及与其他肝脏疾病的鉴别诊断。

五、血清抗肝/肾微粒体抗体测定

【参考区间】ELISA 法：阴性。

【临床意义】

（1）抗肝/肾微粒体抗体（抗 LKM-1 抗体）阳性：是 2 型自身免疫肝病（AIH-II）的标志抗体。LKM-1 抗体阳性率可达 90%，多为青年女性，它的特征常常是急性发作和多发炎症，有高免疫球蛋白血症，病情较重，其 82% 的患者转化为肝硬化。

（2）在慢性丙型肝炎患者血清中抗 LKM-1 抗体也有 2%～10% 的阳性检出率。

六、血清抗肝细胞胞质抗原 1 型抗体测定

【参考区间】ELISA 法：阴性。

【临床意义】抗肝细胞胞质抗原 1 型抗体（抗 LC-1 抗体）为 2 型自身免疫性肝炎的特异性抗体，阳性率为 56%～72%。其多见于 20 岁以下的患者，40 岁以上患者少见。抗 LC-1 抗体水平与 2 型自身免疫性肝炎患者的疾病活动性密切相关，常与抗 LKM-1 抗体同时存在，但特异性优于抗 LKM-1 抗体。

七、抗可溶性肝抗原/肝胰抗原抗体测定

【参考区间】阴性。

【临床意义】抗可溶性肝抗原/肝胰抗原抗体（抗-SLA/LP 抗体）是 3 型自身免疫性肝炎的特异指标，且抗-SLA/LP 抗体阳性的患者其他指标（如 ANA、SMA 和抗 LKM-1）多为阴性。其阳性率约为 30%，特异性几乎为 100%，如果出现相应的临床症状，此抗体阳性基本上可诊断为 3 型自身免疫性肝炎。

八、血清抗线粒体 M_2 抗体测定

【参考区间】ELISA 法：阴性。

【临床意义】抗线粒体抗体是一种无器官特异性也无种属特异性的自身抗体。现在已知有 $M_1 \sim M_9$ 共 9 种成分。其中，M_2 是原发性胆汁性肝硬化（PBC）患者血清中 AMA 的主要靶抗原。

（1）高滴度的 M_2 抗体是原发性胆汁性肝硬化的标志，对原发性胆汁性肝硬化（PBC）特异性为 98%，敏感性为 95%～98%。但它与 PBC 的病期、疾病严重程度、治疗效果与预后均无明确关系。

（2）除 PBC 外，抗 M_2 也见于慢性活动性肝炎、HBsAg 阴性的肝病（阳性率为 30%）。进行性系统性硬化症阳性率为 7%～25%，但滴度较低。

九、血清抗-SP100 抗体测定

【参考区间】ELISA 法：阴性。

【临床意义】

（1）抗-SP100 抗体对原发性胆汁性肝硬化患者具有较高的灵敏性和特异性，在 PBC 中的阳性率为 31%，抗-SP100 抗体在抗线粒体 M_2 抗体阴性的 PBC 患者中的阳性率为 48%，该抗体对于抗线粒体 M_2 抗体阴性的 PBC 患者的诊断具有重要意义。

（2）在其他自身免疫性肝病患者中均为阴性。

十、血清抗 GP210 抗体测定

【参考区间】ELISA 法：阴性。

【临床意义】抗 GP210 抗体是原发性胆汁性肝硬化高度特异性抗体。诊断 PBC 的敏感性为 41%，特异性为 99%。抗 GP210 可以同抗线粒体 M_2 抗体同时出现，也可存在于抗线粒体 M_2 抗体阴性的 PBC 患者中（20%～47%）；阳性提示患者预后不良（主要表现在肝衰竭），抗 GP210 抗体也可作为 PBC 患者的预后指标。

第三节　肝纤维化指标检查

一、血清Ⅲ型前胶原氨基端肽测定

【参考区间】化学发光法：<30ng/ml。

【临床意义】

（1）急性病毒性肝炎时，血清（PCⅢ）升高，肝炎消退时转为正常。若血清PⅢP持续升高提示转为慢性活动性肝炎。慢性活动性肝炎 PCⅢ持续升高提示可能会恶化并向肝纤维化发展，而 PCⅢ降至正常可预示病情缓解。

（2）肝硬化诊断指标：血清含量与肝纤维化程度一致，是诊断肝纤维化的良好指标；伴有肝硬化的原发性肝癌亦明显升高，可用于肝硬化连续动态观察。但在肝硬化晚期，因 PCⅢ合成率减低，血清中 PCⅢ反而低于早期。

（3）酒精性肝炎血清 PCⅢ明显升高，并与脯氨酰羟化酶活性相关。

（4）用药监护及预后判断：血清 PCⅢ可用于免疫抑制剂（如甲氨蝶呤）治疗慢性活动性肝炎的疗效监测。

（5）组织特异性不高，其他器官纤维化时，PCⅢ也升高。

二、血清Ⅳ型胶原测定

【参考区间】化学发光法：<30ng/ml。

【临床意义】Ⅳ型胶原（Ⅳ-C）为构成基膜主要成分，反映基膜胶原更新率，含量升高可较灵敏反映出肝纤维化过程，是肝纤维化的早期标志之一。其浓度与肝纤维化程度相关，可由血清Ⅳ型胶原浓度推测肝硬化的程度。

（1）急性肝炎时，血清Ⅳ型胶原浓度无明显改变，重症肝炎和酒精性肝炎明显升高。

（2）肝纤维化的早期诊断指标，随着慢迁肝→慢活肝→肝硬化→肝癌病程演变，Ⅳ-C 在血清中含量逐步升高。

（3）Ⅳ-C 是药物疗效和预后观察重要依据，在慢性丙型肝炎时，血清Ⅳ型胶原大于 250μg/L 时，干扰素治疗无效。

（4）在与基膜相关疾病（结缔组织病、硬皮病、肾纤维化、中晚期糖尿病等）血清Ⅳ-C 水平也可显著升高。

三、血清层粘连蛋白测定

【参考区间】化学发光法：＜50ng/ml。

【临床意义】

（1）层粘连蛋白（LN）为基膜中特有的非胶原性结构蛋白，与肝纤维化程度和门静脉高压呈正相关，纤维化后期升高尤为显著；慢性迁延性肝炎→慢性活动性肝炎→肝硬化逐步升高，层粘连蛋白水平越高，肝硬化患者的食管静脉曲张越明显。

（2）酒精性肝病、肝癌患者血清层粘连蛋白水平也明显升高。

（3）与肿瘤浸润、转移有关：癌症转移首先要突破基膜，因此 LN 与肿瘤浸润转移有关。大部分肿瘤患者血清 LN 水平升高，尤以乳腺癌、肺癌、结肠癌、胃癌显著。

（4）糖尿病、肾小球硬化等疾病血清层粘连蛋白也可升高。

四、血清透明质酸测定

【参考区间】化学发光法＜100ng/ml。

【临床意义】透明质酸（HA）是人体基质的重要成分之一，主要由组织内间皮细胞产生，是肝纤维化和肝硬化的敏感指标。

（1）急性肝炎→慢性迁延性肝炎→慢性活动性肝炎→肝纤维化→肝硬化发展过程中，血清透明质酸可逐步升高。其优于其他肝硬化诊断指标。

（2）肝癌患者血清 HA 显著升高。

（3）成纤维细胞和网状细胞肉瘤、间皮瘤、肾母细胞瘤等，血清透明质酸也会升高。

（4）肾病患者 HA 明显升高。

五、脯氨酸肽酶测定

【参考区间】比色法：726～1488U/L。

【临床意义】脯氨酸肽酶（PLD）又称脯肽酶，为富含于肝细胞中的二肽水解酶，即胶原水解酶。PLD 是反映体内胶原代谢的良好指标，其血中水平变化与肝损伤程度及肝病慢性化密切相关。急性肝炎、重症肝炎、慢性活动性肝炎及肝硬化活动期该酶与 ALT 均显著升高，而且两者呈正相关，异常率高达 85% 以上。但静止期的慢性肝炎及肝硬化，ALT 正常，而 PLD 显著升高。因此，PLD 是急性肝损害与进展期肝纤维化的良好指标。

六、血清脯氨酰羟化酶测定

【参考区间】28～51μg/L。

【临床意义】肝纤维化时，肝脏胶原纤维合成亢进，血中脯氨酰羟化酶（PH）活性明显升高。测定脯氨酰羟化酶活性可作为肝纤维化指标。

（1）急性肝炎，轻度慢性肝炎、转移性肝癌脯氨酰羟化酶大多正常。

（2）慢性中度、重度肝炎有肝细胞坏死及纤维化形成和脯氨酰羟化酶活性升高。

（3）肝纤维化的诊断：肝硬化及血吸虫性肝纤维化，脯氨酰羟化酶活性显著升高，原发性肝癌患者多数伴有肝硬化，脯氨酰羟化酶活性也升高。

（4）肝脏病变随访、动态观察及预后诊断：慢性肝炎、肝硬化患者脯氨酰羟化酶进行性升高，提示肝细胞坏死及纤维化加重。若治疗后脯氨酰羟化酶逐渐下降，提示治疗有效，疾病在康复过程中。

七、血清单胺氧化酶测定

【参考区间】谷氨酸脱氢酶法：0～3U/L。

【临床意义】单胺氧化酶（MAO）广泛分布于肝、肾、胃、小肠及脑组织中，在细胞内定位于线粒体膜外，血清 MAO 活性升高常见于器官纤维化。80%以上重症肝硬化患者及伴有肝硬化的肝癌患者 MAO 升高，但对早期肝硬化反应不敏感。肢端肥大症、慢性充血性心力衰竭等患者 MAO 也可升高。

八、AST 与 PLT 比率指数

【参考区间】成人 AST 与 PLT 比率指数评分小于 2 分。

【临床意义】血清天冬氨酸转氨酶（AST）与血小板（PLT）比率指数（APRI）可用于评估肝硬化，成人 APRI 评分大于 2 分，预示患者已经发生肝硬化，此非常适合基层医师应用。APRI 计算公式为[（AST/ULN）×100/PLT（10^9/L）]。ULN 为 AST 参考区间上限值。

九、FIB-4 指数

【临床意义】这种方法仅包含了 ALT、AST、PLT 和患者年龄几项简单的指标，非常适合基层医师应用。FIB-4 指数的计算公式为：

$$FIB\text{-}4=\frac{年龄(岁)\times AST(U/L)}{PLT计数(10^9/L)\times\sqrt{ALT(U/L)}}$$

（1）不同的肝病 FIB-4 指数评价的临界值略有不同。对于慢性乙型肝炎或丙型肝炎，FIB-4 指数小于 1.45 者无明显肝纤维化或只有 2 级以下的肝纤维化，与肝穿刺病毒学结果的符合率为 94.7%；而 FIB-4 指数大于 3.25 者的肝纤维化程度为 3～4 级或以上，与肝穿刺病毒学结果的符合率为 82.1%。

（2）对于非酒精性脂肪肝，2 级以下肝纤维化临界值分别小于 1.3；3～4 级以上的肝纤维化临界值大于 2.67。

需要注意的是，我国的肝病患者常服用联苯双酯、双环醇、五脂胶囊等降酶药。这些降酶药有可能影响 ALT 和 AST 的结果，导致 FIB-4 指数不准确。因此，需要在未服降酶药的情况下计算 FIB-4 指数，对肝纤维化进行评估。

第四节　病毒性肝炎检查

一、甲型肝炎抗体测定

【参考区间】ELISA 法：甲型肝炎抗体（抗-HAV）IgM 阴性，抗-HAV IgG 阴性。

【临床意义】

（1）抗-HAV IgM 阳性：在甲型肝炎急性期出现，通常 3～4 个月后转为阴性，是早期诊断甲型肝炎的特异性指标。

（2）抗-HAV IgG 阳性：感染 3～12 周后出现，病愈后可长期存在，是获得免疫力的标志，也提示既往感染，可作为流行病学调查指标。

（3）注射甲肝疫苗 2 周后出现抗体，保护作用可持续多年，一般认为抗体浓度达到 10～20U/L 才能使机体免于感染。

二、甲型肝炎病毒 PCR 测定

【参考区间】PCR：阴性。

【临床意义】HAV-RNA 阳性：对早期诊断有特异性。其可检测粪便排毒情况和污染的水源与食物，有利于及时监测和预防甲型肝炎。

三、乙型肝炎表面抗原测定

【参考区间】ELISA 法：阴性。

【临床意义】乙型肝炎表面抗原（HBsAg）可作为乙型肝炎早期诊断指标，与其他指标联合检测可诊断 HBsAg 携带者、急性乙型肝炎潜伏期、急性和慢性乙型肝炎患者。在感染乙型肝炎病毒后2～6个月，可在血清中测到 HBsAg。血清 HBsAg 定量检测可用于预测疾病进展、抗病毒疗效和预后。

乙型肝炎表面抗原阴性不能完全排除 HBV 感染。

四、乙型肝炎表面抗体测定

【参考区间】ELISA 法：阴性。

【临床意义】

（1）乙型肝炎表面抗体（HBsAb）为保护性抗体，可阻止 HBV 进入新的肝细胞，其阳性标志对 HBV 感染产生特异性免疫力，可持续多年，见于乙型肝炎康复期。

（2）接种乙型肝炎疫苗或打过乙型肝炎表面抗体免疫球蛋白者，乙型肝炎表面抗体呈阳性。一般认为大于 10U/L 表明机体注射疫苗有效，大于 100U/L 表明有较强的免疫力。

五、乙型肝炎 e 抗原测定

【参考区间】ELISA 法：阴性。

【临床意义】

（1）乙型肝炎 e 抗原（HBeAg）阳性是病毒复制活跃的标志，一般 HBsAg 和 HBcAb 伴随阳性。HBeAg 持续阳性 3 个月以上则有转为慢性感染的倾向，可转为慢性乙型肝炎或肝硬化。

（2）在抗病毒治疗中，其浓度减低或转阴表明治疗有效。

六、乙型肝炎 e 抗体测定

【参考区间】ELISA 法：阴性。

【临床意义】乙型肝炎 e 抗体（HBeAb）多出现于急性乙型肝炎恢复期的患者，比 HBsAb 出现早，也可出现在慢性乙型肝炎、肝硬化患者中。

七、乙型肝炎核心抗体 IgG 测定

【参考区间】ELISA 法：阴性。

【临床意义】抗-HBc 总抗体主要是抗-HBc IgG，在乙型肝炎急性感染、慢性感染中均会出现，而且持续时间长，在隐匿性乙型肝炎中 80% 为阳性，在 HBsAg 阴性患者中仍有 6% 的阳性率。抗-HBc 定量对干扰素和核苷类抗病毒药（NAs）的疗效有一定的预测价值。

八、乙型肝炎核心抗体 IgM 测定

【参考区间】ELISA 法：阴性。

【临床意义】

（1）乙型肝炎核心抗体 IgM（抗-HBc IgM）阳性多见于急性乙型肝炎及慢性乙型肝炎急性发作；急性乙型肝炎发病期 100% 阳性，既是近期感染的指标，也是体内持续复制的指标，提示患者血液有传染性，慢性活动性肝炎和活动性肝硬化阳性。

（2）抗-HBc IgM 转阴，预示乙型肝炎逐渐恢复。抗-HBc IgM 转阳，预示乙型肝炎复发。

（3）类风湿因子阳性患者可出现乙型肝炎 HBc IgM 假阳性。

乙型肝炎病毒标志物的临床意义见表 10-3。

表 10-3　乙型肝炎病毒标志物的临床意义

HBsAg	抗-HBs	HBeAg	抗-HBe	抗-HBc	抗-HBc IgM	临床意义
+	−	−	−	−	−	携带者，急性乙型肝炎潜伏期后期
+	−	+	−	−	−	急性乙型肝炎早期或潜伏期
+	−	+	−	−	+	急性乙型肝炎早期
+	−	+/−	−	+	+	急性乙型肝炎后期
+	−	−	+	+	−	急性趋向恢复，慢性携带者
+	−	−	−	+	−	急慢性、无或低度 HBV 复制
−	+	−	+	+	−	急性乙型肝炎恢复期、既往感染
−	+	−	−	+	−	乙型肝炎恢复期、既往感染
−	−	−	+	+	−	既往感染或急性乙型肝炎恢复期
−	−	−	−	+	−	恢复后期，HBV 既往感染
−	+	−	−	−	−	成功接种疫苗，具有免疫力

九、乙型肝炎病毒表面抗原前 S_1 测定

【参考区间】ELISA 法：阴性。

【临床意义】前 S_1 抗原存在于完整的病毒颗粒表面，其可与肝细胞膜上的受体结合，入侵肝细胞，是乙型肝炎病毒复制和活动的标志物。

（1）（Pre-S_1）是机体感染 HBV 后最早出现的血清学标志，是 HBV 复制的指标。

（2）Pre-S_1 可随 HBeAg 消失而消失，与转阴时间呈正相关，因此可作为病毒清除和病毒转阴的参考指标。

十、乙型肝炎病毒表面抗原蛋白前 S_2 测定

【参考区间】ELISA 法：阴性。

【临床意义】急性乙型肝炎中，乙型肝炎病毒表面抗原蛋白前 S_2（Pre-S_2）抗原和 HBeAg 是 HBV 复制的标志。慢性乙型肝炎中，Pre-S_2 阳性提示慢性乙型肝炎进入活动期。

十一、乙型肝炎病毒 DNA-PCR 定量测定

【参考区间】HBV DNA ＜100U/ml。

【临床意义】

（1）HBV DNA 是直接反映 HBV 复制状态及传染性的最佳指标。其含量越高，传染性越强。

（2）妊娠前进行定量 PCR 测定，有助于选择有利的妊娠时机。HBV DNA 水平是影响 HBV 母婴传播的最关键因素。HBV DNA 水平较高（$\geqslant 10^6$ U/ml）母亲的新生儿更易发生母婴传播。

（3）乙型肝炎病毒 DNA 定量数值只能说明游离在血液中的病毒含量，但病毒含量高低与病情严重程度没有直接关系，乙型肝炎病情严重程度需通过检测肝功能系列指标确定。

（4）HBV DNA 定量检测：主要用于判断慢性 HBV 感染的病毒复制水平，可用于抗病毒治疗适应证的选择及疗效的判断。

十二、乙型肝炎意外暴露后预防

乙型肝炎意外暴露就是说意外地接触上乙型肝炎患者的血清，如被乙型肝炎

患者使用过的针头刺伤等。

1. 血清学检测　应立即检测 HBV DNA、HBsAg、抗-HBs、HBeAg、抗-HBc、丙氨酸转氨酶（ALT）和天冬氨酸转氨酶（AST），并在 3 个月和 6 个月内复查。

2. 主动免疫和被动免疫　如已接种过乙型肝炎疫苗，且已知抗-HBs 阳性者，可不进行特殊处理。如未接种过乙型肝炎疫苗，或虽接种过乙型肝炎疫苗，但抗-HBs 小于 10U/L 或抗-HBs 水平不详，应立即注射 HBIg 200～400U，并同时在不同部位接种 1 针乙型肝炎疫苗（20μg），于 1 个月和 6 个月后分别接种第 2 针和第 3 针乙型肝炎疫苗（各 20μg）。

十三、丙型肝炎病毒抗体测定

【参考区间】ELISA 法：阴性；免疫印迹法：阴性。

【临床意义】

（1）抗-HCV IgG 阳性表明已有 HCV 感染，是 HCV 感染的标志，但不能作为感染的早期指标，抗-HCV 不是保护性抗体。

（2）输血和使用血制品而导致的肝炎 80%～90% 为丙型肝炎。

（3）由于抗-HCV 存在窗口期（为 6～12 周）无抗体产生，少数感染者免疫功能低下不产生抗-HCV，可能出现漏检。因此，抗-HCV 阴性并不能排除 HCV 感染。

（4）ELISA 法由于血清中非特异性 IgG 的吸附及类风湿因子等的干扰，易产生假阳性反应。

十四、丙型肝炎病毒核心抗原测定

【参考区间】ELISA 法：阴性。

【临床意义】丙型肝炎病毒核心抗原最早可于感染 HCV 后 15 天检出，有助于 HCV 感染的早期诊断。

十五、丙型肝炎病毒 RNA PCR 定量测定

【参考区间】HCV RNA＜100U/ml。

【临床意义】

（1）HCV 急性感染后 HCV RNA 早于抗-HCV 出现于血液中，HCV RNA 最早可于感染 HCV 后 2 周检出，有助于 HCV 感染的早期诊断、筛选献血员和血液

制品等。HCV RNA 阳性提示 HCV 复制活跃，传染性强；转阴提示 HCV 复制受抑，预后较好。

（2）一旦确诊为慢性丙型肝炎，且血液中检测到 HCV RNA 即应进行规范的抗病毒治疗。病毒含量低者，干扰素治疗效果好。其可作为丙型肝炎的预后判断和干扰素等药物疗效的评价指标。

十六、丁型肝炎病毒抗体测定

【参考区间】ELISA 法：抗-HDV IgM 阴性，抗-HDV IgG 阴性。

【临床意义】丁型肝炎病毒（HDV）是一种缺陷病毒，需要在乙型肝炎病毒（HBV）辅助下才得以复制，HDV 的感染需同时或先有 HBV 病毒感染的基础。

（1）抗-HDV IgM 出现较早，特别是 HDV 和 HBV 重叠感染时，可用于丁型肝炎的早期诊断。

（2）抗-HDV IgG 阳性：出现在抗-HDV IgM 下降时，只能在 HBsAg 阳性的血清中测得，是诊断丁型肝炎的可靠指标，可存在多年。

十七、丁型肝炎病毒 RNA PCR 测定

【参考区间】HDV RNA：阴性。

【临床意义】丁型肝炎病毒 RNA PCR 测定，可早期、快速明确诊断丁型肝炎，特异性高。

十八、戊型肝炎病毒抗体测定

【参考区间】ELISA 法：抗-HEV IgM 阴性，抗-HEV IgG 阴性。

【临床意义】戊型肝炎病毒（HEV）传播途径主要经粪-口传播。

（1）抗-HEV IgM 阳性：95% 的患者急性期阳性，8 个月后全部消失。抗-HEV IgM 阳性是急性感染的标志。

（2）抗-HEV IgG 阳性代表既往感染过 HEV 或注射戊型肝炎疫苗有效的标志物。注射疫苗后抗-HEV IgG 阳性说明机体对 HEV 具有免疫力。

十九、戊型肝炎病毒 RNA PCR 测定

【参考区间】HEV RNA：阴性。

【临床意义】戊型肝炎病毒 RNA PCR 测定用于戊型肝炎早期、快速、明确诊

断，特异性高。

二十、庚型肝炎病毒抗体测定

【参考区间】ELISA 法：阴性。

【临床意义】庚型肝炎病毒（HGV）抗体阳性表示曾感染过 HGV，多见于输血后肝炎或使用血液制品引起 HGV 合并 HCV 感染的患者。

第五节　原发性肝癌检查

原发性肝癌标志物有：AFP、AFU、CA199、CA125、CEA、CA153。详见第 17 章"肿瘤标志物检查"。

（1）肝细胞型肝癌：肝细胞型肝癌占 91.5%，在临床上大多有 AFP 的升高。

（2）胆管细胞型肝癌：胆管细胞型肝癌不足 5%，在临床上大多有 CA199 升高，甲胎蛋白多为阴性，肿瘤内的血供不丰富，容易有淋巴结转移。

（3）混合细胞型肝癌：顾名思义就是同时有以上两种类型的肝癌。

（4）原发性或转移性肝癌患者中，ALP、GGT 多数呈中度或高度增加，可大于正常的数倍甚至数十倍，尤其在无黄疸、氨基转移酶正常或仅轻度升高者，应高度警惕肝癌可能。

第六节　胰腺疾病检查

一、血清淀粉酶测定

【参考区间】PNP-G7 法：总淀粉酶为 35～135U/L，EPS-G7 法：血清胰淀粉酶为 8～53U/L。

【临床意义】血清淀粉酶（AMS）主要分为胰腺型（P-AMY）和唾液型（S-AMY）。在正常情况下，大部分淀粉酶随消化液进入消化道，少量可进入血液循环。血清淀粉酶测定主要用于急性胰腺炎的诊断。胰淀粉酶（P-AMY）对诊断急性胰腺炎具有较高的特异性。

（1）急性胰腺炎：发病后 6～12 小时血清淀粉酶活性开始升高，12～24 小时达高峰，48 小时开始下降，3～5 天下降至正常。如超过参考区间上限 3 倍以上，结合临床可以确诊急性胰腺炎。淀粉酶的高低不一定反映病情的轻重，出血坏死型胰腺炎淀粉酶可正常。

（2）其他急腹症如消化性溃疡穿孔、胆囊炎、胆石症、急性阑尾炎、肠梗阻、胰腺癌、吗啡注射后等均可升高，但不超过参考区间上限的 2 倍。

（3）慢性胰腺炎无急性发作时 AMS 不升高。

二、尿淀粉酶测定

【参考区间】PNP-G7 法：尿淀粉酶（尿 AMS）男性 0～491U/L，女性 0～447U/L；EPS-G7 法：尿胰淀粉酶 0～370U/L。

【临床意义】由于淀粉酶分子质量较小，易通过肾小球并从尿中排出，所以淀粉酶升高也反映在尿中，尿胰淀粉酶诊断胰腺炎特异性高。

（1）尿淀粉酶升高较晚，在急性胰腺炎发病后 12～14 小时开始升高，下降也比血清淀粉酶慢，持续 1～2 周，所以在急性胰腺炎后期测定尿淀粉酶更有价值，适用于就诊较晚的患者。而且在血清淀粉酶活性恢复正常后，尿淀粉酶升高仍可持续 5～7 天。

（2）肾衰竭患者淀粉酶从尿中排出减少，急性胰腺炎患者尿中淀粉酶不升高。

三、血清脂肪酶活性测定

【参考区间】酶显色法：2～57U/L。

【临床意义】血清脂肪酶（LPS）升高常见于急性胰腺炎及胰腺癌，偶见于慢性胰腺炎。急性胰腺炎发病 24～72 小时开始上升，可持续 7～10 天。其灵敏度为 82%～100%，特异性为 84%～96%，脂肪酶与淀粉酶联合检测的灵敏度为 95%。非胰腺急腹症血清脂肪酶不升高（淀粉酶可升高）。血清脂肪酶特异性优于淀粉酶。

四、急性胰腺炎其他检查

血常规多数有白细胞计数升高，且中性粒细胞核左移，重症者常超过 20 $\times 10^9$/L。C 反应蛋白在胰腺坏死时明显升高。低钙血症常见，血钙小于 2mmol/L，常提示重症急性胰腺炎，若血钙低于 1.5mmol/L 提示预后不良。急性胰腺炎可出现暂时性血糖升高，持久的血糖大于 10mmol/L 反映胰腺坏死，提示预后不良。

五、胰腺癌检查

目前认为 CA199 是胰腺癌的首选肿瘤标志物，可联合测定 CA242、CEA。详见第 17 章"肿瘤标志物的检查"相关内容。结合影像学检查（磁共振、超声及螺旋 CT）用于胰腺癌的诊断。

第 **11** 章
心血管系统疾病相关检查

第一节　心脏损伤标志物

目前，急性心肌梗死国内外专家推荐的是肌钙蛋白I、肌红蛋白、肌酸激酶同工酶质量测定三项。

一、肌钙蛋白I测定

【参考区间】化学发光法：0～0.04ng/ml。

【临床意义】肌钙蛋白I（cTnI）作为心肌损伤标志物，具有高敏感性、高特异性，对急性心肌梗死、不稳定型心绞痛、急性心肌炎等疾病的诊断、病情监测、疗效评价都具有较高的价值，是目前诊断心肌梗死的金标准。

（1）急性心肌梗死3～6小时开始升高，12～24小时达峰值，5～7天恢复正常。

（2）cTnI大于0.04ng/ml提示微小心肌损伤，大于0.5ng/ml可以诊断心肌梗死，cTnI可反映心肌受损的严重程度。

（3）急性心肌炎cTnI阳性率可达88%，但多为低水平升高。

（4）药物多柔比星、氟尿嘧啶或严重脓毒血症引起心肌损伤，cTnI也可升高。

中华医学会检验分会2006年明确指出：开展肌钙蛋白（cTn）后，在诊断心肌梗死时不再应用AST、LDH、HBD等检测项目。

二、肌红蛋白测定

【参考区间】化学发光法：0～90ng/ml。

【临床意义】

（1）肌红蛋白（Myo）急性心肌梗死最早升高的指标，2～3小时开始升高，6～12小时达高峰，18～30小时内即恢复正常，Myo持续不降或反而升高，或下降后又升高，均说明梗死区继续扩大，心肌坏死加重或新的梗死发生。

（2）急性胸痛发作6～9小时Myo正常可排除急性心肌梗死。

（3）Myo也存在于骨骼肌中，且从肾脏清除，所以急性肌损伤、急性或慢性肾衰竭时可升高。

三、肌酸激酶同工酶质量测定

【参考区间】化学发光法：0.6～6.3ng/ml。

【临床意义】肌酸激酶（CK）由M和B两个亚单位组成，组合成脑型同工酶（CK-BB）、肌型同工酶（CK-MM）、心肌型同工酶（CK-MB）三种。化学发光法准确性、可靠性优于免疫抑制法。

（1）血清CK-MB诊断急性心肌梗死。急性心肌梗死后3～6小时开始升高，12～24小时达峰值，多在48～72小时恢复正常。如果心肌梗死后3～4天，CK-MB仍持续不降，表明心肌梗死仍在继续进行，如果已下降的CK-MB再次升高则提示原梗死部位病变扩展或有新的梗死病灶。

（2）CK-MB升高的程度能较准确地反映梗死的范围，其峰值时间是否提前有助于判断溶栓治疗是否成功。

（3）用CK-MB诊断急性心肌梗死不适用于14岁以下的儿童，因为婴幼儿和儿童的CK-MB均高于成人。

（4）其他心肌损伤：心肌炎、心绞痛、心包炎、慢性心房颤动、安装起搏器等也可升高。

四、血清心脏型脂肪酸结合蛋白测定

【参考区间】化学发光法，酶联免疫法：＜5ng/ml。

【临床意义】心脏型脂肪酸结合蛋白（FABP）是心肌细胞中富含的一种小分子（15kDa）细胞质蛋白质。FABP含量在骨骼肌中比心肌中低10倍，在肾脏、肝脏和小肠中含量也很低，心肌损伤后FABP释放至细胞外，出现于血流中，血中FABP大量升高与梗死面积间也有良好的相关性。

1. 早期诊断急性心肌梗死　急性心肌梗死发病后0.5～3小时开始升高，高峰达4～8小时，12～24小时后恢复正常。其灵敏度为78%，明显高于Myo和

CK-MB，因此 FABP 对早期诊断急性心肌梗死比 Myo 和 CK-MB 更有价值。

2. 其他　在骨骼肌损伤、肾功能障碍时 FABP 也可升高。

急性心肌梗死各项指标变化见表 11-1。

表 11-1　急性心肌梗死各项指标变化

指标	开始升高时间（小时）	峰值时间（小时）	恢复正常时间
Myo	2～3	6～9	18～30 小时
CK-MB	3～6	12～24	2～3 天
cTnI	3～6	12～24	5～7 天
FABP	0.5～3.0	4～8	12～24 小时

五、急性心肌梗死典型检验报告

患者急性心肌梗死约 9 小时检验报告，肌红蛋白达峰值，见表 11-2，急性心肌梗死约 30 小时检验报告，肌红蛋白不降反升，说明梗死面积扩大或有新的梗死灶，见表 11-3。

表 11-2　急性心肌梗死 9 小时检验报告单

序号	项目	测定值	提示	单位	参考区间
1	肌酸激酶同工酶（CK-MB）	27.10	↑	ng/ml	0.6～6.3
2	肌钙蛋白（cTnI）	0.97	↑	ng/ml	＜0.04
3	肌红蛋白（Myo）	832.6	↑	ng/ml	17.4～105.7

表 11-3　急性心肌梗死 30 小时检验报告单

序号	项目	测定值	提示	单位	参考区间
1	肌酸激酶同工酶（CK-MB）	74.90	↑	ng/ml	0.6～6.3
2	肌钙蛋白（cTnI）	14.74	↑	ng/ml	＜0.04
3	肌红蛋白（Myo）	869.90	↑	ng/ml	17.4～105.7

六、血清缺血修饰白蛋白测定

【参考区间】ACB 法：＜64.7U/ml。

【临床意义】缺血修饰白蛋白（IMA）可评价早期可逆性心肌缺血，在心肌缺血 5～10 分钟后血中浓度即可升高，于 2～6 小时达峰值，12～24 小时恢复正常。作为评估心肌缺血的早期诊断指标，IMA 的高低与心肌缺血的程度相关，可显著提高心肌缺血早期诊断的敏感性，但对个体是否发生心肌梗死不敏感。

七、B 型利钠肽测定

【参考区间】化学发光法：0.5～30pg/ml。

【临床意义】心室肌细胞受刺激后产生 134 个氨基酸的前 B 型利钠肽前体（pre-proBNP），随后形成 108 个氨基酸的 B 型利钠肽前体（proBNP），后者在内切酶的作用下裂解为无活性的 NT-proBNP（76 个氨基酸）和有活性的 BNP（32 个氨基酸）。B 型利钠肽（BNP）具有利钠、利尿、舒血管、抑制肾素-血管紧张素-醛固酮系统的作用。心室负荷和室壁张力的增加均会刺激 BNP 分泌，其释放的量与心力衰竭程度呈正相关。

（1）心力衰竭诊断和分级指标：采用美国纽约心脏病学会（NYHA）的分级标准。

NYHA Ⅰ：95～221pg/ml；NYHA Ⅱ：221～459pg/ml；

NYHA Ⅲ：459～1006pg/ml；NYHA Ⅳ：≥1006pg/ml。

（2）急性心力衰竭排除标准：BNP＜100pg/ml；慢性心力衰竭的排除标准：BNP＜35pg/ml（2014 年中国心力衰竭指南）。

（3）急性呼吸困难患者鉴别诊断：BNP＜100pg/ml 基本可排除急性心力衰竭，BNP＞400pg/ml 基本确诊心力衰竭。BNP 在 100～400pg/ml，患者可能存在潜在的心功能不全；右心功能不全，如肺心病、肺动脉高压、急性肺梗死。处于灰区的患者中，25%属于呼吸性喘憋，75%的患者最终被确定为心力衰竭，但心力衰竭程度较轻，预后良好。

（4）心肌梗死后心功能监测和预后判断指标：AMI 发病早期 BNP 显著升高，1 周后达高峰。BNP 水平小于 200pg/ml，急性死亡率很低，BNP 水平大于 1700pg/ml，急性死亡率明显升高。

（5）心力衰竭患者治疗后 BNP 与基线相比下降达到或超过 30%，表明治疗有效；如未下降或下降未达标，甚至继续走高，则表明治疗效果不佳，应继续增强治疗的力度。

（6）患者出现心力衰竭，而 BNP 正常或低于预期值，可见于以下情况，突发性肺水肿症状发生在 1～2 小时；乳头肌断裂引起的急性二尖瓣关闭不全；肥胖患者（BMI＞30kg/m²），绝大多数肥胖心力衰竭患者的 BNP 高于 100pg/ml，但对于那些 BNP 低于 100pg/ml 的肥胖者而言，除非 BNP 低于 50pg/ml，否则不能完全排除心力衰竭的诊断。

（7）BNP 半衰期为 22 分钟，是一个动态的标志物。

八、B 型钠尿肽前肽

【参考区间】化学发光法：<125pg/ml（<75 岁）；<450pg/ml（>75 岁）。

【临床意义】

（1）急性心力衰竭排除标准：B 型钠尿肽前肽（NT-proBNP）小于 300pg/ml；慢性心力衰竭排除标准：NT-proBNP 小于 125pg/ml（2014 年中国心力衰竭诊治指南）。

（2）急性呼吸困难患者鉴别诊断：NT-proBNP 小于 300pg/ml，排除心力衰竭；诊断急性心力衰竭，50 岁以下大于 450pg/ml；50～75 岁大于 900pg/ml；75 岁以上大于 1800pg/ml。

（3）NT-proBNP 有助于评估急性心力衰竭严重程度和预后（2014 中国心力衰竭诊治指南）：当 NT-proBNP 大于 5000pg/ml 时，可提示心力衰竭患者短期死亡风险较高；若该值大于 1000pg/ml，则提示长期死亡风险较高。

（4）NT-proBNP 主要通过肾排泄，当肾小球滤过率在 60～90ml/min 时，NT-proBNP 即可升高。当肾小球滤过率低于 60ml/min，NT-proBNP 可能显著升高。

九、同型半胱氨酸测定

【参考区间】0～15μmol/L。

【临床意义】高浓度同型半胱氨酸（HCY）是诱发冠状动脉疾病、脑血管疾病、外周血管疾病的独立危险因素。血 HCY 每升高 5μmol/L，冠状动脉疾病危险度增加 1.6 倍，脑血管疾病危险度增加 1.8 倍，外周血管疾病危险度增加 6.8 倍，糖尿病患者在未来 5 年的死亡率将增加 3 倍。

1. 遗传因素　基因缺陷或突变导致 HCY 代谢必需的酶缺乏。

2. 营养状况的影响　摄入的叶酸、维生素 B_6、维生素 B_{12} 不足也可引起 HCY 在体内堆积。HCY 升高见于：①遗传基因异常；②营养因素：叶酸、维生素 B_6、维生素 B_{12} 缺乏，补充叶酸、维生素 B_6 和维生素 B_{12} 可减低 HCY。

3. 肾衰竭　70% 的 HCY 由肾排泄，慢性肾衰竭患者 HCY 可达到正常人的 2～4 倍，发生心脑血管栓塞疾病的概率显著增加。

美国心脏协会（AHA）建议控制 HCY 水平小于 10μmol/L，对于有多种高危因素的人群为合理目标。

十、肌酸激酶同工酶测定

【参考区间】免疫抑制法：0～24 U/L。

【临床意义】肌酸激酶同工酶（CK-MB）活性测定是重要的心肌标志物检测方法，主要用于急性心肌梗死的诊断，目前认为是无条件测定肌钙蛋白情况下的首选心肌标志物测定方法。其测定准确性不如化学发光法定量测定。

十一、肌酸激酶测定

【参考区间】连续监测法：男性 50～310U/L，女性 40～200U/L。

【临床意义】肌酸激酶（CK）由 M 和 B 两个亚单位组成，组合成脑型同工酶（CK-BB）、肌型同工酶（CK-MM）和心肌型同工酶（CK-MB）三种。其主要用于骨骼肌和心肌损伤相关疾病的诊断。

（1）急性心肌梗死升高：3～8 小时明显升高，10～36 小时达峰值，2～3 天恢复正常。CK 主要用于诊断心肌梗死。CK 升高的程度与梗死的面积成正比。

（2）心肌炎和骨骼肌疾病升高：心肌炎时明显升高。肌营养不良及多发性肌炎、进行性肌萎缩、皮肌炎、甲状腺疾病时 CK 活性可有轻度或中度升高。

（3）急性脑卒中时在数天后血清 CK 活性升高，并可持续升高 10～14 天。

（4）他汀类、贝特类等调脂药物可引起肌酸激酶升高。

第二节　高血压检查

血浆肾素测定、血管紧张素 II 测定、血浆醛固酮（ALD）测定等内容详见第 13 章第四节"肾上腺疾病检查"。

第三节　血　脂　检　查

一、三酰甘油测定

【参考区间】酶法：①合适水平小于 1.7mmol/L；②边缘升高 1.70～2.25mmol/L；③升高≥2.26mmol/L。

【临床意义】三酰甘油（TG）直接参与胆固醇及胆固醇酯的合成，是动脉粥样硬化性心血管疾病（ASCVD）的主要危险因素之一。

1. TG 升高　TG>2.3mmol/L 为高三酰甘油血症。冠心病、动脉粥样硬化症、原发性高脂血症、肥胖症、胆总管阻塞、肾病综合征、糖尿病、脂肪肝、高脂肪饮食和酗酒。血清 TG 水平轻至中度升高者患冠心病危险性增加。当 TG 重度升高时，常可伴发急性胰腺炎。

2. TG 减低　①严重的肝病、吸收不良；②肾上腺皮质功能减退、甲状腺功能亢进；③低 β-脂蛋白血症或无 β-脂蛋白血症。

二、总胆固醇测定

【参考区间】酶法：①合适水平小于 5.18mmol/L；②边缘升高 5.18~6.19mmol/L；③升高≥6.22mmol/L。

【临床意义】总胆固醇（TC）受年龄、性别、饮食、遗传因素、家族、精神因素等影响，是 ASCVD 的主要危险因素之一。严重的高胆固醇血症有时可出现游走性多关节炎。测定 TC 常作为动脉粥样硬化的预防、发病估计、疗效观察的指标。

1. 总胆固醇升高　TC 大于 6.2mmol/L 为高胆固醇血症。

（1）年龄与性别：TC 水平常随年龄而上升，但 70 岁后不再上升甚或有所下降，一般中青年女性 TC 水平低于男性，但女性绝经后 TC 水平较同年龄男性高。

（2）饮食习惯：长期高胆固醇、高饱和脂肪酸摄入可使 TC 升高，体力劳动者 TC 水平低于脑力劳动者。

（3）遗传因素：与脂蛋白代谢相关酶或受体基因发生突变，是引起 TC 显著升高的主要原因。

（4）肾病综合征、甲状腺功能减退、糖尿病、胆总管阻塞、类脂性肾病、慢性肾炎肾病期、妊娠等。

（5）长期吸烟、饮酒、精神紧张和血液浓缩等。

（6）应用某些药物，如糖皮质激素、环孢素、口服避孕药等。

2. 总胆固醇减低　见于严重的肝病、恶性肿瘤、严重的贫血、甲状腺功能亢进、营养不良、恶性肿瘤等。

三、高密度脂蛋白胆固醇测定

【参考区间】匀相测定法：1.04~1.55mmol/L。

【临床意义】

1. 高密度脂蛋白胆固醇（HDL-C）升高　HDL 能将外周组织如血管壁内胆固醇转运至肝脏进行分解代谢，即胆固醇逆转运，可减少胆固醇在血管壁的沉积，起到抗动脉粥样硬化作用。HDL-C 每升高 0.40mmol/L，冠心病危险率减低 2%～3%。HDL-C 大于 1.55mmol/L 被认为是冠心病的一个相对独立的低风险因子，长期体力劳动会使 HDL-C 升高。

2. HDL-C 减低　动脉粥样硬化症、肾病综合征、糖尿病、严重的肝病、慢性肾衰竭及应用雄激素等，吸烟可使 HDL-C 下降。

四、非高密度脂蛋白胆固醇测定

【参考区间】计算法：①理想水平＜3.4mmol/L；②合适水平＜4.1mmol/L；③边缘升高 4.1～4.9mmol/L；④升高≥4.9mmol/L。

【临床意义】非 HDL-C 是指除 HDL-C 以外其他脂蛋白中含有的胆固醇总和，除了低密度脂蛋白（LDL）外还包括极低密度脂蛋白（VLDL）、中间密度脂蛋白（IDL）、脂蛋白（α）、乳糜颗粒及乳糜颗粒残余物。非 HDL-C 作为 ASCVD 及其高危人群防治时调脂治疗的次要目标，适用于 TG 水平在 2.3～5.6mmol/L 时，LDL-C 不高或已达治疗目标的个体。国际上有血脂指南建议将非 HDL-C 列为 ASCVD 一级预防和二级预防的首要目标。

五、低密度脂蛋白胆固醇测定

【参考区间】匀相测定法：①合适水平＜3.37mmol/L；②边缘升高 3.37～4.12mmol/L；③升高≥4.14mmol/L。

【临床意义】低密度脂蛋白胆固醇（LDL-C）升高是动脉粥样硬化发生、发展的主要危险因素。LDL 通过血管内皮进入血管壁内，在内皮下层滞留的 LDL 被修饰成氧化型 LDL（Ox-LDL），巨噬细胞吞噬 Ox-LDL 后形成泡沫细胞，后者不断增多、融合，构成动脉粥样硬化斑块的脂质核心。

（1）LDL-C 升高：见于遗传性高脂蛋白血症、甲状腺功能减退、阻塞性黄疸、肥胖症、肾病综合征、糖尿病及应用糖皮质激素、雄激素等。

（2）LDL-C 减低：低 β 脂蛋白血症或无 β 脂蛋白血症、甲状腺功能亢进、肝硬化及低脂饮食等。

（3）LDL-C 测定可用于早期识别动脉粥样硬化的危险性及对使用降脂药物的监测，为高脂血症治疗的决策指标。

六、载脂蛋白 A I 测定

【参考区间】免疫比浊法：1.2～1.6g/L。

【临床意义】载脂蛋白 A I（ApoA I）是 HDL 的主要结构蛋白成分，可直接反映 HDL 的水平，将组织细胞内多余的胆固醇运输至肝脏处理，有清除组织脂质抗动脉粥样硬化的作用。

1. ApoA I 升高　对防止动脉粥样硬化、预防冠心病的发生有重要作用，与冠心病发病呈负相关。其可用来预测和评价冠心病的危险性，是诊断冠心病的一种敏感指标。

2. ApoA I 减低　见于：①家族性 ApoA I 缺乏症、家族性 α 脂蛋白缺乏症、家族性卵磷脂胆固醇酯酰转移酶（LCAT）缺乏症和家族性低 HDL 血症等；②糖尿病、肾病综合征、肝硬化、心脑血管病变、急性心肌梗死等。

七、载脂蛋白 B 测定

【参考区间】免疫比浊法：0.8～1.1g/L。

【临床意义】载脂蛋白 B（ApoB）由肝脏合成，ApoB 向组织及细胞内运输胆固醇，与组织细胞膜上的 LDL 受体结合，介导 LDL-C 进入细胞发生动脉粥样硬化，有促动脉粥样硬化的作用。

1. 载脂蛋白 B 升高　血清 ApoB 主要反映 LDL 水平，与血清 LDL-C 水平呈明显正相关，两者的临床意义相似。其升高与动脉粥样硬化、冠心病发病呈正相关，是冠心病的危险因素。其升高还见于高 β 脂蛋白血症、肾病综合征、糖尿病、胆汁淤积、甲状腺功能减退等。

2. 载脂蛋白 B 减低　低 β 脂蛋白血症、无 β 脂蛋白血症、ApoB 缺乏症、肝硬化、恶性肿瘤、甲状腺功能亢进等。

八、ApoA1/ApoB 值

【参考区间】1～2。

【临床意义】ApoA1/ApoB 值<1 时对诊断冠心病的危险度较 CHO、TG、HDL、LDL 更有价值，其灵敏度为 87%，特异性为 80%。动脉粥样硬化、糖尿病、冠心病、高脂血症、肾病综合征、肥胖等患者其减低。

九、脂蛋白（α）测定

【参考区间】免疫比浊法：0～300mg/L。

【临床意义】血清脂蛋白（α）[Lp（α）]浓度主要与遗传有关，基本不受性别、年龄、体重和大多数降胆固醇药物的影响。正常人群中 Lp（α）水平呈明显偏态分布，虽然个别人可高达 1000mg/L 以上，但 80%的正常人在 200mg/L 以下。通常以 300mg/L 为切点，高于此水平者患冠心病的危险性明显升高，提示 Lp（α）可能具有致动脉粥样硬化作用，但尚缺乏临床研究证据。此外，Lp（α）升高还可见于各种急性时相反应、肾病综合征、糖尿病肾病、妊娠和服用生长激素等。在排除各种应激性升高的情况下，Lp（α）被认为是动脉粥样硬化性心血管疾病的独立危险因素。

十、血清载脂蛋白 E 测定

【参考区间】免疫比浊法：20～60mg/L。

【临床意义】载脂蛋白 E（ApoE）主要在肝脏合成，也可在脑组织、巨噬细胞、肾上腺、脾等组织中合成。ApoE 的基因位点具有遗传多态性，多态性与个体血脂水平及动脉粥样硬化的发生发展密切相关。同时 ApoE 是 LDL 受体的配体，也是肝细胞 CM 残粒受体的配体，它与脂蛋白代谢密切相关。

血液中的 ApoE 存在三种异构体（ApoEε2、ApoEε3 和 ApoEε4）。携带 ApoEε2 等位基因者，其血液中 ApoE 浓度高，ApoB 浓度低，胆固醇含量也低，对动脉粥样硬化有防护作用；而携带 ApoEε4 等位基因者，则血液中 ApoE 浓度低，ApoB 浓度高，胆固醇及三酰甘油含量也高，是动脉粥样硬化的潜在危险因素。

十一、中国成人血脂异常防治指南（2016 年修订版）摘要

（一）需要检查血脂的人群

为了及时发现血脂异常，建议 20～40 岁成年人至少每 5 年测量 1 次血脂（包括 TC、LDL-C、HDL-C 和 TG）；建议 40 岁以上男性和绝经期后女性每年检测血脂；动脉粥样硬化性心血管病患者及其高危人群，应每 3～6 个月测定 1 次血脂。动脉粥样硬化性心血管病住院患者应在入院时或入院 24 小时内检测血脂。血脂检查的重点对象为：①有动脉粥样硬化性心血管病病史者；②存在多项动脉粥样硬化性心血管病危险因素（如高血压、糖尿病、肥胖、吸烟）的人群；③有早发性心血管病家族史者（指男性一级直系亲属在 55 岁前或女性一级直系亲属在 65 岁

前患缺血性心血管病）或有家族性高脂血症患者；④皮肤或肌腱黄色瘤及跟腱增厚者。

（二）血脂检测项目

临床上血脂检测的基本项目为总胆固醇（TC）、三酰甘油（TG）、高密度脂蛋白胆固醇（HDL-C）和低密度脂蛋白胆固醇（LDL-C）。其他血脂项目如载脂蛋白 A1（ApoA1）、载脂蛋白 B（ApoB）、脂蛋白（α）临床应用价值也日益受到关注。

（三）血脂异常分类

血脂异常分类比较复杂，最简单的有病因分类和临床分类两种，按病因分为继发性高脂血症和原发性高脂血症。最实用的是血脂异常临床分类，见表 11-4。

表 11-4　血脂异常临床分类

分型	总胆固醇	三酰甘油	HDL-C	相当于 WHO 表型
高胆固醇血症	↑			Ⅱa
高三酰甘油血症		↑		Ⅳ、Ⅰ
混合性高脂血症	↑	↑		Ⅱb、Ⅲ、Ⅳ、Ⅴ
低 HDL-C 血症			↓	

注：↑. 升高；↓. 减低。

（四）血脂合适水平和异常切点

血脂合适水平和异常切点主要适用于 ASCVD 一级预防目标人群，见表 11-5。

表 11-5　中国 ASCVD 一级预防人群血脂合适水平和异常分层标准（mmol／L）

分层	TC	LDL-C	HDL-C	非 HDL-C	TG
理想水平		<2.6		<3.4	
合适水平	<5.2	<3.4		<4.1	<1.7
边缘水平	≥5.2 且<6.2	≥3.4 且<4.2		≥4.1 且<4.9	≥1.7 且<2.3
升高	≥6.2	≥4.2		≥4.9	≥2.3
减低			<1.0		

（五）总体心血管危险评估

在进行危险评估时，已诊断 ASCVD 者直接列为极高危人群；符合如下条件之一者直接列为高危人群：①LDL-C≥4.9mmol/L；②1.8mmol/L≤LDL-C＜4.9mmol/L，且年龄在 40 岁以上的糖尿病患者。符合上述条件的极高危人群和高危人群不需要按危险因素个数进行 ASCVD 危险分层。所有不具有以上三种情况的个体，在考虑是否需要调脂治疗时，应按照流程进行未来 10 年间 ASCVD 总体发病危险的评估，见表 11-6。

表 11-6　ASCVD 总体发病危险评估流程

符合下列任意条件者可直接列为高危或极高危人群

极高危：ASCVD 患者

高　危：

（1）LDL-C≥4.9mmol/L 或 TC≥7.2mmol/L

（2）糖尿病患者[LDL-C 在 1.8～4.9mmol/L（或 TC 为 3.1～7.2mmol/L）且年龄≥40 岁]

· 不符合以上条件者，评估 ASCVD 10 年发病危险

危险因素（个）	血清胆固醇水平分层（mmol/L）		
	3.1≤TC<4.1	4.1≤TC<5.2	5.2≤TC<7.2
	或 1.8≤LDL-C<2.6	或 2.6≤LDL-C<3.4	或 3.4≤LDL-C<4.9
无高血压　0～1	低危（<5%）	低危（<5%）	低危（<5%）
2	低危（<5%）	低危（<5%）	中危（5%～9%）
3	低危（<5%）	中危（5%～9%）	中危（5%～9%）
有高血压　0	低危（<5%）	低危（<5%）	低危（<5%）
1	低危（<5%）	中危（5%～9%）	中危（5%～9%）
2	中危（5%～9%）	高危（≥10%）	高危（≥10%）
3	高危（≥10%）	高危（≥10%）	高危（≥10%）

· ASCTD 10 年发病危险为中危且年龄<55 岁者，评估余生危险

具有以下任意 2 项及以上危险因素者，定义为 ASCVD 高危人群：①收缩压≥160mmHg 或舒张压≥100mmHg；②非 HDL-C≥5.2mmol/L；③HDL-C<1.0mmol/L；④BMI≥28kg/m²；⑤吸烟

（六）血脂异常治疗原则

（1）临床上应根据个体 ASCVD 危险程度，决定是否启动药物调脂治疗。

（2）将减低 LDL-C 水平作为防控 ASCVD 危险的首要干预靶点，非 HDL-C 可作为次要干预靶点。

（3）调脂治疗需设定目标值：见表 11-7。

表 11-7　不同 ASCVD 危险人群 LDL-C 和非 HDL-C 治疗达标值

危险等级	LDL-C[mmol/L（mg/dl）]	非 HDL-C[mmol/L（mg/dl）]
低/中危	<3.4（130）	<4.1（160）
高危	<2.6（100）	<3.4（130）
极高危	<1.8（70）	<2.6（100）

（4）LDL-C 基线值较高，不能达目标值者，LDL-C 至少减低 50%。极高危患者 LDL-C 基线在目标值以内者，LDL-C 仍应减低 30%左右。

（5）临床调脂达标，首选他汀类调脂药物。起始宜应用中等强度他汀治疗，根据个体降胆固醇疗效和耐受情况，适当调整剂量，若胆固醇水平不能达标，应与其他调脂药物联合使用。

（七）血脂测定标本采集与处理注意事项

（1）采集标本前受试者处于稳定代谢状态，至少 2 周内保持一般饮食习惯和稳定体重。

（2）采集标本前受试者 24 小时内不进行剧烈身体活动。

（3）采集标本前受试者禁食约 12 小时。

（4）用静脉血做血脂测定标本，抽血前受试者坐位休息至少 5 分钟，除特殊情况外，受试者取坐位接受抽血。

（5）静脉穿刺时止血带使用不超过 1 分钟。

（6）血液标本保持密封，避免振荡。

（7）用血清做血脂分析样品，血液标本在 1～2 小时离心，分离血清（含促凝剂采血管可在更短时间内离心）。

（8）及时分析血清样品，尽量避免样品存放，若必须储存，需保持样品密封，短期（3 天内）可存于 4℃，长期需存于-70℃以下。

第**12**章
糖尿病检查

糖尿病是由多种原因引起的一组以慢性血糖升高为特征的代谢性疾病，是由胰岛素分泌和（或）作用缺陷所引起的。长期糖类及脂肪、蛋白质代谢紊乱可引起多系统损害，导致眼、肾、神经、心脏、血管等组织器官的慢性进行性病变、功能衰退及衰竭；病情严重或应急时可发生急性严重代谢紊乱，如糖尿病酮症酸中毒、高血糖高渗状态等，使患者生活质量减低，寿命缩短，病死率升高，应积极防治。

一、空腹葡萄糖测定

【参考区间】己糖激酶法：3.9～6.1mmol/L。

【临床意义】

1. 生理性高血糖　饱食、高糖饮食、情绪激动、剧烈运动、胃倾倒综合征。

2. 病理性高血糖　①各型糖尿病。②内分泌疾病：甲状腺功能亢进、巨人症、肢端肥大症、皮质醇增多症、嗜铬细胞瘤、胰高血糖素瘤等。③应激性高血糖：颅内压增高，如颅外伤、颅内出血、脑膜炎，麻醉、窒息、肺炎、急性传染病、心肌梗死等。

3. 低血糖　指成人血浆葡萄糖低于 2.8mmol/L 称为低血糖症；而接受药物治疗的糖尿病患者只要血糖水平≤3.9mmol/L 就属低血糖范畴。低血糖症的原因依次为：①特发性（功能性）低血糖，约占低血糖 70%；②口服降糖药过量；③重型肝炎、肝硬化、肝癌；④胰岛素过多，如胰岛 B 细胞瘤，治疗糖尿病注射胰岛素过量；⑤胰岛素自身免疫综合征；⑥营养不良、饥饿、恶病质等。

低血糖发作时应同时测定血糖、胰岛素和胰岛 C 肽，以证实有无胰岛素和胰岛 C 肽分泌过多。

二、餐后 2 小时血糖测定

【参考区间】3.9～7.7mmol/L。

【临床意义】

1. 用于糖尿病的诊断

（1）口服 75g 葡萄糖方法同口服葡萄糖耐量试验（OGTT）。

（2）馒头餐试验：吃 100g 面粉制成的馒头（或面饼含量为 100g 的方便面），从吃第一口饭开始计时间，尽量在短时间内吃完。

（3）测定餐后 2 小时血糖能发现可能存在的餐后高血糖。

2. 用于糖尿病治疗效果的监测

（1）单纯限制饮食治疗的糖尿病患者（非药物治疗），在检测餐后 2 小时血糖的时候，必须按日常治疗餐进食。以此来了解患者血糖控制情况，调节饮食量。

（2）对于接受药物治疗的糖尿病患者，测定餐后 2 小时血糖必须按日常用餐量进食，按日常治疗量注射胰岛素（或口服降糖药），根据餐后 2 小时血糖观察治疗效果和调整药物剂量。

（3）对于新诊断的糖尿病患者，开始接受胰岛素（或口服降糖药）治疗时，为了掌握合适的治疗剂量和达到严格控制血糖的目的，同时减少低血糖的发生，有时需要测定三餐后 2 小时血糖。

三、口服葡萄糖耐量试验

世界卫生组织推荐成人 75g 无水葡萄糖，儿童每千克体重 1.75g，总量不超过 75g。如用含 1 分子水葡萄糖则为 82.5g，溶于 300ml 水内。

（1）受试者空腹（8～10 小时）后口服溶于 300ml 水内的葡萄糖糖水，在 5 分钟内服完。

（2）从服糖第一口开始计时，分别测定服糖前空腹血糖和服糖后 1 小时、2 小时、3 小时静脉血糖。

（3）试验过程中，受试者不喝茶及咖啡，不吸烟，不做剧烈运动，但也无须绝对卧床。血标本应尽早送检。

（4）试验前 3 天内，每天糖类摄入量不少于 150g，以维持正常活动。

（5）试验前停用可能影响 OGTT 的药物如避孕药、利尿药或苯妥英钠等 3～7 天。可同时测定胰岛素和胰岛 C 肽。

【参考区间】①空腹血糖 3.9～6.1mmol/L；②1 小时血糖 7.8～9.4mmol/L，峰值小于 11.1mmol/L；③2 小时血糖 3.9～7.7mmol/L；④3 小时血糖 3.9～6.1mmol/L。

【临床意义】

（1）空腹血糖受损（IFG）：空腹血糖 6.1～7.0mmol/L，餐后 2 小时小于 7.8mmol/L。

（2）糖耐量受损（IGT）：空腹血糖小于 7.0mmol/L，餐后 2 小时血糖为 7.8～11.1mmol/L。IGT 患者长期随诊，约 1/3 的患者能恢复正常，1/3 的患者仍为糖耐量受损，1/3 的患者最终转为糖尿病。IGT 见于糖尿病前期、甲状腺功能亢进、巨人症、肢端肥大症、肥胖症及皮质醇增多症。

（3）平坦型糖耐量曲线：空腹血糖减低，口服 75g 葡萄糖后血糖上升不明显，不出现血糖高峰，曲线低平。常见于胰腺 B 细胞瘤、甲状腺功能减退、垂体功能减退及肾上腺皮质功能减退症，也可由于胃排空延迟，小肠吸收不良引起。

（4）储存延迟型糖耐量曲线：服糖后血糖水平急剧升高，提早出现峰值，且大于 11.1mmol/L，而 2 小时血糖值又低于空腹水平。常见于胃切除患者胃肠道迅速吸收葡萄糖或严重肝损害的患者肝脏不能迅速摄取和处理葡萄糖而使血糖急剧升高，引起反应性胰岛素分泌增多，进一步使肝外组织利用葡萄糖加快，使 2 小时血糖明显减低。

（5）鉴别低血糖原因。

1）特发性（功能性）低血糖：约占低血糖的 70%。其主要因自主神经功能失调，迷走神经兴奋性过高所致。特发性低血糖表现为空腹血糖正常，峰值时间及峰值均正常，但 2～3 小时后出现低血糖。其多见于神经质的中年妇女，症状多而体征少。建议少食多餐，进食低糖、高蛋白、高脂肪、高纤维食物。必要时可用抗焦虑镇静药及丙胺太林等抗胆碱药治疗。

2）肝源性低血糖症：病因为肝糖原合成、储存、分解、糖异生作用减弱。OGTT 空腹血糖低于正常，峰值提前且大于 11.1mmol/L，但 2 小时血糖值仍处于高水平，且尿糖阳性。本病常见于晚期肝硬化、广泛性肝坏死、严重的病毒性肝炎、肝淤血、重度脂肪肝、弥漫性肝癌、肝糖原贮积症等。一般肝细胞损害超过 80% 时，几乎均伴有糖代谢异常。

（6）餐后 1 小时血糖升高，餐后 2 小时血糖正常，尿糖阳性。其见于甲状腺功能亢进、胃空肠吻合术后、弥漫性肝病。

四、糖尿病诊断标准

糖尿病诊断采用 WHO 诊断标准，即以下四条只要满足其中一条即可诊断为糖尿病。

（1）糖尿病症状＋随机血糖≥11.1mmol/L。

（2）糖尿病症状＋空腹血糖≥7.0mmol/L，需另一天再次测定证实。

（3）葡萄糖负荷后 2 小时血糖≥11.1mmol/L，无糖尿病症状者，需改日再次测定证实。

（4）糖化血红蛋白（HbA1c）≥6.5%。

五、妊娠合并糖尿病诊断标准

中国妊娠合并糖尿病诊治指南（2014）诊断标准。妊娠合并糖尿病包括妊娠前糖尿病和妊娠期糖尿病。

1. **妊娠前糖尿病（PGDM）**　符合以下两项中任意一项者，可确诊为 PGDM。

（1）妊娠前已确诊为糖尿病的患者。

（2）妊娠前未进行过血糖检查的孕妇，尤其存在糖尿病高危因素者，首次产前检查时需明确是否存在糖尿病，妊娠期血糖升高达到以下任何一项标准应诊断为 PGDM。①空腹葡萄糖≥7.0mmol/L；②糖耐量试验 2 小时血糖≥11.1mmol/L；③伴有典型的高血糖症状或高血糖危象，同时随机血糖≥11.1mmol/L；④糖化血红蛋白（HbA1c）≥6.5%。

2. **妊娠期糖尿病（GDM）**

（1）推荐医疗机构对所有尚未被诊断为 PGDM 或 GDM 的孕妇，在妊娠 24～28 周及 28 周后首次就诊时行 75g OGTT，达到以下任何一项标准应诊断为 GDM。①空腹葡萄糖≥5.1mmol/L；②服糖后 1 小时≥10.0mmol/L；③服糖后 2 小时≥8.5mmol/L。

（2）孕妇具有 GDM 高危因素或在医疗资源缺乏地区，建议妊娠 24～28 周首先检查空腹血糖，空腹血糖≥5.1mmol/L，可以直接诊断 GDM，不必行 OGTT；空腹血糖小于 4.4mmol/L，发生 GDM 可能性极小，可以暂时不行 OGTT。FPG≥4.4mmol/L 且小于 5.1mmol/L 时，应尽早行 OGTT。

（3）孕妇具有 GDM 高危因素，首次 OGTT 检查结果正常，必要时可在妊娠晚期重复做 OGTT。

（4）妊娠早、中期随孕周增加 FPG 水平逐渐下降，尤以妊娠早期下降明显。因此，妊娠早期 FPG 水平不能作为 GDM 的诊断依据。

（5）未定期检查者，如果首次就诊时间在妊娠 28 周以后，建议首次就诊时或就诊后尽早行 OGTT 或 FPG 检查。

六、糖化血红蛋白测定

【参考区间】高效液相色谱法：3.0%～6.0%。

【临床意义】糖化血红蛋白（HbA1c）是血中葡萄糖与红细胞内的血红蛋白在其生命的 120 天内非酶促反应形成的一种糖蛋白，故可反映测定前 2～3 个月患者的平均血糖水平，其量与血糖浓度呈正相关，是国际上评价长期血糖控制的金标准。

（1）诊断糖尿病：美国糖尿病协会指南将 HbA1c≥6.5%作为糖尿病诊断标准之一。

（2）糖尿病控制目标：①对非妊娠成年糖尿病患者，HbA1c 小于 7%较合理；②若没有明显的低血糖或治疗不良反应，HbA1c 小于 6.5%；③对有严重低血糖史、预期寿命有限、有晚期微血管或大血管并发症、合并较多并发症及糖尿病病程较长的患者，建议放宽 HbA1c 控制目标（<8%）。

（3）在治疗之初建议每 3 个月检测 1 次，一旦达到治疗目标可每 6 个月检查 1 次。

（4）预测心血管并发症：HbA1c 大于 10%微血管病变的发生率比 HbA1c 小于 6%者高 3 倍。HbA1c 每升高 1%，发生冠心病的相对危险度增加 15%，发生脑卒中的相对危险度增加 17%，发生外周动脉疾病的相对危险度增加 28%。

（5）鉴别高血糖：糖尿病高血糖时，糖化血红蛋白升高；而应激性高血糖时，糖化血红蛋白正常。

（6）对于患有贫血和血红蛋白异常疾病的患者，HbA1c 的检测结果是不可靠的。但可用血糖、糖化血清白蛋白或糖化血清蛋白来评价血糖的控制情况。

（7）HbA1c 浓度与平均血糖水平之间的关系，见表 12-1。

表 12-1　糖化血红蛋白与平均血糖关系对照表

HbA1c（%）	平均血糖（mmol/L）
6	7
7	8.5
8	10.2
9	11.8
10	13.4
11	14.9
12	18.5

七、血清糖化血清蛋白测定

【参考区间】果糖胺氮蓝四唑（NBT）法小于 2.5mmol/L；酮胺氧化酶法：122～236μmol/L。

【临床意义】糖化血清蛋白又称为果糖胺，是血清蛋白与葡萄糖发生非酶促反应的产物，由于白蛋白的半衰期为 17～19 天，故其值能反映测定前 2～3 周血糖的平均水平，是目前临床上用来判断短期血糖控制的指标，尤其适用于血糖波动较大的新诊断患者降糖治疗时的疗效观察。

八、胰岛素测定

【胰岛素释放试验方法】口服葡萄糖及采血时间同 OGTT 试验方法，两种试验可同时测定。

【参考区间】放免法，化学发光法：空腹 5.0～23.4U/L，1 小时 32～129U/L，2 小时 20.9～89.9U/L，3 小时 3.0～39.8U/L。

【临床意义】

（1）糖尿病分型：1 型糖尿病胰岛素呈低平曲线；2 型糖尿病空腹水平正常、稍高或稍低，进糖后胰岛素呈延迟性释放反应，高峰延迟至 2～3 小时出现。胰岛素释放试验有利于糖尿病的早期诊断和分型。不同疾病胰岛素分泌曲线见图 12-1。

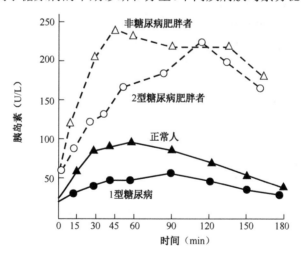

图 12-1　不同疾病胰岛素分泌曲线

（2）胰岛 B 细胞瘤诊断：胰岛素呈高水平曲线，但血糖减低。

（3）肥胖、肝硬化、肾功能不全、肢端肥大症、巨人症、口服避孕药可使血中胰岛素含量升高。

（4）垂体功能低下症、肾上腺皮质功能减退、饥饿、继发性胰腺损伤和慢性胰腺炎可使胰岛素水平减低。

（5）高滴度的抗胰岛素自身抗体阳性患者，由于自身抗体干扰，胰岛素测定结果比血液中实际含量低，应结合胰岛 C 肽的测定结果进行判断。

九、胰岛 C 肽测定

【参考区间】放免法，化学发光法：空腹 0.60～2.2μg/L，1 小时 2.12～8.26μg/L，2 小时 1.18～6.22μg/L，3 小时 0.5～3.24μg/L。

【临床意义】胰岛 C 肽（C-P）是胰岛 B 细胞的分泌产物，一分子的胰岛素原在酶的作用下裂解成 1 分子的胰岛素和 1 分子的胰岛 C 肽，由于胰岛 C 肽测定干扰因素少，结果更可靠，故测定胰岛 C 肽能更准确反映胰岛 B 细胞合成与释放胰岛素的功能。

（1）临床意义基本同胰岛素测定。

（2）正在接受胰岛素治疗的患者可用胰岛 C 肽了解其胰岛功能。

（3）鉴别低血糖原因：低血糖患者如血清胰岛 C 肽和胰岛素超过正常，则可认为系胰腺分泌过多的胰岛素所致（如胰岛 B 细胞瘤）；如胰岛 C 肽不高，而胰岛素升高，则为外源性胰岛素用量过多。

（4）用于胰腺移植和胰腺切除术的疗效评估和监测。

【胰岛 C 肽释放试验方法】口服葡萄糖及采血时间同 OGTT 试验方法，两种试验可同时测定。

十、胰高血糖素测定

【参考区间】化学方法：50～200ng/L。

【临床意义】

1. 生理性升高

（1）禁食时间过长，由于血糖减低，刺激机体 IRG 代偿性分泌增加。

（2）应激状态时，机体胰高血糖素（IRG）应激性分泌增加，如疼痛、紧张、剧烈运动后、精神刺激等。

（3）高血脂 IRG 分泌增加以促进血脂转化为血糖。

2. 病理性升高

（1）糖尿病：胰岛素的缺乏和胰高血糖素的增多是糖尿病发病的双激素学说，

这也是家族性胰高血糖素血症多伴发糖尿病的原因，且升高数值和糖尿病的严重程度相关。

（2）胰高血糖素瘤：是胰岛 A 细胞肿瘤，肿瘤细胞分泌过量的胰高血糖素，临床上主要表现为皮肤坏死性迁移性红斑，口角、唇、舌等部位的慢性炎症，指甲松动、外阴阴道炎、贫血、糖尿病等，故又称为高血糖皮肤综合征。IRG 可达 850～3500ng/L。

（3）急性胰腺炎、肝硬化、急性低血糖症、肾功能不全、肢端肥大症、神经性厌食、Ⅲ型和Ⅳ型高脂血症、心肌梗死、库欣综合征及类固醇激素治疗、甲状腺功能减退、外伤、感染、灼烧等可见血中胰高血糖素升高。

3．病理性减低　主要见于先天性胰岛 A 细胞功能缺陷导致胰高血糖素分泌不足。

十一、抗谷氨酸脱羧酶抗体测定

【参考区间】化学发光法：<30U/ml。

【临床意义】

（1）抗谷氨酸脱羧酶抗体（GADA）是 1 型糖尿病患者最早出现的抗体，也是最敏感性指标，新发现的 1 型糖尿病患者阳性率为 75%～90%，且阳性率不随病程的延长而下降。2 型糖尿病阳性率仅 0～4%。其有助于区分 1 型糖尿病和 2 型糖尿病。

（2）从 2 型糖尿病患者中鉴别迟发型 1 型糖尿病，GADA 阳性对初诊为 2 型糖尿病的患者但最终可能发展为 1 型糖尿病的患者可考虑行早期干预治疗。

（3）罕见疾病——僵人综合征阳性率为 60%～100%。

（4）可作为普查手段，发现 1 型糖尿病的高危人群和个体。

十二、蛋白酪氨酸磷酸酶抗体

【参考区间】阴性。

【临床意义】在糖尿病前期和 1 型糖尿病患者中的阳性率为 50%～75%，年轻初发患者中阳性率更高，并与初发糖尿病进展的速度有关。儿童阳性提示很快发生临床症状明显的 1 型糖尿病。

十三、抗胰岛细胞抗体测定

【参考区间】阴性。

【临床意义】

（1）抗胰岛细胞抗体（ICA）主要发现于1型糖尿病患者早期，在儿童和青少年起病初期阳性率达80%～90%，成人阳性率为70%～80%；随病程延长检出率下降，起病后3年检出率约20%，起病后10年检出率不到10%。

（2）判断2型糖尿病转归。临床2型糖尿病患者，ICA阳性还预示着可能发展为1型糖尿病。

（3）糖尿病患者直系亲属如ICA阳性，其5年内的发病风险大于50%。

十四、抗胰岛素抗体测定

【参考区间】化学发光法：＜15U/ml。

【临床意义】

（1）抗胰岛素抗体（IAA）在1型糖尿病患者中阳性率高，并且是最早出现的自身抗体之一，是1型糖尿病的免疫学指标之一。新诊断的1型糖尿病患者阳性率为40%～50%，IAA不能区分注射胰岛素后体内产生的胰岛素抗体，对糖尿病预报价值不高，合并其他抗体阳性才有预报价值。

（2）指导1型糖尿病患者的治疗：循环中高滴度的胰岛素抗体是产生严重胰岛素抵抗的主要原因。检测IAA可指导胰岛素的用量，为耐药性糖尿病治疗提供了依据。抗体滴度高时，可适度增加应用速效胰岛素；抗体滴度低时，则改用长效胰岛素。

（3）判断1型糖尿病预后：胰岛素释放曲线低下而检测胰岛素抗体滴度偏高，说明患者不是胰岛功能衰竭，而是由于抗胰岛素自身抗体干扰胰岛素测定所致，提示病情稳定。

（4）抗胰岛素自身抗体升高还可出现于胰岛素自身免疫综合征和自身免疫性甲状腺疾病患者中。

十五、抗胰岛素受体抗体测定

【参考区间】ELISA法：阴性。

【临床意义】抗胰岛素受体抗体（IRA）主要见于胰岛素抵抗综合征的患者，该抗体的存在可导致胰岛素受体对胰岛素的亲和性显著减低，使得糖尿病患者每天需要高剂量的胰岛素才能控制血糖。此抗体可封闭胰岛素受体，阻断其与胰岛素的结合，从而增加患者胰岛素的用量。不稳定性糖尿病患者IRA水平较低，有增生性视网膜病和肾脏病的糖尿病患者IRA水平较高。

十六、血清 β-羟丁酸测定

【参考区间】酶法：0.03～0.3mmol/L。

【临床意义】血清 β-羟丁酸（β-HB）升高见于糖尿病酮症酸中毒时，长期饥饿、妊娠毒血症等。

十七、血浆乳酸测定

【参考区间】酶法：0.56～1.39mmol/L。

【临床意义】乳酸是无氧糖酵解的最终产物，在正常情况下，肝外组织产生大量局部无法代谢的乳酸和丙酮酸进入血循环，主要由肝脏合成肝糖原和葡萄糖，少量由肾排出。病理情况下，乳酸代谢异常，超过 7mmol/L，可引起乳酸酸中毒。

1. 生理性乳酸升高　见于剧烈运动等。

2. 病理性乳酸升高　①糖尿病酮症酸中毒；②低氧血症，如休克、心功能不全、一氧化碳中毒、肺功能不全、严重贫血；③肝功能不全，肝脏对乳酸的清除显著减低，可出现乳酸酸中毒；④服用某些药物，如苯乙双胍。

十八、高危人群的糖尿病筛查

1. 成年人中糖尿病高危人群的定义　在成年人（>18 岁）中，具有下列任何一个及以上的糖尿病危险因素者。

（1）年龄≥40 岁。

（2）有糖调节受损史。

（3）超重（BMI≥24kg/m^2）或肥胖（BMI≥28kg/m^2）和（或）向心性肥胖（男性腰围≥90cm，女性腰围≥85cm）。

（4）静坐生活方式。

（5）一级亲属中有 2 型糖尿病家族史。

（6）有巨大儿（出生体重≥4kg）生产史或妊娠糖尿病史的妇女。

（7）高血压[收缩压≥140mmHg 和（或）舒张压≥90mmHg]，或正在接受降压治疗。

（8）血脂异常[高密度脂蛋白胆固醇（HDL-C）≤0.91mmol/L、三酰甘油≥2.22mmol/L]，或正在接受调脂治疗。

（9）动脉粥样硬化性心脑血管疾病患者。

（10）有一过性类固醇糖尿病病史者。

（11）多囊卵巢综合征（PCOS）患者。

（12）长期接受抗精神病药物和（或）抗抑郁药物治疗的患者。

2．儿童和青少年中糖尿病高危人群的定义　在儿童和青少年（≤18岁）中，超重（BMI大于相应年龄值、性别的第85百分位）或肥胖（BMI大于相应年龄、性别的第95百分位）且合并下列任何一个危险因素者。

（1）一级或二级亲属中有2型糖尿病家族史。

（2）存在与胰岛素抵抗相关的临床状态（如黑棘皮病、高血压、血脂异常、PCOS）。

（3）母亲妊娠时有糖尿病史或被诊断为妊娠糖尿病。

3．糖尿病筛查的方法　空腹血糖，条件允许时应尽可能行OGTT（空腹血糖和糖负荷后2小时血糖）、HbA1c检测。

十九、糖尿病控制目标

中国2型糖尿病综合控制目标见表12-2。

表12-2　中国2型糖尿病综合控制目标

控制指标	控制目标值
毛细血管血糖（mmol/L）	
空腹血糖	4.4～7.0
非空腹血糖	＜10.0
糖化血红蛋白（%）	＜7.0
血压（mmHg）	＜140/80
总胆固醇（mmol/L）	＜4.53
高密度脂蛋白胆固醇（mmol/L）	男性＞1.0，女性＞1.3
三酰甘油（mmol/L）	＜1.7
低密度脂蛋白胆固醇（mmol/L）	
未合并冠心病	＜2.6
合并冠心病	＜1.8
体重指数（kg/m^2）	＜24
尿白蛋白/肌酐（mg/g）	
男性	＜22
女性	＜31
运动（分钟/周）	≥150

第13章
内分泌疾病检查

第一节　下丘脑-垂体激素检测

一、生长激素测定

【参考区间】化学发光法：婴幼儿 15～40μg/L，2 岁 4.0μg/L，4 岁以上及成人 0～5μg/L。

【临床意义】

1. 生长激素（GH）升高　①主要见于垂体肿瘤所致的肢端肥大症及巨人症；②非垂体肿瘤糖尿病、饥饿、恶病质、蛋白缺乏、剧烈活动、睡眠、体育锻炼等可用抑制试验鉴别非垂体肿瘤所致的 GH 升高。

2. GH 减低　生长激素缺乏性侏儒症及其他原因所致的腺垂体功能减退症、遗传性或继发性生长激素缺乏症，也可见于高血糖、紧张、焦虑或情绪失常、性激素缺乏、游离脂肪酸升高、肥胖症、肾上腺皮质激素增多等。可用兴奋试验鉴别垂体性和非垂体性的减低。

二、抗利尿激素测定

【参考区间】化学发光法：8:00 为 25～100ng/L；16:00 为 10～80ng/L。

【临床意义】抗利尿激素又称为血管加压素，是由下丘脑视上核分泌的一种环状肽激素。其生理功能是增强肾远端小管和集合管对水的重吸收，起抗利尿作用，能维持血浆正常胶体渗透压，因此对肾脏浓缩功能有很大影响。血容量和血压等因素的改变都可影响抗利尿激素的分泌。

1. 抗利尿激素升高　见于抗利尿激素分泌异常综合征和肾脏性尿崩症异

常增多。

2. 抗利尿激素减低　见于中枢性尿崩症异常减少。

三、血清促甲状腺激素测定

详见本章第二节"甲状腺疾病检查"。

四、血清促黄体生成素测定

详见本章第三节"性激素检查"。

五、血清促卵泡刺激素测定

详见本章第三节"性激素检查"。

六、血清泌乳素测定

详见本章第三节"性激素检查"。

七、血清促肾上腺皮质激素测定

详见本章第四节"肾上腺疾病检查"。

第二节　甲状腺疾病检查

一、血清促甲状腺激素测定

【参考区间】化学发光法：0.34～5.6mU/L。

【临床意义】促甲状腺激素（TSH）是腺垂体分泌的促进甲状腺生长和维持甲状腺功能的激素，具有促进甲状腺滤泡上皮细胞增生、甲状腺激素合成和释放的作用。

1. TSH 减低　原发性甲状腺功能亢进，TSH 减低，T_3、T_4升高，主要病变在甲状腺；继发性甲状腺功能减退，TSH 减低，T_3、T_4减低，主要病变在垂体或下丘脑。皮质醇增多症、过量应用皮质激素、慢性抑郁症也可使 TSH 含量减低。

2. TSH 升高　见于原发性甲状腺功能减退症，TSH 升高，T_3、T_4减低，主要病变在甲状腺；继发性甲状腺功能亢进，TSH 升高，T_3、T_4 升高，主要病变在垂体或下丘脑。异源性 TSH 分泌综合征（肺癌、乳腺癌可分泌促甲状腺激素）、长期服用含碘药物、肾上腺皮质功能减退等 TSH 含量也会升高。

二、血清总甲状腺素测定

【参考区间】化学发光法：成人 78.38～157.4nmol/L；儿童 129～270nmol/L。

【临床意义】血清中 99.5%的 T_4 与甲状腺激素结合球蛋白（TBG）结合，T_4不能进入外周组织细胞，只有转变为游离甲状腺素（FT_4）后才能进入组织细胞发挥生理作用，故测定 FT_4 较 T_4 更有价值。

1. 甲状腺素升高　见于：①原发性和继发性甲状腺功能亢进症、部分无痛性甲状腺炎、亚急性甲状腺炎、甲状腺激素不敏感综合征、肝炎等；②甲状腺素常受甲状腺激素结合球蛋白（TBG）含量的影响，高水平的 TBG 可使总甲状腺素（TT_4）升高，如先天性甲状腺结合球蛋白增多症；③妊娠、口服避孕药、原发性胆汁性肝硬化、部分肝癌、急性肝炎等。

2. 甲状腺素减低　见于：①原发性和继发性甲状腺功能减退症、缺碘性甲状腺肿、先天性甲状腺结合球蛋白减少症；②甲状腺功能正常的患者服用苯妥英钠或卡马西平可使血清 FT_4 和 T_4 减低 30%。

三、血清游离甲状腺素测定

【参考区间】化学发光法：7.86～14.41pmol/L。

【临床意义】FT_4 是 T_4 生理活性形式，不受血浆甲状腺结合蛋白的影响，对诊断甲状腺功能亢进的灵敏度优于 T_4，其常和 TSH 一起测定。

1. FT_4升高　原发性甲状腺功能亢进症 FT_4升高，TSH 减低；继发性甲状腺功能亢进症 FT_4升高，TSH 升高。甲状腺激素不敏感综合征、慢性甲状腺炎伴甲状腺功能亢进、早期桥本甲状腺炎、多结节性甲状腺肿等也升高。

2. FT_4减低　原发性甲状腺功能减退症 FT_4减低，TSH 升高；继发性甲状腺功能减退症 FT_4减低，TSH 减低。甲状腺功能正常的患者服用苯妥英钠或卡马西平可使血清 FT_4 和 T_4 减低 30%。

四、血清三碘甲状腺原氨酸测定

【参考区间】化学发光法：成人 1.34～2.73nmol/L。

【临床意义】血清三碘甲状腺原氨酸（TT_3）主要用于甲状腺功能紊乱的鉴别诊断。

1．TT_3升高　甲状腺功能亢进、弥漫性毒性甲状腺肿、毒性结节性甲状腺肿显著升高，且早于T_4升高。T_3型甲状腺功能亢进的特点为FT_4正常、TSH减低，而仅有TT_3升高。

2．TT_3减低　常见于甲状腺功能减退、低T_3综合征（T_3减低，T_4可正常或偏低，但无甲状腺功能减退症状）、黏液性水肿、呆小症等。甲状腺功能减退时TT_3不如TT_4敏感，T_3不是诊断甲状腺功能减退的灵敏指标。

五、血清游离三碘甲状腺原氨酸测定

【参考区间】化学发光法：3.8～6.0pmol/L。

【临床意义】

1．游离三碘甲状腺原氨酸（FT_3）升高　见于：①甲状腺功能亢进（甲亢）、弥漫性毒性甲状腺肿（Graves病）、初期桥本甲状腺炎。缺碘也会引起FT_3代偿性升高。测定FT_3对轻型甲状腺功能亢进症状、早期甲状腺功能亢进、亚临床甲状腺功能亢进及甲状腺功能亢进治疗后复发更有诊断意义。②FT_3是诊断T_3型甲状腺功能亢进的特异性指标。T_3型甲状腺功能亢进的特点为FT_4正常、TSH减低，而仅有T_3升高。T_3型甲状腺功能亢进多见于功能亢进性甲状腺瘤或多发性甲状腺结节性肿大。

2．FT_3减低　见于甲状腺功能减退、低T_3综合征、黏液性水肿、晚期桥本甲状腺炎。个体应用糖皮质激素、苯妥英钠、多巴胺或卡马西平等也可出现FT_3减低。

六、血清反三碘甲状腺原氨酸测定

【参考区间】化学发光法：0.16～0.95ng/ml。

【临床意义】

1．反三碘甲状腺原氨酸（rT_3）升高　①rT_3是诊断甲状腺功能亢进灵敏的指标，某些甲状腺功能亢进患者初期或复发早期仅出现rT_3升高，诊断甲状腺功能亢进的符合率为100%。②替代治疗监测用药，甲状腺功能减退症服用甲状腺素替代治疗时，反T_3、T_3正常，说明用药量合适。反T_3、T_3升高，提示用量过大。

2．反T_3减低　①甲状腺功能减退症（甲减）时反T_3明显减低，对轻型或亚临床型甲状腺功能减退症诊断的准确性优于T_3、T_4；②桥本甲状腺炎，反T_3减低

常提示甲状腺功能减退症；③药物影响，抗甲状腺治疗时，反 T_3 减低较 T_3 缓慢，当反 T_3、T_4 低于参考区间时，提示用药过量。

七、血清甲状腺素结合球蛋白测定

【参考区间】化学发光法：13～30mg/L。

【临床意义】甲状腺素结合球蛋白（TBG）是甲状腺激素的结合载体，直接影响血清总 T_3、T_4 的含量测定，测定血清甲状腺结合球蛋白常用来排除非甲状腺功能紊乱所引起的 T_3、T_4 变化。用于与 TSH 水平或临床症状与 TT_3、TT_4 浓度不符的情况，或评估 T_4 与 FT_4 之间不能解释的差异。

1. 甲状腺素结合球蛋白升高　见于家族性 TBG 增多症、妊娠、肝硬化、口服避孕药、大剂量雌激素治疗、奋乃静治疗等。血浆 TBG 升高可导致 T_3、T_4 假性升高，此时 FT_3、FT_4 无明显变化，TSH 可正常，患者一般没有甲状腺功能亢进表现。甲状腺功能减退症时 TBG 升高，但 T_3、T_4 减低。

2. TBG 非特异性减低　常伴有 T_3、T_4 减低，而游离 FT_3、FT_4 无明显变化，患者一般没有甲状腺功能减退症表现，如大剂量雄激素或糖皮质激素治疗、家族性 TBG 减低症、肾病综合征、肢端肥大症、失蛋白性肠道疾病等；甲状腺功能亢进时 TBG 减低，但 T_3、T_4 升高。

八、血清甲状腺球蛋白测定

【参考区间】化学发光法：<55ng/ml。

【临床意义】

（1）甲状腺球蛋白（TG）升高：见于甲状腺功能亢进，包括 Graves 病、毒性甲状腺结节、亚急性甲状腺炎、桥本甲状腺炎、甲状腺癌、甲状腺瘤等。

（2）TG 测定也可用于亚急性甲状腺炎和假性甲状腺毒症的鉴别：亚急性甲状腺炎活动期 TG 升高，炎症控制后降至正常水平；假性甲状腺毒症因 TSH 的抑制，TG 减低。

（3）TG 升高主要作为分化型甲状腺癌的肿瘤标志物，用于诊断、术后和放射性碘治疗后的病情监测及肿瘤复发的监测。而髓样甲状腺癌血清 TG 不升高。

九、血清促甲状腺激素受体抗体测定

【参考区间】化学发光法：<30U/ml。

【临床意义】促甲状腺素受体抗体（TRAb）是一组抗甲状腺细胞膜上 TSH 受体的自身抗体，它们可与 TSH 受体结合，通过刺激作用，能诱发格雷夫斯病（Graves 病），导致甲状腺功能亢进及甲状腺肿。

（1）TRAb 主要用于 Graves 病的诊断，灵敏度及特异性达 90%以上，故可作为 Graves 病的诊断依据。

（2）Graves 病停药指标，应用抗甲状腺药物治疗时，当血中甲状腺激素水平正常后，若 TRAb 逐渐下降以至转阴，提示可停药，停药后复发的可能性小；若治疗后 TRAb 持续阳性，则说明治疗效果欠佳，停药后复发的可能性大。

（3）对于妊娠妇女，TRAb 阴性，则胎儿发生甲状腺功能亢进的可能性极小。

十、血清抗甲状腺过氧化物酶抗体测定

【参考区间】化学发光法：<30U/ml。

【临床意义】

（1）抗甲状腺过氧化物酶抗体（TPOAb）升高见于 90%以上慢性桥本甲状腺炎、70%的突眼性甲状腺肿、65%的原发性甲状腺功能减退症、21%的亚急性甲状腺炎、8.6%的单纯性甲状腺肿，TPOAb 和抗甲状腺球蛋白抗体同时测定，可以提高检出的阳性率。

（2）TPOAb 升高的程度与疾病的严重程度无关系。随着病程的延长或缓解，TPOAb 可恢复正常。

（3）TPOAb 升高也见于 1 型糖尿病患者；正常人有 3%的阳性率。

十一、血清抗甲状腺球蛋白抗体测定

【参考区间】化学发光法：<30U/ml。

【临床意义】抗甲状腺球蛋白抗体（TgAb）升高见于 60%～70%桥本甲状腺炎、20%～40% Graves 病，原发性甲状腺功能减退症也升高。与 TPOAb 相比，TgAb 在自身免疫性甲状腺疾病的诊断中敏感性较低。

第三节　性激素检查

性激素结果与性别、年龄、月经周期密切相关，分析一个结果要结合临床表现，检验报告单上的信息一定要准确。下丘脑-垂体-性腺的功能相互调节、影响、

制约，需要几个激素同时测定，联合分析后才能得出正确的结果。如雌激素水平持续低于 100pmol/L，究竟是卵巢还是垂体或下丘脑的本身功能障碍，只有 LH、FSH 同时测定才行，如 FSH、LH 水平持续高于 100U/L，则是卵巢本身出了问题，如均为低水平则为垂体以上部分功能障碍，进一步的诊断须做垂体兴奋试验。如性激素与垂体激素均处于高水平的时候，就要考虑是否使用外源性激素或存在肿瘤等情况。

一、血清促黄体生成素测定

【参考区间】化学发光法：男性，1.24～8.62mU/ml；女性，增生期 2.12～10.89mU/ml，排卵期 19.18～103.3mU/ml，黄体期 1.2～12.86mU/ml，绝经期 10.87～58.64mU/ml。

【临床意义】促黄体生成素（LH）由腺垂体分泌。LH 的产生受下丘脑促性腺释放激素的控制，同时受卵巢的正反馈、负反馈调控。对于女性，黄体生成素主要促排卵（在 FSH 协同作用下），形成黄体，并促进雌激素、孕激素的形成和分泌；对于男性，黄体生成素主要促进睾丸合成并分泌雄激素。

（1）LH 升高：多囊性卵巢综合征、性腺发育不全综合征、性腺功能减退、原发性睾丸衰竭和睾丸精曲管发育不全综合征、睾丸女性化综合征、性腺摘除后、围绝经期或绝经期的妇女，以及肝硬化、肾衰竭、甲状腺功能亢进等。

（2）LH 减低：垂体或下丘脑性闭经、希恩综合征、假性性早熟、神经性厌食、性激素肿瘤、人绒毛膜促性腺激素（hCG）性肿瘤、肾上腺性变态综合征等。

（3）测定 LH 峰值可以估计排卵时间及了解排卵情况，LH 峰后 14～28 小时排卵，此时间段最易受孕，有助于不孕症的治疗。

二、血清卵泡刺激素测定

【参考区间】化学发光法：男性，1.27～19.26mU/ml；女性，增生期 3.85～8.78mU/ml，排卵期 4.45～22.51mU/ml，黄体期 1.75～5.12mU/ml，绝经期 16.7～113.5mU/ml。

【临床意义】卵泡刺激素（FSH）由脑垂体细胞分泌的一种激素，主要作用为促进卵泡成熟。其作用于睾丸精曲小管可促进精子形成。卵泡刺激素与黄体生成素统称促性腺激素，具有促进卵泡发育成熟作用，可与黄体生成素一起促进雌激素分泌。

1. FSH 升高　见于原发性卵巢功能低下、卵巢发育不良、卵巢排卵功能障碍、卵巢早衰、双侧卵巢切除术后、真性性早熟、垂体促性腺激素细胞瘤、原发性或继发性闭经、溢乳闭经、原发性性功能减退、早期腺垂体功能亢进、睾丸精原细胞瘤、特纳（Turner）综合征、先天性睾丸发育不全综合征（典型的核型是47，XXY）、围绝经期或绝经期的妇女，以及肝硬化、肾衰竭、甲状腺功能亢进等。

2．FSH 减低　各种原因导致垂体功能低下、垂体性闭经、继发性性腺功能减退、希恩综合征、假性性早熟。晚期垂体功能低下见于雌激素或孕酮治疗、子宫内膜异位症、睾丸肿瘤及摄入口服避孕药、性激素等药物。

3．FSH、LH 同时测定的意义

（1）判断闭经的原因：①FSH 及 LH 水平低于正常，提示闭经原因在腺垂体或下丘脑，为此还需要行垂体兴奋试验（用促性腺激素释放激素 LHRH 100μg，溶于 5ml 生理盐水中，静脉注射，30 秒内注完），当注射完 30 分钟时测定的 LH 值较注射前升高 2～4 倍或以上者，表明垂体功能正常，病变在下丘脑。反复多次试验，LH 值若无升高或升高不明显，提示病变在垂体。②FSH 及 LH 水平高于正常甚至达到绝经水平，病变在卵巢。如卵巢早衰、卵巢发育不良、双侧卵巢切除术后等，均可以表现为促性腺激素水平升高。

（2）多囊卵巢综合征：FSH 正常或偏低，LH 明显升高，LH/FSH 值大于 2 则提示多囊卵巢综合征。

（3）诊断性早熟有助于区别真性性早熟和假性性早熟。①真性性早熟：由 FSH 和 LH 分泌增加引起，FSH 和 LH 呈周期性变化；②假性性早熟：FSH 及 LH 水平较低，且无周期性变化，由外周原因引起，如性腺肿瘤，包括睾丸肿瘤、卵巢肿瘤、肾上腺皮质肿瘤、激素摄入过多引起。

三、血清泌乳素测定

【参考区间】化学发光法：男性，2.64～13.13ng/ml；女性，绝经前（＜50 岁）3.34～26.72ng/ml，绝经后（＞50 岁）2.79～19.64 ng/ml。

【临床意义】血清泌乳素（PRT）由腺垂体分泌，可以促进乳腺腺泡发育，测定血清泌乳素主要用于腺垂体泌乳素瘤的诊断和疗效监测。

1．泌乳素病理性升高

（1）垂体泌乳素瘤，其血清泌乳素含量可达 200μg/L；其他垂体肿瘤或增生、垂体柄切断或破坏等也可升高。

（2）原发性甲状腺或性腺功能减退、特发性溢乳症、男子乳房发育症。

（3）下丘脑神经胶质瘤、颅咽管瘤、结节病和转移性癌肿、青春期闭经、消瘦厌食综合征与产后闭经溢乳综合征等。

（4）由乳腺癌、肾癌、支气管癌和肺癌等引起的异位泌乳素分泌综合征。

（5）神经精神刺激、某些药物作用，如氯丙嗪、避孕药、大量雌激素、利血平等抗高血压药等因素均可引起 PRL 升高。

（6）卵巢早衰、黄体功能欠佳、长期哺乳、肾衰竭、糖尿病等。

（7）泌乳素升高的女性常伴有闭经泌乳、性功能减退、月经不调等。泌乳素升高的男性 91% 性功能低下。因此，对有以上症状的患者和无生育能力的妇女应测定泌乳素。

2．泌乳素病理性减低　多见于垂体功能减退、单纯性泌乳激素分泌缺乏症。希恩综合征、原发性不孕症、功能失调性子宫出血、卵巢切除术后、乳腺癌次全切除术后等。

四、血清雌二醇测定

【参考区间】化学发光法：男性，20～75pg/ml；女性，增生期 24～114pg/ml，排卵期 95～433pg/ml，黄体期 80～273pg/ml，绝经期 20～88pg/ml。

【临床意义】雌二醇（E_2）由睾丸、卵巢和胎盘分泌，或由雌激素转化而来。雌二醇是雌激素中最主要、活性最强的激素，是性腺功能启动的标志，在成年女性随月经周期呈周期性变化。

1．E_2 病理性升高　E_2 是评价卵巢功能的重要激素指标，增多常引起女性性早熟、月经不调、男性女性化等。

（1）下丘脑-垂体功能亢进，促性腺激素分泌增多，从而促进卵巢分泌雌激素增加，如腺垂体肿瘤等。

（2）卵巢功能亢进，如卵巢颗粒细胞瘤、卵泡膜细胞瘤、卵泡脂肪细胞瘤、性激素生成瘤等。

（3）腺垂体以外的组织分泌异源性促性腺激素，从而导致雌激素分泌增多，如肺癌、胸腺癌等。

（4）睾丸间质细胞瘤等疾病可引起 E_2 分泌增多，从而导致男性乳房发育。

（5）非特异性增多，如甲状腺功能亢进、肝硬化、过多服用含性激素的保健品和饮料等，也可引起血清雌激素增加。

（6）肾上腺皮质增生或肿瘤。

2．E_2 病理性减低　雌激素减少常引起女性性幼稚症、青春期延迟、继发性闭经等。

（1）下丘脑-垂体功能低下，促性腺激素分泌减少，导致卵巢分泌雌激素减少，如颅内肿瘤压迫、腺垂体萎缩、脑组织缺血等。

（2）卵巢功能低下，如先天卵巢发育不全、卵巢切除术、性激素合成酶缺陷等。

（3）非特异性减低，如甲状腺功能减退、严重营养不良、性激素结合蛋白减少，引起雌激素总含量减低。

（4）应用口服避孕药和雄激素后也可使 E_2 水平减低。

五、血清孕酮测定

【参考区间】化学发光法：男性（成人），0.10～0.84ng/ml；女性，增生期 0.31～1.52ng/ml，排卵期 0.6～2.6ng/ml，黄体期 5.16～18.16ng/ml，绝经后 0.08～0.78ng/ml，妊娠后 1～3 个月为 4.73～50.74ng/ml，妊娠后 4～6 个月为 19.41～46.3ng/ml。

【临床意义】孕酮（P）检查主要用于了解黄体的功能及卵巢有无排卵。

（1）排卵的时间及黄体功能监测：在排卵前后 1 天，孕酮含量成倍增加，提示有排卵。正常月经周期中排卵后 7～8 天孕酮水平达高峰，提示有排卵。

（2）异位妊娠鉴别诊断：异位妊娠时孕酮水平低，可作为异位妊娠的参考依据。

（3）观察胎盘功能：妊娠 8 周之后随妊娠月份增加而上升，妊娠 9～32 周时显著升高，35 周达高峰，可达正常人的 10～100 倍，双胎或多胎妊娠血清 P 水平多较单胎妊娠者明显升高。妊娠期胎盘功能减退时，血中孕酮水平下降。

（4）孕酮病理性升高：黄体化肿瘤、卵巢囊肿、子宫内膜腺癌、葡萄胎及绒毛膜上皮细胞癌患者均见孕酮升高。先天性 17α-羟化酶缺乏症患者由于 P 降解减少，导致血清 P 水平升高。

（5）孕酮病理性减低：见于腺垂体功能减退症、卵巢功能减退症、黄体功能不全、胎盘发育不良、妊娠毒血症、死胎等。

六、血清雌三醇测定

【参考区间】化学发光法：0.017～8.9ng/ml。

孕妇妊娠 26～28 周　4.1～7.3ng/ml；

孕妇妊娠 28～32 周　7.4～8.5ng/ml；

孕妇妊娠 32~36 周　9.3~13.7ng/ml；

孕妇妊娠 36~38 周　16.7~23.7ng/ml；

孕妇妊娠 38~40 周　17.7~25.4ng/ml；

孕妇妊娠＞40 周　19.3~30.0ng/ml。

【临床意义】雌三醇（E_3）在非孕期是雌二醇的代谢产物，其值很低。在妊娠中期、晚期 90%雌三醇由胎儿肾上腺、肝脏及胎盘合成，血清雌三醇的含量随着妊娠期进展而不断增加，妊娠 41~42 周达到高峰，测定 E_3 对了解胎盘的功能有重要意义。

1．E_3 下降　连续监测孕妇血清雌三醇，可用于高危妊娠的监护，如果雌三醇含量持续下降，提示胎盘功能严重不良，可能为胎儿宫内生长迟缓、过期妊娠、先兆子痫、胎儿肾上腺发育不全、胎儿先天畸形、葡萄胎、宫内死胎等。

2．E_3 升高　可见于多胎妊娠、巨大儿、糖尿病合并妊娠及胎儿先天性肾上腺皮质功能亢进症等。

七、血清人绒毛膜促性腺激素测定

【参考区间】化学发光法：男性 0.5~2.67mU/ml；女性 0.5~2.9mU/ml；孕妇，妊娠 0.2~1 周 5~50mU/ml，妊娠 1~2 周 50~500mU/ml，妊娠 2~3 周 100~5000mU/ml，妊娠 3~4 周 500~10 000mU/ml，妊娠 4~5 周 1000~50 000mU/ml，妊娠 5~6 周 10 000~100 000mU/ml，妊娠 6~8 周 15 000~200 000mU/ml，妊娠 8~12 周 10 000~100 000mU/ml。

【临床意义】人绒毛膜促性腺激素（hCG）是胎盘滋养层细胞分泌的一种糖蛋白激素，hCG 是监测早孕的重要指标，正常妇女受孕后 9~13 天 hCG 即有明显升高，妊娠 8 周达到高峰，然后下降，至 18 周时维持在一定水平直至足月分娩，胎儿出生后 2 周降至正常水平。绒毛膜上皮细胞癌、葡萄胎、畸胎瘤时可见 hCG 异常升高，是诊断滋养层细胞肿瘤、内胚层细胞源性恶性肿瘤的辅助诊断指标。

（1）妊娠早期诊断及妊娠异常监测：在一般情况下，正常人 hCG 测定值小于 5mU/ml，如果超过 5mU/ml 就可以考虑受孕可能，如果超过 10mU/ml 基本可以确定妊娠。妊娠后 35~50 天 hCG 可升至大于 2500mU/ml。多胎妊娠者的 hCG 常多于一胎妊娠者。

（2）如异位妊娠时，98%为输卵管妊娠，hCG 呈阳性，但上升速度较正常妊娠缓慢，B 超未找到宫内孕囊者应考虑异位妊娠。

（3）流产诊断与治疗：不完全流产如子宫内尚有胎盘组织残存，hCG 检查仍可呈阳性；完全流产或死胎时 hCG 由阳性转为阴性，因此可作为保胎或吸宫治疗的参考依据。

（4）先兆流产：如 hCG 仍维持高水平多不会发生难免流产。如 hCG 逐渐下降，则有流产或死胎的可能。在保胎治疗中，如 hCG 仍继续下降说明保胎无效，如 hCG 不断上升，说明保胎成功。

（5）产后 9 天或人工流产术后 25 天，血清 hCG 应恢复正常。如不符合这一情况，则应考虑有异常可能。

（6）滋养细胞肿瘤诊断与治疗监测：① 葡萄胎、恶性葡萄胎、绒毛膜上皮癌及睾丸畸胎瘤等患者 hCG 显著升高。② 滋养层细胞肿瘤患者术后 8～12 周呈阴性；如 hCG 不下降或不转阴，提示可能有残留病变，这类病例常易复发，故需定期检查。

八、血清睾酮测定

【参考区间】化学发光法：男性，1.75～7.81ng/ml；女性，0.1～0.75 ng/ml。

【临床意义】睾酮（T）是一种类固醇激素，由男性的睾丸或女性的卵巢分泌，肾上腺亦分泌少量睾酮。它是主要的男性性激素及同化激素。不论是男性或女性，它对健康有着极重要的影响，包括增强性欲、力量、免疫功能、对抗骨质疏松症等功效。

1．男性睾酮升高　见于睾丸良性间质瘤、男性真性性早熟、男性分泌促雄激素的肿瘤和先天性肾上腺皮质增生症。

2．女性睾酮升高　见于雄激素综合征、多囊卵巢综合征、卵巢男性化肿瘤（睾丸母细胞瘤、门细胞瘤）、部分肾上腺皮质肿瘤、皮质醇增多症、原发性多毛症、应用促性腺激素及口服避孕药物等。

3．睾酮减低　原发性性腺功能不全病变如在睾丸，睾酮减低，伴有 LH 和 FSH 升高。继发性性腺功能不全，下丘脑或垂体病变导致促性腺激素分泌缺乏，伴有 LH 和 FSH 减低。隐睾症、睾丸炎症、外伤时睾酮也减低。

九、血清硫酸脱氢表雄酮测定

【参考区间】化学发光法（μg/L）：

女性	18～21 岁	510～3210,	20～30 岁	180～3910,
	31～40 岁	230～2660,	41～50 岁	190～2310,
	51～60 岁	80～1880,	61～70 岁	120～1330,

	>71 岁	70～1770；		
男性	18～21 岁	240～5370，	20～30 岁	850～6900，
	31～40 岁	1060～4640，	41～50 岁	700～4950，
	51～60 岁	380～3130，	61～70 岁	240～2440，
	>71 岁	50～2530。		

【临床意义】硫酸脱氢表雄酮（DHEA-S）主要由肾上腺合成的类固醇激素，大约90%血循环中 DHEA-S 来自肾上腺皮质网状带，血清中浓度多用于评价疑有肾上腺雄激素分泌过多的情况。

（1）DHEA-S 升高见于女性肾上腺多毛症，男性化伴 21-羟化酶缺乏的先天性肾上腺皮质增生症，伴 11β-羟化酶缺乏的先天性肾上腺皮质增生症，肾上腺肿瘤等。

（2）与睾酮联合检测用于鉴别诊断多毛症、女性男性化、多囊卵巢综合征、高泌乳素血症等。

十、性激素结合球蛋白测定

【参考区间】化学发光法：男性（20～50 岁）13.2～89.5nmol/L；女性（20～46 岁）18.2～135.7nmol/L。

【临床意义】性激素结合球蛋白（SHBG）又称为睾酮-雌二醇结合球蛋白，是运输性激素的载体，雌激素在血循环中约 95%与特异的 SHBG 相结合，睾酮的44%～60%与 SHBG 结合。血中 SHBG 水平及睾酮与 SHBG 的比率（FAI）可以用来区分多毛症患者与正常人，也可以用于雌激素过多症的诊断中。

1. SHBG 减低　女性多毛症及男性化患者含量仅为正常值的 50%，多囊卵巢综合征、肥胖、甲状腺功能减退、秃发症、肢端肥大症、高泌乳血症等也可使 SHBG 水平减低。

2. SHBG 升高　男性性腺功能减退、乳房早熟者、甲状腺功能亢进、肝硬化、口服避孕药等可使 SHBG 水平升高。

第四节　肾上腺疾病检查

肾上腺腺体分皮质和髓质两部分，皮质分泌的激素主要为皮质醇和醛固酮，髓质分泌的激素主要为肾上腺素和去甲肾上腺素，其中以肾上腺素为主。

一、血清促肾上腺皮质激素测定

【参考区间】8：00 时：25～100ng/L；16：00 时：10～80ng/L。

【临床意义】促肾上腺皮质激素（ACTH）为腺垂体分泌的微量多肽激素，是肾上腺皮质活性的主要调节者。促肾上腺皮质激素的分泌受到肾上腺皮质激素释放激素的控制，并受血清皮质醇和应激的反馈调节。促肾上腺皮质激素分泌存在昼夜节律，早晨高，下午和晚上低。测定促肾上腺皮质激素水平主要用于依赖 ACTH 的库欣综合征和不依赖 ACTH 的库欣综合征的鉴别诊断。

1. 生理性升高　疼痛、精神刺激、暴怒等应激状态及妊娠均可引起 ACTH 分泌量增加。

2. 病理性升高

（1）下丘脑-垂体功能紊乱，分泌 ACTH 增加，如垂体腺瘤等，此时血浆皮质醇和尿游离皮质醇也升高。

（2）原发性肾上腺皮质功能减退，如艾迪生病、先天性肾上腺皮质增生症等，因体内皮质醇水平过低，刺激垂体代偿性分泌 ACTH 增加，此时血浆皮质醇和尿游离皮质醇减低。

（3）垂体以外的组织分泌异源性 ACTH，如肺癌、胸腺癌、胰腺癌等癌组织，此时血浆 ACTH、皮质醇和尿游离皮质醇均升高，需借助其他试验与下丘脑-垂体功能紊乱相鉴别。

（4）非特异性 ACTH 增多，如急性创伤、手术、心肌梗死等应激状态时，一般持续时间较短。

3. 病理性减低

（1）下丘脑-垂体功能紊乱，分泌 ACTH 减少，如脑手术、脑外伤、脑缺血坏死、颅内肿瘤压迫、放射治疗等造成垂体分泌功能减退，此时血浆皮质醇和尿游离皮质醇也减低。

（2）肾上腺皮质腺瘤或癌等原因所致原发性皮质醇增多症，因体内皮质醇水平过高，刺激脑垂体代偿性分泌 ACTH 减少，此时血浆皮质醇和尿游离皮质醇反而会升高。

二、血清皮质醇测定

皮质醇由肾上腺皮质产生和分泌，属甾体糖皮质激素类，其分泌受垂体前叶促肾上腺皮质激素的控制。血清皮质醇的测定直接反映肾上腺皮质的分泌功能。

【参考区间】8：00 为 165～441nmol/L，16：00 为 55～248nmol/L，24：00

为 55～138nmol/L，昼夜皮质醇比值大于 2。

【临床意义】

1. **生理性升高**　妊娠、肥胖、口服避孕药及疼痛、精神刺激等应激状态可造成血浆皮质醇代偿性升高。

2. **病理性升高**

（1）不依赖 ACTH 的库欣综合征：如双侧肾上腺皮质小结节性增生、双侧肾上腺皮质大结节性增生、肾上腺皮质腺瘤、肾上腺皮质腺癌等原因所致肾上腺皮质功能亢进，导致分泌皮质醇增多。

（2）依赖 ACTH 的库欣综合征：垂体功能亢进，分泌 ACTH 增多伴肾上腺皮质增生，如垂体腺瘤、下丘脑-垂体功能紊乱。异源性 ACTH 综合征（垂体外肿瘤分泌过量，常见小细胞肺癌、支气管类癌、胸腺癌等）促使肾上腺皮质增生，分泌皮质醇增多。

（3）非特异性增多，如急性创伤、手术、心肌梗死等应激状态。

3. **病理性减低**

（1）原发性肾上腺皮质功能减退，多因肾上腺结核、自身免疫性肾上腺萎缩、转移性肾上腺肿瘤、手术切除等破坏肾上腺，导致皮质醇分泌减少。

（2）继发性肾上腺皮质功能减退，如颅内肿瘤压迫、脑缺血坏死、脑部手术、放射治疗等，造成下丘脑-垂体功能紊乱，分泌 ACTH 不足，从而导致肾上腺皮质分泌皮质醇减少。

（3）甲状腺功能减退和一些慢性消耗性疾病，以及摄入地塞米松、左旋多巴和金属锂等药物。

4. **其他**　如果 24 小时尿游离皮质醇处于边缘升高水平，应进行低剂量地塞米松抑制试验，当 24 小时尿游离皮质醇小于 276nmol 时，可排除肾上腺皮质功能亢进症。

三、促肾上腺皮质激素兴奋试验

促肾上腺皮质激素（ACTH）可刺激肾上腺皮质分泌肾上腺皮质激素，包括糖皮质激素、盐皮质激素、性激素。上述激素的代谢产物 17-羟皮质类固醇（17-OHS）和 17-酮皮质类固醇（17-KS）经肾脏排泄。本试验是引入外源性 ACTH，然后测定尿中 17-OHS、17-KS 或静脉血测皮质醇及外周血中测嗜酸粒细胞数，通过试验前后的对照来判断肾上腺皮质功能状态，以鉴别肾上腺皮质功能异常是原发性还是继发性。

【试验方法】目前常用两日静脉滴注法和五日静脉滴注法两种，肾上腺皮质功能亢进性疾病可用两日静脉滴注法，功能减退性疾病可用五日静脉滴注法。

1. **两日静脉滴注法** ①试验前第 1、2 天留 24 小时尿测定 17-OHS、17-KS 或抽静脉血测皮质醇，测外周血嗜酸粒细胞计数作为对照，可根据当地实验室条件选择；②试验日 8：00 排空膀胱，然后静脉滴注 ACTH 25U 溶于 5%葡萄糖溶液 500～1000ml 中，控制速度于 8 小时内滴完，连续 2 天；③收集 24 小时尿测 17-OHS、17-KS，或于滴注完抽血测皮质醇、嗜酸粒细胞。

2. **五日静脉滴注法** 试验前准备工作、试验方法、测定指标同两日静脉滴注法，时间延长到 5 天。正常人 ACTH 兴奋第 1 天尿 17-OHS、17-KS 排泄量比对照日升高 1～2 倍；第 2 天比对照日升高 2～3 倍，第 3 天比对照日升高 3～4 倍。血皮质醇含量较对照日升高 2～4 倍。ACTH 兴奋后上述参数较基础值有变化则为阳性反应。

对肾上腺皮质功能亢进可鉴别良恶性，对功能减退者可鉴别原发性或继发性，对女性男性化可鉴别病变部位在肾上腺还是在性腺。

【临床意义】

1. **肾上腺皮质功能亢进**

（1）双侧肾上腺皮质良性增生，反应明显高于正常人，17-OHS 可达基础值的 3～7 倍。

（2）单侧增生和良性腺瘤，反应正常或稍升高。

（3）肾上腺皮质癌和异位 ACTH 综合征，17-OHS 基础值较高，但对 ACTH 刺激大多无反应。

2. **慢性肾上腺皮质功能减退**

（1）原发性：17-OHS、17-KS 基础值减低，病情较重者，连续兴奋 5 天无反应，即 17-OHS、17-KS 不上升。轻症者采用五日静脉滴注法，头 3 天 17-OHS、17-KS 较基础值可有轻度升高，后 2 天不但不升，有时反而下降，提示肾上腺皮质储备功能有限。

（2）继发于腺垂体功能不全的肾上腺皮质功能减退：基础 17-OHS、17-KS 减低，病情较轻者反应正常或接近正常；重症者无反应。病情介于两者之间呈延迟反应，即五日静脉滴注法第 1、2 天无反应或反应较小，以后 17-OHS、17-KS 排泄量逐渐增多，一旦停用 ACTH 迅速回到基础对照值。

3. **先天性肾上腺皮质醇增多症** 17-OH 无反应或反应低，17-KS 反应升高。

4. **女性单纯多毛症** 17-OH 反应正常，17-KS 反应略高于正常。肾上腺皮质功能异常。

肾上腺皮质功能亢进症和肾上腺皮质功能减退症的鉴别诊断见表 13-1。

表 13-1 肾上腺皮质功能亢进症和肾上腺皮质功能减退症的鉴别

疾病	尿 17-OHS	尿 17-KS	血皮质醇	血 ACTH	ACTH 兴奋试验
皮质功能亢进					
下丘脑垂体性	↑↑	↑	↑	↑	强反应
肾上腺皮质瘤	↑↑	↑	↑	↑	无或弱反应
肾上腺皮质癌	↑↑↑	↑↑↑	↑↑↑	↓	无反应
异源性 ACTH	↑↑↑	↑↑↑	↑↑↑	↑↑↑	多无反应
皮质功能减退					
原发性	↓	↓	↓	↑	无反应
继发性	↓	↓	↓	↓	延迟反应

注：↑. 升高；↓. 减低。

四、24 小时尿液游离皮质醇测定

【参考区间】24 小时尿游离皮质醇（UFC）130～304nmol/24h。

【临床意义】同血清皮质醇。

五、尿 17-羟皮质类固醇测定

【参考区间】分光光度法：男性，14～41μmol/24h 尿；女性，12～29μmol/24h 尿。

【临床意义】尿 17-羟皮质类固醇为肾上腺皮质所分泌的激素及其代谢产物。其含量高低可以反映肾上腺皮质功能。

1. 升高 见于肾上腺皮质功能亢进（库欣综合征）、垂体功能亢进、异源性 ACTH 综合征（垂体外肿瘤分泌过量 ACTH，常见小细胞肺癌、支气管类癌、胸腺癌等）、肾上腺皮质增生、肾上腺皮质瘤等。甲状腺功能亢进、严重刺激和创伤、肥胖病、胰腺炎等也可升高。

2. 减低 见于原发性肾上腺皮质功能减退、垂体功能减退、肾上腺皮质结核及萎缩、慢性肝病、甲状腺功能减退和一些慢性消耗性疾病。

六、尿 17-酮皮质类固醇测定

【参考区间】分光光度法：男性，31～69μmol/24h 尿；女性，17.5～52.5μmol/24h 尿。

【临床意义】尿 17-酮皮质类固醇是肾上腺皮质激素及雄激素的代谢产物。

1. 升高 见于肾上腺皮质功能亢进（库欣综合征）、垂体功能亢进、肾上腺皮质增生或肿瘤、异源性 ACTH 综合征（垂体外肿瘤分泌过量 ACTH，常见小细胞肺癌、支气管类癌、胸腺癌等）、睾丸间质细胞瘤、肾上腺性征异常症、女性多毛症等。多囊卵巢综合征有时尿 17-酮类固醇略有增多。甲状腺功能亢进及应用促肾上腺皮质激素、雄性激素和皮质激素后也可升高。

2．减低　见于肾上腺皮质功能减退、垂体功能减退、睾丸功能减退、性腺功能减退、慢性消化性疾病、肝硬化和甲状腺功能减退等。

七、血浆肾素测定

【参考区间】化学发光法：普食卧位 0.05～0.79ng/ml，普食立位 0.3～1.9ng/ml，低钠卧位 0.92～1.65ng/ml，低钠立位 1.75～7.42ng/ml。

【临床意义】肾素由肾小球旁细胞产生、储存、分泌，是一种水解蛋白酶，能使血管紧张素原转变为血管紧张素 I，再通过转化酶的作用形成血管紧张素 II。肾素-血管紧张素系统在调节机体血压、水和电解质平衡中起重要作用。

（1）升高：见于原发性高血压高肾素型、肾动脉狭窄、恶性高血压、巴特综合征、血管性高血压、妊娠、肝硬化水肿、肾上腺皮质功能减退、低钠饮食、肾小球旁细胞瘤等。

（2）减低：见于原发性高血压低肾素型、原发性醛固酮增多症、假性醛固酮增多症、糖皮质素抑制性醛固酮增多症、11-β 羟化酶缺乏症、肾上腺素瘤、17-α 羟化酶缺乏症、分泌促肾上腺激素异位瘤、肾实质性疾病等。

（3）肾素减低而醛固酮升高是诊断原发性醛固酮增多症极有价值的指标。肾素和醛固酮均升高，见于肾性高血压、水肿、心力衰竭、肾小球旁细胞瘤等。肾素和醛固酮均减低，见于严重肾病。

（4）指导高血压的治疗：高肾素性高血压患者选用血管紧张素转化酶抑制剂可有较好的效果。

（5）生物钟节律：同一状态下，2：00～8：00 肾素分泌最高，12：00～18：00 分泌量达低限。

（6）测定前患者应停用降压药 3 周以上，停用利尿药 4 周以上，停用避孕药 6 周以上；不宜停药的患者应改用对试验影响较小的药物。

八、血管紧张素 II 测定

【参考区间】化学方法：普食卧位 15～97pg/ml，普食立位 19～115pg/ml，低钠卧位 36～104pg/ml，低钠立位 45～240pg/ml。

【临床意义】血管紧张素 II 具有较高的生物活性，是最有效的加压物质，其加压作用是去甲肾上腺素的 40 倍，还可刺激肾上腺分泌肾上腺素和醛固酮。

1．升高　见于原发性高血压及其他类型的高血压，分泌肾素的肾球旁器增生症或肿瘤。

2．减低　见于原发性醛固酮增多症、晚期肾衰竭等。

九、血浆醛固酮测定

【参考区间】普通饮食：卧位 55～139ng/L，立位 94～204ng/L。

【临床意义】

（1）血浆醛固酮（ALD）升高：见于原发性醛固酮增多症（如肾上腺皮质腺瘤或癌）、肾血流减少所致继发性醛固酮增多症，如充血性心力衰竭、肾病综合征、巴特综合征、Desmit 综合征、特发性水肿、肝硬化腹水或异常钠丢失、长期低钠饮食等。由于醛固酮分泌增加，导致水钠潴留，血容量增加，临床表现为高血压和低血钾综合征。

（2）ALD 减低：见于肾上腺皮质功能减退症、垂体功能减退、单纯性醛固酮缺乏、18-羟类固醇脱氢酶或 18-羟化酶缺乏等。

（3）服用某些药物，如普萘洛尔、甲基多巴、利血平、可乐宁、甘草和肝素等及过多输入盐水等情况可抑制醛固酮分泌。

十、血浆游离儿茶酚胺测定

【参考区间】高效液相色谱法：肾上腺素小于 420ng/L，去甲肾上腺素小于 84ng/L。

【临床意义】儿茶酚胺（CA）又称为邻苯二酚胺，包括肾上腺素、去甲肾上腺素和多巴胺。

1．升高　见于嗜铬细胞瘤、交感神经母细胞瘤、交感神经节细胞瘤、充血性心力衰竭、心绞痛、心肌梗死、原发性高血压、慢性肾功能不全、甲状腺功能减退、糖尿病酮症酸中毒等。

2．减低　艾迪生病、直立性低血压、甲状腺功能亢进、家族性交感神经性失调症等。

十一、尿液儿茶酚胺测定

【参考区间】肾上腺素小于 97μg/24h，去甲肾上腺素小于 27μg/24h，多巴胺小于 500μg/24h。

【临床意义】儿茶酚胺（CA）又称为邻苯二酚胺，包括肾上腺素、去甲肾上腺素和多巴胺。

1．升高　嗜铬细胞瘤明显升高，达正常人的2～20倍。在整个高血压患者中，嗜铬细胞瘤的发病率为0.3%～0.5%。嗜铬细胞瘤的高血压患者在发作期间，尿中儿茶酚胺97%高于正常。80%以上比正常者高5倍以上。交感神经母细胞瘤、交感神经细胞瘤、心肌梗死、高血压、甲状腺功能亢进等也可升高。

2．减低　见于原发性慢性肾上腺皮质功能减退症、营养不良、颈髓的横截和家族性自主神经功能失常者。

十二、尿香草扁桃酸测定

【参考区间】5～45μmol/24h尿。

【临床意义】

1．升高　见于嗜铬细胞瘤发作期、交感神经母细胞瘤、交感神经细胞瘤、原发性高血压和甲状腺功能减退等。

2．减低　见于甲状腺功能亢进、原发性慢性肾上腺皮质功能减退等。

十三、抗肾上腺皮质抗体测定

【参考区间】阴性。

【临床意义】

（1）自身免疫性肾上腺皮质功能减退症患者中60%～70%有抗肾上腺皮质抗体阳性。而在其他原因所致的肾上腺皮质功能减退症患者中则很少呈阳性，抗肾上腺皮质抗体可以在肾上腺皮质功能减退前数年即呈阳性，表明肾上腺皮质抗体的检测有助于疾病的早期诊断。

（2）抗肾上腺皮质抗体常与抗类固醇细胞抗体同时出现，因此原发性肾上腺皮质功能减退症患者常同时有性腺功能衰竭。90%以上的自身免疫性多腺体综合征Ⅰ型患者出现抗肾上腺皮质抗体，80%同时有抗类固醇细胞抗体。

（3）如果"正常人"中检测到肾上腺皮质抗体，则可作为肾上腺皮质功能减退的信号。

第14章
骨代谢紊乱疾病检查

骨转换生化标志物就是骨组织本身的代谢（分解与合成）产物，简称骨代谢标志物。骨转换标志物分为骨形成标志物和骨吸收标志物，骨形成标志物代表成骨细胞活动及骨形成时的代谢产物；骨吸收标志物代表破骨细胞活动及骨吸收时的代谢产物，特别是骨基质降解产物。在正常人不同年龄段及各种代谢性骨病时，骨转换标志物在血循环或尿液中的水平会发生不同程度的变化，代表了全身骨骼的动态状况。这些指标的测定有助于判断骨转换类型、骨丢失速率、骨折风险评估、了解病情进展、干预措施的选择及疗效监测等。有条件的单位可选择性做骨转换生化标志物检查以指导临床决策。

第一节　骨形成标志物检查

一、骨性碱性磷酸酶测定

【参考区间】化学发光法：男性，3.9～20.7μg/L；绝经前女性，3.0～14.4μg/L；绝经后女性，4.0～22.0μg/L。

【临床意义】

骨性碱性磷酸酶（B-ALP）是由成骨细胞合成和分泌，当成骨细胞活性或骨形成增加时血中浓度升高，反映骨生成。B-ALP 生理性升高见于生长发育期儿童、孕妇。

B-ALP 病理性升高见于：①儿童骨发育疾病，如佝偻病；②骨质疏松、变形性骨炎、骨软化症、骨折愈合期、骨细胞癌、恶性肿瘤骨转移等；③多发性骨髓瘤不升高，由此可以和骨癌及转移性骨癌相鉴别。

二、血清骨钙素测定

【参考区间】化学发光法：0.5～5.0ng/ml。

【临床意义】血清骨钙素（OC）是由成骨细胞合成分泌的一种活性多肽，通过血清骨钙素可以了解成骨细胞，特别是新形成的成骨细胞的活动状态，骨更新率越快，骨钙素值越高，反之减低。

（1）血清骨钙素升高：见于绝经后骨质疏松症（Ⅰ型）、骨折、甲状旁腺功能亢进、骨肿瘤骨转移癌、低磷血症、儿童生长期、肾功能不全等。

（2）Ⅱ型即老年性骨质疏松症是低转换型的，骨钙素升高不明显。故可根据骨钙素的变化情况鉴别原发性骨质疏松症是Ⅰ型还是Ⅱ型。

（3）血清骨钙素减低：可见于甲状旁腺功能减退、甲状腺功能减退、长期使用糖皮质激素、糖尿病等。

三、Ⅰ型前胶原羧基端前肽测定

【参考区间】化学发光法：成人男性 38～200μg/L，成人女性 50～170μg/L。

【临床意义】Ⅰ型胶原占骨胶原的 90%，由成骨细胞以Ⅰ型前胶原肽形式合成，在酶的作用下，羧基端肽被剪断，形成Ⅰ型前胶原羧基端前肽（PICP），血清中Ⅰ型前胶原羧基端前肽水平反映成骨细胞活动和骨形成及Ⅰ型胶原合成速率的特异指标。

升高常见于儿童生长发育期、妊娠最后 3 个月、骨肿瘤、肿瘤骨转移、变形性骨炎、酒精性肝炎和肺纤维化等。PICP 在绝经期后骨质疏松患者中可升高，但经雌激素治疗 6 个月后可减低 30%。

第二节　骨吸收标志物检查

一、血清抗酒石酸酸性磷酸酶测定

【参考区间】ELISA 法：男性，61～301μg/L；女性，41～288μg/L（绝经前），129～348μg/L（绝经后）；儿童，401～12μg/L（7～15 岁）。

【临床意义】抗酒石酸酸性磷酸酶（TRACP）主要由破骨细胞分泌，是酸性磷酸酶的同工酶之一，当破骨细胞活性增强时，释放 TRACP 量增加，测定血清中 TRACP 水平可反映破骨细胞活性和骨吸收状态。

1. 升高　见于原发性甲状旁腺功能亢进、原发性骨质疏松症、变形性骨炎、骨软化症、转移性骨肿瘤、慢性肾功能不全、卵巢切除术后、糖尿病等。

2. 减低 见于甲状旁腺功能减退、甲状腺功能减退。

二、血清 I 型胶原交联 C 端肽测定

【参考区间】化学发光法：0.11～0.89ng/ml。

【临床意义】I 型胶原交联 C 端肽（S-CTX）升高代表破骨细胞活性增强，I 型胶原大量降解，形成大量 S-CTX，见于骨质疏松症、变形性骨炎、甲状旁腺功能亢进、骨软化症、多发性骨髓瘤和肿瘤骨转移等。S-CTX 是敏感性和特异性较好的骨吸收指标。

第三节 骨代谢调节激素检查

一、血清甲状旁腺激素测定

【参考区间】化学发光法：12～88pg/ml。

【临床意义】甲状旁腺激素（PTH）主要作用是使破骨细胞活性和数目增加，通过对骨骼和肾的作用，总的生理效应为升高血钙、减低血磷和酸化血液。PTH 的合成和分泌受细胞外 Ca^{2+} 浓度的负反馈调节。

1. 甲状旁腺激素升高

（1）原发性甲状旁腺功能亢进，血 PTH 升高，同时伴有高钙血症和低磷血症，多见于腺瘤。

（2）继发性甲状旁腺功能亢进：见于各种原因导致的低血钙、维生素 D 缺乏、肾功能不全、骨质软化症和小肠吸收不良等，其 PTH 浓度可达正常值上限 10 倍；此时升高的 PTH 可在注入钙剂后明显减低，据此可以和甲状旁腺功能亢进相鉴别。

（3）异位性甲状旁腺功能亢进：肺癌、肾癌等可分泌一种蛋白质，可与 PTH 受体结合，产生与 PTH 相似的作用，导致血钙升高和血磷减低（称为伴瘤高钙血症）。PTH 正常或减低。

（4）假性甲状旁腺功能减退症：血浆甲状旁腺激素水平正常或略高，低血钙，高血磷，发病机制为靶器官（骨或肾）对甲状旁腺激素反应低下或无反应。

（5）三发性甲状旁腺功能亢进系在继发性甲状旁腺功能亢进的基础上，甲状旁腺受到持久和强烈的刺激，增生腺体部分转变为腺瘤，可自主性分泌过多的 PTH，主要见于肾衰竭。

2．甲状旁腺激素减低

（1）甲状腺或颈部手术误将甲状旁腺切除或损伤所致。

（2）维生素 D 中毒和甲状腺功能亢进所致的非甲状旁腺性高血钙症可抑制 PTH 分泌。

（3）特发性甲状旁腺功能减退症、继发性甲状旁腺功能减退症、低镁血症性甲状旁腺功能减退症。

二、血清降钙素测定

【参考区间】化学发光法：0～50pg/ml。

【临床意义】降钙素（CT）是由甲状腺素滤泡旁 C 细胞合成的肽类激素，受血钙水平调节，主要作用是促进成骨细胞的骨形成和矿化过程，使沉积的钙盐增加，减低血钙和血磷。降钙素可抑制破骨细胞的骨吸收作用，也可抑制肾小管对钙、磷的重吸收，使血钙下降。降钙素测定对某些肿瘤的诊断有一定意义。

（1）降钙素是诊断甲状腺髓样癌的重要标志物之一，对判断手术疗效及术后复发有重要价值。也可见于小细胞肺癌、胰岛素瘤、血管活性肠肽肿瘤等神经内分泌肿瘤。

（2）严重的骨骼疾病和肾脏疾病也可使降钙素升高。

（3）减低：见于甲状腺切除术后、甲状腺发育不全和重度甲状腺功能亢进等。

三、维生素 D_3 测定

【参考区间】化学发光法：30～100ng/ml。

【临床意义】维生素 D 缺乏病是由于日晒少、摄入不足、吸收障碍（小肠疾病）及需要量增加（小儿，孕妇、乳母）等导致体内维生素 D 不足而引起的全身性钙、磷代谢失常和骨骼改变。维生素 D 缺乏可致小儿佝偻病、婴儿手足搐搦症及成人骨软化症和骨质疏松症。

维生素 D_3 减低见于维生素 D 缺乏病。

第四节　骨代谢其他检查

一、血清抗甲状旁腺抗体测定

【参考区间】阴性。

【临床意义】血清抗甲状旁腺抗体阳性见于 38%特发性甲状旁腺功能减退症，特发性甲状旁腺功能减退症较少见，可能与自身免疫有关，多呈散发性，可同时合并多种内分泌腺功能减退症；患者血循环中常可同时测到抗胃壁细胞、抗甲状腺和肾上腺皮质的自身抗体。

二、血清钙、磷、镁测定

详见第 8 章第一节"电解质及微量元素测定"。

三、尿钙、尿磷测定

详见第 8 章第一节"电解质及微量元素测定"。

四、原发性骨质疏松症与继发性骨质疏松症鉴别

原发性骨质疏松症与继发性骨质疏松症的鉴别见表 14-1。

表 14-1　原发性骨质疏松症与继发性骨质疏松症的鉴别

项目	原发性骨质疏松	原发性甲状旁腺功能亢进	原发性甲状旁腺功能减退	肾性骨病	激素骨质疏松	佝偻病骨软化
病因	未明	PTH↑	PTH↓			维生素 D 缺乏
主要骨损害	BMD↓	BMD↓、纤维囊性骨炎	BMD↓	BMD↓	BMD↓无菌性骨坏死	BMD↓骨畸形
血 PTH	→↑	↑↑	↓↓	↑↑	↓	↑↑
血钙	→	↑	↓	↓→	→	↓→
血磷	→	↓	↑	↑↑	→	↓→
血骨钙素	↑→	↑	→	↑	→↑	→
1, 25（OH）$_2$D$_3$	→↓	↑	↓	↓	↓	↓↓
尿吡啶啉/肌酐	↑	↑	↓	↑	↑	→↑
S-CTX	↑	↑	↓	↑	↑	↑
TRACP	↑	↑	↓	↑	↑	↑
尿钙/肌酐	↑→	↑	↓	↑→	↑	↓
尿磷/肌酐	→	↑↑	↓	↓	→	→↑
尿羟脯胺酸/肌酐	↑→	↑→	↓	↑	↑	→
肠钙吸收	↓	↑↑	↓	→↑	↓	↓

注：↑. 升高；↓. 减低；→，正常。

第15章
风湿免疫性疾病检查

风湿性疾病是泛指影响骨、关节及周围软组织，如肌肉、肌腱、滑囊、筋膜、神经等的一组疾病。病因多样，如感染性、免疫性、代谢性、内分泌性、退化性、地理环境性、遗传性、肿瘤性等。风湿性疾病可以是系统性的，也可以是局限性的；可以是精神性的，也可以是功能性。常见风湿性疾病的主要病理特点如下：①类风湿关节炎为滑膜炎；②系统性红斑狼疮为小血管炎；③干燥综合征为唾液腺和泪腺炎；④多发性肌炎/皮肌炎为肌炎；⑤血管炎为大、中、小动静脉炎；⑥骨关节炎为关节软骨变形；⑦系统性硬化症为皮下纤维组织增生；⑧痛风为关节腔炎症。常见结缔组织的特异性表现见表 15-1。

表 15-1　常见结缔组织的特异性表现

病名	特异性表现
系统性红斑狼疮	面颊部蝶形红斑、蛋白尿、溶血性贫血、血小板减少、浆膜炎
原发性干燥综合征	口、眼干，腮腺肿大、猖獗龋齿、肾小管性酸中毒、高球蛋白血症
皮肌炎	上眼睑红肿，Gottron 征、颈部 V 形充血、肌无力
系统性硬化症	雷诺现象、指端缺血性溃疡、硬指、皮肤肿硬失去弹性
韦格纳肉芽肿	鞍鼻、肺迁移性浸润或空洞
大动脉炎	无脉，颈部、腹部血管杂音
贝赫切特病	口腔溃疡、外阴溃疡、针刺反应

风湿免疫性疾病一般检查包括血常规、红细胞沉降率、C 反应蛋白、抗链球菌溶血素 O、免疫球蛋白定量、补体、尿微量白蛋白、尿常规、肾功能等。特异性检查包括血清和关节液自身抗体水平。

第一节　风湿与类风湿关节炎检查

一、血清抗链球菌溶血素 O（ASO）测定

【参考区间】免疫比浊法：ASO 小于 116U/ml。

【临床意义】

（1）A 组链球菌感染后 1 周，ASO 即开始升高，4～6 周可达高峰，并能持续数月，当感染控制后，ASO 值下降并在 6 个月内恢复到正常值。

（2）活动性风湿热、风湿性关节炎、风湿性心肌炎、急性肾小球肾炎、结节性红斑、猩红热、急性扁桃体炎等 ASO 明显升高。由于抗链球菌溶血素 O 与红细胞沉降率的变化均无特异性，因此对活动性风湿病进行诊断时，应结合临床表现来进行综合考虑。

（3）ASO 逐步下降，可认为疾病缓解。若恒定在高水平，则多为活动期。病愈后数月至半年 ASO 才能降至正常水平。

（4）少数肝炎、结缔组织病、结核病、多发性骨髓瘤、亚急性感染性心内膜炎及部分过敏性紫癜等患者亦可使 ASO 升高，鉴别诊断时应结合临床资料进行综合分析。

（5）15%～20% 的健康人血清中的 ASO 含量高于 200U/ml。

二、血清类风湿因子测定

【参考区间】免疫散射比浊法：血清小于 20U/ml。

【临床意义】美国风湿病学会提出类风湿因子（RF）是诊断类风湿关节炎的标准之一，类风湿关节炎患者血清阳性率约为 80%，滑膜液中阳性率为 60%；类风湿因子（RF）浓度与患者临床症状呈正相关，持续高浓度提示类风湿活动，易发生骨侵袭，RF 有 IgM、IgG、IgA、IgD、IgE 五种类型，临床诊断、分型中以 IgM 为主。

（1）IgM 型 RF：IgM 大于 80U/ml 并伴有严重关节功能障碍时，通常提示患者预后不良。

（2）IgG 型 RF：在 RA 患者血清或滑膜液中 IgG 型出现且与患者的滑膜炎和关节症状密切相关，常伴有 IgM 升高；IgG 型 RF 在关节软骨表面的沉积可激活补体引起关节的炎性损伤，因此滑膜液中检测出 IgG 型 RF 更具病理意义。

（3）IgA 型 RF：约有 10% 的患者血清或滑膜液中检出 IgA 型 RF，效价与关

节炎症状及骨质破坏有显著相关。

（4）系统性红斑狼疮、干燥综合征、硬皮病、多发性肌炎、慢性活动性肝炎及多种细菌病毒感染均可呈阳性。

（5）正常人群约有5%可出现低滴度RF（<40U/ml）；70岁以上的人阳性率为10%～25%。RF对RA患者并不具有严格特异性，RF阴性时不能排除类风湿疾病，RF阳性时必须结合其他检查指标和临床表现进行综合判断。

三、血清抗环瓜氨酸肽抗体测定

【参考区间】ELISA法：阴性。

【临床意义】

（1）美国风湿病学会指出抗环瓜氨酸肽（CCP）抗体是诊断类风湿关节炎的标准之一，抗CCP抗体是类风湿关节炎早期的特异性血清学指标，阳性率为50%～78%，特异性为96%。类风湿关节炎潜伏期长，至少80%的类风湿关节炎患者发病前10年可出现该抗体阳性。对RA的诊断，尤其对其早期诊断非常重要。

（2）抗CCP抗体是骨质破坏的独立风险预测因子，若阳性则强烈提示RA容易或已经发生骨质破坏，且预后较差，建议联合用药。

（3）有研究显示，20%～57%的RF阴性患者抗CCP抗体阳性，与RF联合使用可以进一步提高诊断的准确性。

（4）抗CCP抗体与疾病的活动性相关，若治疗有效，抗体浓度对应下降，可以作为指导用药及更换治疗方案的依据。

四、抗角蛋白抗体测定

【参考区间】免疫印迹法：阴性；间接免疫荧光法：阴性。

【临床意义】抗角蛋白抗体（AKA）与CCP临床意义相似，敏感度较低，阳性率为36%～49%，特异性为94%，与RA活动程度有关，高效价提示病情严重。抗角蛋白抗体在其他非类风湿关节炎及非炎症性风湿病中罕见，是鉴别类风湿关节炎和其他关节炎的指标之一。

五、血清抗Sa抗体测定

【参考区间】ELISA法：阴性。

【临床意义】类风湿关节炎患者中，抗Sa抗体阳性率为42.7%，且在发病的前几个月就可测出。干燥综合征阳性率为3.0%，SLE阳性率为4.3%，抗Sa抗

阳性者在关节受累、晨僵、红细胞沉降率加速、抗核抗体阳性等方面都较抗 Sa
抗体阴性者严重。目前认为，抗 Sa 抗体可作为类风湿因子的补充，尤其对类风湿
因子阴性的患者，可作为诊断类风湿关节炎的指标。

六、抗 RA33 抗体测定

【参考区间】ELISA 法：阴性。

【临床意义】

（1）抗 RA33 抗体是一种分子质量为 33kDa 的核酸结合蛋白。其可出现在不
典型的早期类风湿病（RA）患者中，故该抗体可用于 RA 的早期诊断。抗 RA33
抗体阳性，临床症状不典型的早期 RA 患者，大部分患者在 8 个月至 2 年后均发
展为典型的类风湿关节炎。

（2）诊断 RA 的阳性率为 35%，特异性为 96%。当 U1RNP 阴性的时候，抗
RA33 抗体阳性时几乎 100%诊断为类风湿关节炎。

（3）骨关节炎、强直性脊柱炎及银屑病性关节炎均不出现此抗体。因而抗 RA33
抗体是鉴别类风湿关节炎和其他关节炎的指标之一。

（4）抗 RA33 抗体也可出现于系统性红斑狼疮和混合性结缔组织病患者中。

第二节　系统性红斑狼疮检查

系统性红斑狼疮是一种自身免疫性疾病，它的发病与家族遗传、紫外线照射、
体内雌激素水平、某些药物、食物及感染有关。SLE 的表现多种多样：反复高热
或长期低热，面颊部蝴蝶形红斑或盘状红斑，口腔黏膜点状出血、糜烂或溃疡，
关节肿胀、酸痛。SLE 还常常侵犯胸膜、心包、心腔、肾脏，对神经系统、血液
系统、消化系统造成不同程度的损害。

一、血清抗核抗体测定

【参考区间】ELISA 法：阴性。

【临床意义】抗核抗体（ANA）见于多种自身免疫病（尤其是自身免疫性风
湿病）患者，如系统性红斑狼疮（SLE）活动期阳性率为 95%～100%、非活动期
为 80%～100%，药物诱导的狼疮为 100%，混合性结缔组织病（MCTD）为 100%，
干燥综合征为 70%～80%，进行性系统性硬化症为 85%～95%，类风湿关节炎为

20%～40%，多发性肌炎/皮肌炎为 30%～50%，溃疡性结肠炎为 20%～30%，原发性胆汁性肝硬化为 10%，正常人尤其老年人为 5%～10%。此外，桥本甲状腺炎、重症肌无力、多发性动脉炎等患者也可能检出 ANA。因此，ANA 可作为自身免疫性风湿病的筛查试验。

二、血清抗 Sm 抗体和抗 SmD1 抗体测定

【参考区间】免疫印迹法：阴性。

【临床意义】

（1）美国风湿病学会将抗 Sm 抗体作为 SLE 的诊断标准之一。抗 Sm 抗体诊断 SLE 的阳性率为 20%～40%，特异性为 99%，且不论是否在活动期，抗 Sm 均可呈阳性，是 SLE 的标志性抗体。但 SLE 患者中抗 Sm 阳性者仅占 30%左右，故抗 Sm 阴性时不能排除 SLE 诊断，与疾病活动性无关。

（2）抗 SmD1 抗体阳性率为 70%，特异性为 99%，比测定抗 Sm 抗体更有价值。

三、血清抗双链 DNA 抗体测定

【参考区间】免疫印迹法：阴性。

【临床意义】

（1）美国风湿病学会将抗双链 DNA 抗体（dsDNA）作为 SLE 的诊断标准之一，对活动期 SLE 的检出率为 70%～95%，特异性为 95%。

（2）dsDNA 在 SLE 发病机制中发挥重要作用，阳性提示 SLE 处于活动期，与狼疮性肾炎密切相关。除用于 SLE 的诊断外，也可用于临床病程和治疗效果的监测，对判断预后也有一定价值。

（3）类风湿关节炎敏感性为 1%，混合性结缔组织病、干燥综合征敏感性小于 10%。

四、血清抗核小体抗体测定

【参考区间】免疫印迹法：阴性。

【临床意义】抗核小体抗体（AnuA）是诊断 SLE 的标志性抗体，在诊断系统性红斑狼疮时阳性率为 60%～80%，特异性几乎为 100%。其在狼疮性肾炎的形成中发挥重要的病理作用，在其他自身免疫性疾病中极少出现，在 SLE 非活动期阳性率为 62%，而此时抗 Sm 抗体和 dsDNA 阳性率只有 10%，测定 AnuA 对于 dsDNA 和抗 Sm 抗体阴性的 SLE 具有较高诊断价值。

五、血清抗核糖体 P 蛋白抗体测定

【参考区间】免疫印迹法：阴性。

【临床意义】抗核糖体 P 蛋白抗体（Rib-P）又称为抗 rRNP 抗体，是 SLE 特异性抗体，其阳性率为 10%～40%。SLE 患者伴有狼疮性脑病时，阳性率可达 56%～90%。其他疾病及正常人很少出现。

六、血清抗组蛋白抗体（AHA）测定

【参考区间】免疫印迹法：阴性。

【临床意义】

（1）抗组蛋白抗体（ANA）出现在 95% 的药物性狼疮患者中（普鲁卡因胺、卡马西平、青霉胺、肼屈嗪、异烟肼等）。当患者血清中仅检出抗组蛋白抗体（和抗单链 DNA 抗体）而无其他抗核抗体时，强烈支持药物性狼疮的诊断。

（2）全身性红斑狼疮患者（非药物性）的阳性率为 30%～70%，RA 阳性率为 15%～50%，但与病情是否活动及临床表现无关，Felty 综合征阳性率可达 83%，青少年型类风湿关节炎阳性率为 20%，原发性胆汁性肝硬化患者阳性率为 76%。

七、血清抗单链 DNA 抗体测定

【参考区间】免疫印迹法：阴性。

【临床意义】抗单链 DNA（ssDNA）抗体的测定结果缺乏疾病特异性，除 SLE 患者有较高检出率（50%～60%）外，其他风湿病如混合性结缔组织病、药物诱导的狼疮、硬皮病、皮肌炎、干燥综合征、类风湿关节炎等也都有 10%～70% 的检出率。当抗 dsDNA 抗体阴性而 SLE 的诊断尚未明确时，高滴度抗 ssDNA 抗体的存在对诊断也有参考意义。

八、血清抗补体 C（1q）抗体测定

【参考区间】ELISA 法：阴性。

【临床意义】

（1）抗 C1q 抗体在很多自身免疫性疾病中均可出现阳性，但在低补体血症荨麻疹性血管炎综合征中阳性率为 100%。

（2）SLE 患者的阳性率为 15%～60%，但在狼疮性肾炎中阳性率达 95% 以上。处于活动期的狼疮性肾炎经免疫抑制剂治疗有效后可见抗 C1q 抗体浓度下降，可

用于监测狼疮性肾炎的治疗效果。抗 C1q 抗体阴性可排除 SLE 患者近几个月内发展为狼疮性肾炎的可能性。

（3）抗 C1q 抗体在类风湿性血管炎中的阳性率为 77%，在系膜增生性肾小球肾炎中为 54%，在 IgA 肾病中为 33%，在干燥综合征中的敏感性为 13%。

九、系统性红斑狼疮其他检查

抗磷脂抗体、抗红细胞抗体（Coombs 试验）、抗血小板抗体、狼疮活动期补体 C3、C4 常低下，此均有助于狼疮性肾炎检查，详见有关章节。

第三节　干燥综合征检查

干燥综合征（SS）是一个主要累及外分泌腺体的慢性炎症性自身免疫病。临床表现为口干、眼干、猖獗性龋齿，此是本病的特征之一，成人腮腺炎、过敏性紫癜样皮疹、关节痛、远端肾小管酸中毒等患者血清中则有多种自身抗体和高免疫球蛋白。本病分为原发性和继发性两种。

一、血清抗 SS-A 抗体测定

【参考区间】免疫印迹法：阴性。
【临床意义】
（1）抗 SS-A 抗体是诊断原发性干燥综合征（SS）的诊断标准之一，包括抗 SSA60 抗体（抗 Ro60）和抗 SSA52 抗体（抗 Ro52）。SS 患者抗 SSA60 抗体阳性率可达到 60%～70%。抗 SS-A 和抗 SS-B 同时阳性的 SS 患者通常表现出更多的腺体外症状，如脉管炎、淋巴结病等。新生儿 SS 抗 SSA52 抗体阳性率几乎为 100%，该抗体可经胎盘传给胎儿引起炎症反应和新生儿先天性心脏传导阻滞。

（2）SLE 阳性率为 40%～50%，原发性胆汁性肝硬化阳性率为 20%，RA、全身性进行性硬化症、多发性肌炎阳性率为 5%～7%。

二、血清抗 SS-B 抗体测定

【参考区间】免疫印迹法：阴性。
【临床意义】
（1）抗 SS-B 抗体是诊断原发性干燥综合征（SS）的诊断标准之一，抗 SS-B

抗体是诊断 SS 的特异性抗体，其阳性率为 40%，新生儿狼疮患者阳性率为 75%。

（2）在其他结缔组织病中，抗 SS-A 和抗 SS-B 抗体也可出现，且常提示继发性干燥综合征的存在。

三、血清抗 α-胞衬蛋白抗体测定

【参考区间】ELISA 法：阴性。

【临床意义】原发性和继发性干燥综合征的标志性抗体，其阳性率为 51%，特异性为 81%；此外，SLE 阳性率为 26%，RA 阳性率为 18%。

四、血清抗毒蕈碱受体 3 抗体测定

【参考区间】免疫印迹法：阴性。

【临床意义】抗毒蕈碱受体 3（抗 M3RP）抗体对原发性干燥综合征患者阳性率为 84.6%，继发性干燥综合征患者为 81.3%，特异性为 91.3%。在其他结缔组织病中阳性率为 8.8%。在干燥综合征中，抗 M3RP 抗体阳性的患者血清中 IgG 水平明显高于抗体阴性的患者。抗 M3RP 抗体对抗 SS-A、抗 SS-B 抗体阴性的干燥综合征诊断有参考意义。

五、干燥综合征其他检查

48% 患者抗核抗体（ANA）阳性、90% 以上患者有高免疫球蛋白血症、43% 患者 RF 阳性、20% 患者抗磷脂抗体阳性、50% 患者出现肾小管性酸中毒，详见有关章节内容。

第四节　特发性炎症性肌病检查

特发性炎症性肌病是一组病因不甚明确的炎症性横纹肌病，其特点是髋周、肩周、颈、咽部肌群进行性无力。其包括多发性肌炎、皮肌炎、恶性肿瘤相关 DM 或 PM、儿童皮肌炎、其他结缔组织病伴发 PM 或 DM、包涵体肌炎等。

一、血清抗 Jo-1 抗体测定

【参考区间】免疫印迹法：阴性。

【临床意义】抗 Jo-1 抗体是目前公认的多发性肌炎（PM）的血清标记抗体。抗 Jo-1 抗体在原发性多发性肌炎和皮肌炎中的阳性率为 40%。超过 70% 的抗 Jo-1 抗体阳性患者出现肺泡纤维化或肺纤维化，部分出现多关节滑膜炎、关节痛、非侵袭性变性关节炎、腱鞘炎等。因此，抗 Jo-1 抗体被认为是肺病相关肌炎的标志性抗体。

二、血清抗 PM-Scl 抗体测定

【参考区间】免疫印迹法：阴性。

【临床意义】抗 PM-Scl 抗体常见于多发性肌炎/皮肌炎（PM/DM）与进行性全身性硬化症（PSS）的重叠综合征中，其阳性率为 50%。也可见于单独多发性肌炎/皮肌炎患者中，阳性率为 8%，进行性全身性硬化症（PSS）患者的阳性率为 2%～5%。

三、抗 Mi-2 抗体测定

【参考区间】免疫印迹法：阴性。

【临床意义】抗 Mi-2 抗体是 DM 特异性抗体，阳性率约为 21%，此抗体阳性者 95% 可见皮疹，但少见肺间质病变，预后较好。

四、特发性炎症性肌病其他检查

大部分患者 ANA 阳性，部分 RF 阳性，血清肌酶谱（CK、AST、血肌酸、LDH、血清肌红蛋白）升高。

第五节 系统性硬化症检查

一、血清抗 Scl-70 抗体测定

【参考区间】免疫印迹法：阴性。

【临床意义】抗 Scl-70 抗体主要见于系统性硬化症（PSS）中，是该病的标志性抗体，其阳性率为 25%～70%，在重型弥漫型硬皮病患者中其敏感性可高达 75%，提示皮肤、肺、肾、心脏等多组织受累严重，预后不良。局限型硬化症患者此抗体检出率很低。此抗体阳性者抗着丝点抗体多为阴性。

二、血清抗着丝点蛋白 B 抗体测定

【参考区间】免疫印迹法：阴性。

【临床意义】

（1）抗着丝点蛋白 B 抗体（ACA，Cenp-B）是硬皮病的血清特异性抗体。硬皮病局限型进行性系统性硬化症（CREST 综合征）阳性率可达 80%，弥散型硬皮病为 8%～12%，雷诺现象为 20%～29%，混合性结缔组织病为 7%，SLE 小于 5%。抗着丝点抗体阳性的患者，肾、心、肺及胃肠受累较少（＜5%）。

（2）抗着丝点蛋白 B 抗体阳性且有雷诺现象的患者可能是 CREST 综合征的早期变异型或顿挫型，因为其中有些患者在数年后发展为完全的 CREST 综合征。

（3）抗着丝点蛋白 B 抗体与抗 Scl-70 是互相排斥的，同时具有两者的情况少见。

三、血清抗 U1RNP 抗体测定

【参考区间】免疫印迹法：阴性。

【临床意义】

（1）在混合性结缔组织病（MCTD）患者中，高滴度的抗 U1RNP 抗体阳性率可达 95%～100%，抗体滴度与疾病活动性相关，因此高滴度的抗 U1RNP（尤其是高滴度的抗 70kDa）抗体被认为是 MCTD 的诊断标志。抗 U1RNP（抗 70kDa）抗体阳性与肌炎、食管运动功能障碍、雷诺现象相关，但阳性患者多不发生肾炎。

（2）在多种风湿病患者血中均可检出抗 U1RNP 自身抗体，SLE 患者的阳性率为 30%～50%，全身性进行性硬化症（PSS）为 25%～30%，皮肌炎为 10%～20%，类风湿关节炎为 5%～10%。

第六节　系统性血管炎检查

系统性血管炎指因血管壁炎症和坏死而导致多系统损害的一组自身免疫病，血管炎的血管病变呈多发性，累及多个器官，故又称为系统性血管炎。其包括大动脉炎、巨细胞动脉炎、结节性多动脉炎、显微镜下多血管炎、变应性肉芽肿血管炎、韦格纳（Wegner）肉芽肿病、超敏性血管炎、贝赫切特综合征（白塞综合征）等。

一、血清抗中性粒细胞胞质抗体测定

【参考区间】间接免疫荧光法：阴性。

【临床意义】

依据荧光模型可将抗中性粒细胞胞质抗体（ANCA）主要分为 c-ANCA 和 p-ANCA 两型。

（1）c-ANCA 最常见于韦格纳肉芽肿病（WG）及全身性血管炎，特异性为 97%，c-ANCA 对呼吸道有亲和性，以致上下呼吸道坏死，肉芽肿形成，阳性率为 80%。其与病程、严重性和活动性有关，对临床治疗有重要的参考价值。c-ANCA 阳性也可见于少数显微镜下多动脉炎、变应性肉芽肿（AG）、节结性多动脉炎、过敏性紫癜、白细胞破碎性皮肤性血管炎和贝赫切特综合征。

（2）p-ANCA 阳性主要见于显微镜下多动脉炎（MPA）、特发性坏死性新月体性肾小球肾炎（NCGN）、变态反应性肉芽肿脉管炎、结节性多动脉炎（PAN）、SLE、RA、SS、系统性硬化症、药物诱导的狼疮、费尔蒂（Felty）综合征等。

二、抗蛋白酶 3 抗体测定

【参考区间】ELISA 法：阴性。

【临床意义】蛋白酶 3（PR3）是 c-ANCA 的主要靶抗原，抗蛋白酶 3 抗体（抗 PR3 抗体）是韦格纳肉芽肿病（WG）较为敏感和特异的指标，阳性率为 85%，特异性为 97%，2/3 WG 患者发病早期就出现抗 PR3 抗体，95%以上患者疾病活跃期阳性。另外，显微镜下多血管炎患者阳性率为 45%，其他 ANCA 性血管炎阳性率为 5%～20%，抗体浓度与病情的活动性密切相关，可作为早期诊断、判断疗效和疾病复发的指标。SLE、硬皮病、结核、麻风等也可出现阳性。

三、抗髓过氧化物酶抗体测定

【参考区间】ELISA 法：阴性。

【临床意义】髓过氧化物酶（MPO）是 p-ANCA 的主要靶抗原，抗髓过氧化物酶抗体（抗 MPO 抗体）主要见于原发性坏死性新月形肾小球肾炎阳性率为 70%，变应性肉芽肿血管炎阳性率为 60%，显微镜下多动脉炎阳性率为 45%，韦格纳肉芽肿阳性率为 10%。还可见于节结性多动脉炎、系统性红斑狼疮、风湿性关节炎、干燥综合征、系统性硬化症等。抗 MPO 抗体浓度与病情的活动有关，可用于早期诊断、判断疗效和指导临床治疗。

四、血清抗内皮细胞抗体测定

【参考区间】阴性。

【临床意义】

（1）抗内皮细胞抗体（AECA）对应的抗原为血管壁内皮细胞，可介导内皮细胞损伤。AECA 在不同系统性血管炎中阳性率分别为：变应性肉芽肿血管炎为 80%、大动脉炎为 79%、韦格纳肉芽肿病为 65%、结节性多动脉炎为 63%、贝赫切特综合征为 48%、显微镜下多血管炎为 44%。其与系统性血管炎的临床活动度明显相关，可作为观察病情活动的指标之一。

（2）在川崎病中，AECA 阳性率为 39.7%，可作为标记性抗体，具有诊断意义，而且其滴度与病情的活动呈正相关。

第七节　强直性脊柱炎检查

血清 HLA-B$_{27}$ 抗体测定

【参考区间】流式细胞术：阴性。

【临床意义】

（1）强直性脊柱炎（AS）患者的阳性率为 90%～96%。因此，HLA-B$_{27}$ 检查对诊断强直性脊柱炎有参考价值，尤其对临床高度怀疑病例。

（2）HLA-B$_{27}$ 阳性的人群中仅 20% 的人患强直性脊柱炎。

（3）HLA-B$_{27}$ 由遗传因素决定，终身携带，不会随治疗而转阴。

（4）肠病性关节炎、银屑病性关节炎、反应性关节炎也有一定的阳性率，普通人群 HLA-B$_{27}$ 阳性率为 4%～9%。

第八节　其他自身抗体检查

一、血清抗心磷脂抗体测定

抗磷脂抗体是一组针对各种酸性磷脂的自身抗体的总称，包括抗心磷脂抗体（ACA）、抗磷脂酰乙醇胺、抗磷脂酰丝氨酸、抗磷脂酰甘油和抗磷脂酸等，其中又以抗心磷脂抗体最具有代表性，与复发性动静脉血栓形成、脑血栓形成、反复自然流产及血小板减少症、神经系统损伤等抗磷脂综合征关系密切。

【参考区间】ELISA 法：阴性。

【临床意义】

（1）抗心磷脂抗体主要存在于各种自身免疫病（如 SLE、RA、干燥综合征、皮肌炎、硬皮病、贝赫切特综合征等）患者中，SLE 阳性患者的阳性率为 70%～80%。RA 患者中阳性检出率为 33%～49%。其他如原发性免疫性血小板减少症、病毒感染、肝硬化、恶性肿瘤等。

（2）某些药物（氯丙嗪、吩噻嗪）治疗时可升高。

（3）约 70%未经治疗的抗心磷脂抗体阳性孕妇可发生自然流产和宫内死胎，尤其是 IgM 型，抗心磷脂抗体可作为自发性流产的前瞻性指标。

（4）抗心磷脂抗体阳性者血小板减少发生率明显高于阴性者，以 IgG 型抗心磷脂抗体多见，且与血小板减少程度呈正相关。

（5）抗心磷脂抗体与红细胞结合，在补体的参与下，造成溶血性贫血。

二、抗 β-GPI 抗体测定

【参考区间】ELISA 法：阴性。

【临床意义】在抗磷脂综合征（APS）患者中阳性率为 30%～60%，特异性约为 98%，该抗体水平与动、静脉血栓形成具有相关性，与血栓严重程度高度相关。与抗心磷脂抗体同时检测，可使抗磷脂综合征的诊断率达 95%。

三、抗小肠杯状细胞抗体测定

【参考区间】间接免疫荧光法：阴性。

【临床意义】高滴度的抗小肠杯状细胞抗体主要见于溃疡性结肠炎，阳性率达 28%～39%。部分克罗恩病患者也可检出抗小肠杯状细胞抗体。在炎症性肠病患者的近亲中检出抗小肠杯状细胞抗体，预示易患炎症性肠病。

四、抗胰腺腺泡抗体测定

【参考区间】间接免疫荧光法：阴性。

【临床意义】

（1）高滴度的抗胰腺腺泡抗体（A-PAA）主要见于克罗恩病，阳性率为 39%，抗体主要为 IgG 和 IgA。胰腺炎患者可出现抗胰腺腺泡抗体，但是滴度较低。溃疡性结肠炎和正常人几乎不存在。

（2）抗胰腺腺泡抗体阳性的克罗恩病患者较该抗体阴性的患者易发生胰腺外分泌功能损害。

（3）此抗体与 p-ANCA 同时测定时，克罗恩病的诊断准确性可从 39% 提高到43%。

五、抗酿酒酵母抗体测定

【参考区间】间接免疫荧光法：阴性。

【临床意义】抗酿酒酵母抗体（ASCA）为克罗恩病特异性抗体，IgA 和 IgG 类抗体阳性率为 67%。与抗胰腺腺泡抗体同时测定，可将诊断克罗恩病的敏感性提高到 80%，有助于鉴别诊断克罗恩病和溃疡性结肠炎。

第**16**章
不孕不育及优生优育检查

第一节　不孕不育自身抗体筛查

一、血清抗心磷脂抗体测定

【参考区间】ELISA 法：阴性。

【临床意义】抗心磷脂抗体阳性孕妇约 70%可发生自然流产和宫内死胎，尤其是 IgM 型抗心磷脂抗体，可作为自发性流产的前瞻性指标。详见第 15 章第八节中"血清抗心磷脂抗体测定"。

二、血清抗精子抗体测定

【参考区间】ELISA 法：阴性。

【临床意义】

（1）抗精子抗体（AsAb）阳性见于男性输精管阻塞、睾丸损伤、生殖系统感染等，导致精子外溢或巨噬细胞进入生殖道吞噬消化精子细胞，其精子抗原激活免疫系统，产生抗精子抗体。

（2）抗精子抗体阳性的女性患者，发病之前多有子宫内膜炎、阴道炎、输卵管炎等生殖系统炎症，常有经期、产后恶露未净、生殖器官异常出血时性交史，在生殖道黏膜破损的情况下性交，精子、精液很容易与女性的血液接触，产生抗精子抗体。异性间的肛交或口交是女性产生抗精子抗体的原因之一。另外，某些助孕技术如直接腹腔内人工授精，可导致大量精子进入腹腔，从而诱发抗精子的免疫反应，使血清中出现暂时的抗精子抗体升高。

（3）抗精子抗体检出率通常为 20%～30%，梗阻性无精症患者可达 60%，抗精子抗体阳性无论在男性或女性，均可导致不孕不育，因此抗精子抗体的检测可作为不孕不育症患者临床治疗及预后判断的重要指标。

（4）对于男性抗精子抗体阳性患者可以用精子培养液洗涤精子后再进行人工授精。对于女性抗精子抗体阳性患者，在治疗子宫内膜炎、宫颈炎、阴道炎、输卵管炎等生殖系统炎症同时，则可以坚持使用避孕套性交 3～6 个月，避免女性生殖道与精子接触，待体内抗精子抗体消失后再停用避孕套性交，才有可能妊娠。

三、血清抗卵细胞透明带抗体测定

【参考区间】ELISA 法：阴性。

【临床意义】透明带是一层包绕着卵母细胞及着床前孕卵的非细胞性明胶样酸性糖蛋白膜，内含特异性精子受体，在诱发精子顶体反应，精卵识别、结合、穿透和阻止多精子进入卵细胞的过程中起着重要作用。抗卵细胞透明带抗体（AZP）与透明带结合遮盖了位于透明带上的精子受体，使精子不能认识卵子，阻止精卵结合。抗体可以加固透明带表面结构，干扰受精卵的脱壳、着床和正常发育。AZP 作为自身抗体，促进母体对胎儿的排斥，不利于正常妊娠和生育。阳性率占不明原因不孕症的 7%，以 35 岁以上妇女居多。经治疗 AZP 阴转后可恢复生育能力。

四、血清抗子宫内膜抗体测定

【参考区间】ELISA 法：阴性。

【临床意义】子宫内膜是胚胎着床和生长发育之地，但在病理状态下，如子宫内膜炎、子宫内膜异位症及子宫腺肌病等，可转化成抗原或半抗原，刺激机体自身产生相应的抗体。此外，人工流产刮宫时，胚囊也可能作为抗原刺激机体产生抗体。子宫内膜抗体的靶抗原是子宫内膜腺上皮激素依赖蛋白。抗体与靶抗原结合后可干扰受精卵植入，便会导致不孕、停孕或发生流产。

（1）抗子宫内膜抗体（EMAb）是子宫内膜异位症的标志性抗体，主要见于子宫内膜异位症、不孕或习惯性流产妇女，阳性率可达 37%～50%；一些不明原因的不孕患者中阳性率可达 73.9%。

（2）按美国生育学会分类，Ⅰ～Ⅲ期子宫内膜异位症患者阳性率可达 44%～86%，其中 Ⅰ 期子宫内膜异位症伴不孕患者阳性率可达 90%，而Ⅳ期阳性率仅为 14%。

五、血清抗卵巢抗体测定

【参考区间】ELISA 法：阴性。

【临床意义】抗卵巢抗体（AoAb）最早发现于卵巢早衰、过早闭经患者；此外，也见于卵巢损伤、感染和炎症患者。其与相应抗原结合干扰卵母细胞成熟，影响卵细胞排出和精子的穿入，从而造成不孕。

（1）卵巢早衰早期绝经的患者阳性率为 50%～70%。

（2）在不孕和流产患者中，AoAb 阳性率为 20%，显著高于健康孕妇的阳性率（3.2%），表明 AoAb 的存在与不孕和流产的发生之间有着密切关系。

六、抗绒毛膜促性腺激素抗体测定

【参考区间】ELISA 法：阴性。

【临床意义】绒毛膜促性腺激素（hCG）的主要功能就是刺激黄体，有利于雌激素和孕酮持续分泌，以促进子宫蜕膜的形成，使胎盘生长成熟。体内产生抗 hCG 抗体，在妊娠过程中会中和 hCG 激素，影响雌激素和孕酮的生成，从而不能维持正常妊娠以致流产。

抗 hCG 抗体阳性可导致女性不育不孕和流产。有流产史，尤其有手术流产史的妇女阳性率大大高于一般流产史。注射过绒毛膜促性腺激素的妇女可产生抗 hCG 抗体。

七、血清抗滋养细胞膜抗体测定

【参考区间】ELISA 法：阴性。

【临床意义】在合体滋养层浆膜上有可被母体识别的抗原系统，它们的存在影响着孕妇与胎儿之间的免疫平衡。研究表明，在不明原因流产的妇女血清中，抗滋养细胞膜抗体（TA）水平比正常孕妇水平明显升高，这种抗体的升高与流产之间有着密切联系。其机制可能与封闭抗体的减少有关。抗滋养细胞抗体的检测可作为反复流产患者的辅助诊断指标。

八、血清封闭抗体测定

【参考区间】ELISA 法：阳性。

【临床意义】封闭抗体（APLA）是人类白细胞抗原、滋养层及淋巴细胞交叉反应抗原等刺激母体免疫系统所产生的一类 IgG 型抗体，存在于正常孕妇的血清中，它的作用是封闭母体免疫系统对胎儿的免疫排斥反应，从而保护胎儿正常生长发育。缺乏封闭抗体的孕妇常导致流产。

（1）习惯性流产的 80%～90%妇女封闭抗体阴性。因此，对反复自然流产患者进行封闭抗体检测是非常有必要的。

（2）根据国内外经验，如果封闭抗体阴性，则采用丈夫淋巴细胞主动免疫疗法。具体疗程为妊娠前注射治疗 3～4 次，如封闭抗体转为阳性，则可计划受孕，如封闭抗体仍为阴性，则需继续注射治疗，直至转为阳性后再考虑受孕，妊娠后加强注射治疗 3 次。大量研究证实，淋巴细胞免疫治疗有效且安全，并且封闭抗体对再次妊娠结局有良好的预示价值。

第二节　TORCH 综合征的孕前和产前筛查

优生优育是全社会的共同愿望，传统的优生四项检查（TORCH 试验），其中 T 指弓形虫，R 指风疹病毒，C 指巨细胞病毒，H 指单纯疱疹病毒，除此之外还有 B_{19} 微小病毒、解脲支原体等。孕妇若被其中任何一种感染后，自身症状轻微甚至无症状，但可垂直传播给胎儿，造成宫内感染，使胚胎和胎儿呈现严重的症状和体征甚至导致流产、死胎，即使出生后幸存，也可出现畸形等严重先天性缺陷。

一、弓形体抗体测定

【参考区间】ELISA 法：IgM 抗体阴性，IgG 抗体阴性。

【临床意义】弓形体感染是一种人畜共患疾病，猫与其他动物是传染源。妊娠期妇女感染弓形体会引起流产、早产、胎儿宫内死亡，也可发育为有缺陷的婴儿。妊娠最初 3 个月感染的孕妇应结合临床考虑终止妊娠。

（1）感染后 7～8 天开始产生 IgM 抗体，IgM 阳性提示近期感染，大多数患者 IgM 抗体在体内可持续 4～6 个月。IgG 阳性表示既往感染。

（2）由于 IgM 抗体不能通过胎盘，新生儿体内查到弓形体 IgM 提示先天性感染。

（3）猫等小动物身上多携带弓形体，需提醒家里养宠物的孕妇注意。

二、巨细胞病毒抗体及 PCR 测定

【参考区间】ELISA 法：IgM 抗体阴性，IgG 抗体阴性，PCR 阴性。

【临床意义】巨细胞病毒是一种普遍存在的 DNA 疱疹病毒，大多数感染没有症状，约 15% 的成人以发热、咽炎、淋巴结炎和多发性关节炎为特征，出现传染性单核细胞增多症、肝损害。病毒可通过飞沫和接触唾液、尿液等水平传播，也可由母胎垂直传播。此是围生期感染最常见的原因，同时也是一种性传播疾病。妊娠期间感染会导致患儿出现低出生体重、小头畸形、颅骨钙化、视网膜脉络膜炎、智力和运动发育迟缓、感觉神经缺乏、肝脾大、黄疸、溶血性贫血和血小板减少性紫癜等综合征。妊娠最初 3 个月感染的孕妇应结合临床考虑终止妊娠。

（1）巨细胞病毒感染后 2～3 周开始产生 IgM 抗体，第 8～9 周迅速上升，5～6 个月后下降；IgG 抗体 6～8 周开始出现，第 10 周迅速上升，IgG 抗体持续时间比较长。特异性 IgM 抗体阳性在感染后可出现 4～8 个月，10% 复发性巨细胞病毒感染者 IgM 抗体可持续升高，因此难以根据 IgM 抗体阳性结果来确定是原发性感染还是继发性感染，以及感染发生在哪个孕期。

（2）PCR 技术检测巨细胞病毒有快捷、灵敏性高、特异性高等优点。

三、风疹病毒抗体及风疹病毒 PCR 测定

【参考区间】ELISA 法：IgG 抗体阴性，IgM 抗体阴性，PCR 阴性。

【临床意义】风疹病毒在非孕期的感染并不严重，成人及儿童感染风疹病毒会引起皮疹、淋巴结肿大等症状。有 2/3 的风疹是隐性感染，也就是说，虽然已经感染了风疹病毒，但孕妇没有任何症状，而胎儿却已受到了严重的损害。孕期感染可引起胎儿严重的先天性畸形，致残率可达 80%。妊娠最初 3 个月感染的孕妇应结合临床考虑终止妊娠。

（1）IgM 抗体一般在风疹病毒感染 2 周后出现，第 3 周抗体效价最高，6～7 周后就不能检出；IgG 抗体在感染后 3 周可检出，可长时间阳性。因此，IgG 阳性、IgM 抗体阴性不能排除此前 8 周内风疹病毒感染。育龄妇女大都感染过风疹病毒，IgG 抗体阳性提示既往感染和疫苗接种，认为有终身的免疫力，再次感染，其宫内感染致畸风险较小。

（2）PCR 测定有快捷、灵敏度高、特异性高等优点。

（3）风疹是已知的最具致畸性的疾病之一，建议要妊娠的妇女提前进行风疹疫苗接种，风疹疫苗应在妊娠前 3 个月接种。此外，妊娠前还应接种流感疫苗、乙肝疫苗等。

四、单纯疱疹病毒抗体及 PCR 测定

【参考区间】ELISA 法：IgG 抗体阴性，IgM 抗体阴性，PCR 阴性。

【临床意义】单纯疱疹病毒（HSV）分为 1 型和 2 型，1 型多引起非生殖道的感染，但成人 1 型感染中约 1/3 可累及生殖道，2 型主要是通过性传播。感染部位会出现丘疹、红斑，伴有痒感、麻木逐渐变成疼痛，随后可融合成小疱。妊娠期妇女感染单纯疱疹病毒后，其病毒可经胎盘传播或生殖道上行性传播，引起胎儿宫内感染，诱发流产、早产、死胎、畸形，如小头、小眼、脉络膜视网膜炎、脑钙化、血小板减少、心脏、肢体异常，皮肤疱疹等。妊娠最初 3 个月感染的孕妇应结合临床考虑终止妊娠。

（1）感染后 1～2 周可检测到 IgM 抗体，第 3 周抗体效价最高，此后慢慢下降，6 个月左右消失，IgM 抗体阳性提示近期感染；IgG 抗体阳性表示既往感染，持续时间比较长。脐血 IgM 抗体阳性提示宫内感染。

（2）PCR 测定有快捷、灵敏度高、特异性高等优点。

（3）孕妇受到单纯疱疹病毒感染时，为预防胎儿和新生儿经阴道分娩时感染单纯疱疹病毒，无论产妇是原发性还是复发性生殖系统感染单纯疱疹病毒，均应剖宫产取出胎儿。

五、微小病毒 B_{19} 抗体及 PCR 测定

【参考区间】ELISA 法：IgG 抗体阴性，IgM 抗体阴性，PCR 阴性。

【临床意义】微小病毒 B_{19} 感染是人类常见的一种传染性疾病，育龄妇女感染率为 1.5%。病毒可引起传染性红斑，但大多数妇女感染无症状。由于微小病毒 B_{19} 可自由地通过胎盘屏障，进入羊膜腔引起宫内感染。围生期感染微小病毒 B_{19}，可引起胎儿贫血、水肿、流产和死胎。

（1）IgM 抗体在感染后 10～12 天出现，持续数月；IgG 抗体在感染后 2 周出现，阳性代表既往感染。

（2）PCR 测定有快捷、灵敏度高、特异性高等优点。

六、解脲支原体培养及 PCR 测定

【参考区间】培养阴性，PCR 小于 500 拷贝。

【临床意义】解脲支原体（UU）又称为解脲脲原体，是人类泌尿生殖道常见共生微生物，为条件致病病原体。成人女性主要通过性接触传播，引起非淋菌性尿道炎、子宫内膜炎、输卵管炎、盆腔炎、不孕、异位妊娠（宫外孕）、流产、死胎、胎膜早破、早产等。在男性可引起尿道炎、前列腺炎、附睾炎、男性不育、直肠炎等炎症。

（1）解脲支原体培养阳性可确诊，而且同时可做药物敏感试验，但需时间长，阳性率低。

（2）荧光定量PCR具有快速、灵敏、特异、简便的优点，可用于解脲支原体诊断及治疗监测。

（3）结果阳性确诊患者，其性伴侣也应检查，并同时治疗。

（4）对不孕不育者，男女双方都应检查解脲支原体。

（5）治疗支原体感染首选大环内酯类抗生素，如琥乙红霉素（利君沙）、罗红霉素、克拉霉素、阿奇霉素及四环素类如多西环素等。

第三节　优生优育遗传病筛查

一、胎儿遗传病的孕妇血清学筛查

目前选择发病率比较高的三种先天性缺陷进行产前筛查：21-三体综合征又称为唐氏综合征（DS）、18-三体综合征和胎儿神经管缺陷（无脑儿、脊椎裂）等。其主要通过检测孕妇血清甲胎蛋白（AFP）、人绒毛膜促性腺激素（hCG）及游离雌三醇（uE_3）的浓度，并结合孕妇的预产期、年龄、体重和采血时的孕周等，计算生出唐氏综合征患儿的危险系数（风险率）。AFP、β-hCG为中期二联筛查，加游离雌三醇，为三联筛查。

妇女妊娠3个月后，血清AFP浓度开始升高，7～8个月时达到高峰，一般在400ng/ml以下，分娩后3周恢复正常。在神经管缺损、脊柱裂、无脑儿等时，AFP可由开放的神经管进入羊水而导致其在羊水中含量显著升高，AFP可经羊水部分进入母体血循环，85%脊柱裂及无脑儿的母体血液AFP异常升高。

游离雌三醇90%由胎儿肾上腺、肝脏及胎盘合成，孕妇血清雌三醇的含量随着妊娠期进展而不断增加，妊娠7～9周开始升高，妊娠41～42周达到高峰，在唐氏综合征胎儿母血中表现为减低，≤0.7中位数值的倍数。

人绒毛膜促性腺激素（hCG）是胎盘滋养层细胞分泌的一种糖蛋白激素，妊娠8周达到高峰，然后下降，至妊娠18周时维持在一定水平直至足月分娩，唐氏综合征胎儿母血中表现为升高，中位数值的倍数（MoM）值为1.8～2.3。

中位数值的倍数（MoM）是指产前筛查中，孕妇个体的血清标志物的检测结果是正常孕妇群在该孕周时该血清标志物浓度中位数的多少倍。

（一）中孕期母外周血筛查试验

测定孕妇血 AFP 和游离 β-hCG，筛查胎儿唐氏综合征、18-三体综合征、胎儿神经管缺陷。唐式综合征总检出率为 60%～70%。

【参考区间】化学发光法：在妊娠 15～20^{+6} 周筛查神经管缺陷（NTD），AFP≥2.5MoM 即为高风险。筛查唐氏综合征，风险率小于 1/270 为低风险，筛查 18-三体综合征，风险率小于 1/350 为低风险。

【临床意义】所有孕妇都应参加产前筛查。不过，产前筛查并不是确诊，只是风险预测一种方法。筛查结果为高风险的，表示孕妇生患儿的可能性较高。神经管缺陷高风险者，做彩超检查进一步诊断。当唐氏综合征风险率≥1/270，18-三体综合征风险率≥1/350，须采集羊水获取胎儿细胞进行染色体分析，以进一步明确诊断。

（二）早孕期母外周血筛查试验

【参考区间】化学发光法：在妊娠 9～13^{+6} 周筛查唐氏综合征，风险率小于 1/270 为低风险。

【临床意义】当唐氏综合征风险率≥1/270，须采集羊水获取胎儿细胞进行染色体分析，以进一步明确诊断。

（三）无创产前检测

【参考区间】基因测序技术、芯片技术与生物信息分析：21-三体、18-三体、13-三体等染色体倍体异常低风险。

【临床意义】母体外周血含有胎儿的游离 DNA，妊娠 4 周后可被检出。当无创筛查 21-三体、18-三体、13-三体等染色体疾病出现高风险时，须采集羊水获取胎儿细胞进行染色体分析，以进一步明确诊断。

二、新生儿先天性甲状腺功能减退筛查

【参考区间】全血干血片法：TSH 浓度临界值为 9mU/L。
【临床意义】

1. 筛查试验　新生儿 TSH 小于 9mU/L 为正常，9～18mU/L 为可疑，大于 18mU/L 为先天性甲状腺功能减退症，这些数值仅适用于出生后 3～6 天的新生儿。该方法利于检出原发性甲状腺功能减退和高 TSH 血症，但对中枢性甲状腺功能减退、TSH 延迟升高患儿会被漏诊。

2．确诊性血清甲状腺激素检查　对筛查阳性或可疑的患者，采集静脉血测定血清 FT_4 和 TSH。若血 TSH 升高，FT_4 减低者，诊断为先天性甲状腺功能减退症；若血 TSH 升高，FT_4 正常者，诊断为高 TSH 血症；若 TSH 正常或减低，FT_4 减低，诊断可能为继发性或中枢性甲状腺功能减退症。

三、新生儿苯丙酮尿症筛查

【参考区间】全血干血片法：临界值为 120μmol/L。

【临床意义】苯丙氨酸浓度临界值为 120～180μmol/L 为可疑，大于 180μmol/L 为阳性，采血应当在婴儿出生 72 小时后，并充分哺乳后进行，不能在 72 小时之后采血者，最迟不应迟于出生后 20 天。

四、新生儿葡萄糖-6-磷酸脱氢酶缺乏症筛查

【参考区间】全血干血片法：G-6-PD 临界值为 2.2U/g Hb。

【临床意义】遗传性葡萄糖-6-磷酸脱氢酶（G-6-PD）缺乏症是遗传性红细胞酶病中最常见的一种，其主要临床表现是发作性溶血性贫血。大于 2.2U/g Hb 为正常，小于等于 2.2U/g Hb 为缺乏；标本送检后应及时检查，以免酶活性减低，出现假阳性。这一测定不适合于 G-6-PD 缺乏症女性杂合子患者。

五、新生儿先天性肾上腺皮质增生症筛查

【参考区间】临界值为足月儿 17α-羟孕酮含量 30nmol/L（全血干血片法），低体重儿为 40nmol/L，极低体重儿（1500g）为 50nmol/L。

【临床意义】先天性肾上腺皮质增生症属常染色体隐性遗传病，17α-羟孕酮是皮质醇的一个前体，可代表体内皮质醇的含量。对于出生后 3～5 天的足月儿，小于 30nmol/L 为正常，30～60nmol/L 需要跟踪调查，超过 60nmol/L 者为高度可疑先天性肾上腺皮质增生症。

六、优生优育染色体检查

染色体核型分析技术是诊断染色体数目或结构异常的金标准。孕前检查夫妇双方的体细胞染色体能预测生育染色体病后代的风险，及早发现遗传疾病及本人是否有影响生育的染色体异常，以便采取积极有效的干预措施。

通过羊水细胞培养做胎儿染色体核型分析，可以诊断染色体（常染色体及性

染色体)数目或结构异常。较常见的常染色体异常有唐氏综合征(21-三体综合征)、18-三体综合征,性染色体异常有特纳综合征(Turner syndrome)等。羊水细胞性染色体的检查有助于诊断性连锁性遗传病。

七、常见单基因病基因检测

常见单基因病有血友病、血红蛋白病、遗传性耳聋、假性肥大型肌营养不良、脊髓性肌萎缩、抗维生素 D 佝偻病、眼皮肤白化病等。

从羊水细胞提取胎儿 DNA 针对某一基因做直接或间接分析或检测。目前我国能进行产前诊断的遗传病有珠蛋白生成障碍性贫血、苯丙酮尿症、血友病 A、血友病 B、假性肥大型肌营养不良等。

第四节　妊娠期其他检查

一、妊娠期微量元素筛查

人体生命活动必需的微量元素有十几种,临床常规检测的微量元素有锌、铁、铜、钙、镁、锰等,是胚胎正常发育所必需的。

女性妊娠期缺锌,相关酶的活性下降,锌的缺乏可造成胎儿先天性畸形。妊娠早期,胎儿对缺锌最敏感。妊娠早期血锌低于平均值并持续下降的孕妇,胎儿的各种并发症的发生率达 74%。

铁:妊娠 4 个月以后,铁的需要量逐渐增加,因此在妊娠后半期有 25% 的孕妇可因铁的摄入不足或吸收不良而有缺铁性贫血。铁质是供给胎儿血液和组织细胞的重要元素,除了供应胎儿日益增长的需要外,还得将一部分铁质储存于肝脏作为母体的储备,以补充分娩过程中出血的损失。粗略估计,孕妇每天需要铁 15mg。

钙:一般认为,牛奶是含钙较丰富的食品,可从妊娠 5 个月起就应该补充钙,可以口服葡萄糖酸钙每天 2 次,每次 500mg。补钙的同时,还需注意补充维生素 D,以保证钙的充分吸收和利用。为了防止胎儿头部过度骨化,不利于自然分娩,多数医师认为妊娠 36 周以后就不宜再补充钙了,而且这时胎儿已基本发育成熟,补钙反而会增加代谢负担。详见第 8 章"电解质与酸碱平衡检查"。

二、妊娠期叶酸筛查

流行病学研究结果证实，叶酸缺乏是神经管畸形发生的主要原因。神经管畸形主要包括无脑畸形、脊柱裂，是中枢神经系统发育过程中因神经管闭合不全造成的严重出生缺陷。据统计，使用叶酸预防神经管畸形可减低 70% 的发病率。详见第 4 章"贫血检查"。

三、妊娠期糖尿病筛查

妊娠期糖尿病患者过高的血糖使流产、早产、难产、妊娠高血压病、巨大儿、羊水过多、胎儿畸形、死胎等发病率明显升高。详见第 12 章中的"妊娠合并糖尿病诊断标准"。

四、妊娠期甲状腺功能异常筛查

妊娠期甲状腺功能异常包括甲状腺功能亢进和甲状腺功能减退，胎儿早期的神经发育依赖于母体的甲状腺素。甲状腺功能异常既威胁母亲的安全，又影响胎儿的发育。专家建议，在妊娠早期（最好在妊娠 8 周前）对妇女、特别是对有甲状腺疾病危险因素的妇女筛查甲状腺功能，对妊娠期亚临床甲状腺功能减退妇女进行干预治疗，干预启动时机应当在妊娠 12 周前。

第 **17** 章

肿瘤标志物检查

肿瘤标志物是指在肿瘤发生和增殖的过程中，由肿瘤细胞合成、释放或者是机体对肿瘤细胞反应而产生的一类物质。当机体发生肿瘤时，血液、细胞、组织或体液中的某些肿瘤标志物就可能会相应的升高。在肿瘤的研究和临床实践中，早发现、早诊断、早治疗是关键。肿瘤标志物比影像学检查早 3～6 个月发现肿瘤。疗效观察和判断预后是肿瘤标志物最有价值的作用。

多数肿瘤标志物与组织器官不存在一一对应关系，1 个组织器官的肿瘤可以出现多个肿瘤标志物升高，特异性不高，因此应采用组合检查进行筛查，多种肿瘤标志物联合检测可提高诊断的敏感性。肿瘤标志物阳性率不是 100%，检测结果正常者不能排除肿瘤，特别是早期肿瘤。肿瘤的诊断需要结合病史、症状、体征、影像学检查（如 B 超检查、CT 检查、磁共振检查、X 线检查、胃镜检查、肠镜检查）等手段来综合分析，明确诊断则需要依靠病理检查。

治疗有效：指肿瘤标志物浓度与治疗前相比下降大于 90%。

治疗改善：指肿瘤标志物浓度与治疗前相比下降大于 50%。

治疗无效：指肿瘤标志物浓度与治疗前相比下降小于 50%。

一、血清甲胎蛋白测定

【参考区间】化学发光法：血清 0～9ng/ml。

【临床意义】

（1）原发性肝癌血清甲胎蛋白（AFP）阳性率可达 67.8%～74.4%。诊断肝癌的标准为：①血清 AFP 大于 400ng/ml 持续 1 个月以上。②AFP 大于 200ng/ml 持续 2 个月以上；并能排除其他原因引起的 AFP 升高，包括妊娠、生殖系统胚胎源性肿瘤、活动性肝病及继发性肝癌等。③甲胎蛋白在肝癌出现症状之前的 8 个月就已升高，故肝硬化、慢性肝炎患者、家族中有肝癌患者的人应每半年检测 1 次

AFP。

（2）卵巢卵黄囊瘤 AFP 100%升高，因此有明确诊断的意义。

（3）睾丸胚胎癌、卵黄囊肿瘤中 75%～95%患者血清 AFP 升高。

（4）恶性畸胎瘤及其他消化道肿瘤 AFP 可以升高。

（5）AFP 动态变化与病情有一定关系，手术切除后 2 个月 AFP 应降至正常，不减低或降而复升提示手术效果欠佳或复发，同时又可作放射治疗、化学治疗效果和评价指标。

（6）急慢性肝炎、肝炎后肝硬化、药物诱导性肝病者也有 10%～50%的患者有一过性低水平升高（50～200ng/ml）。AFP 含量高峰多在 ALT 的升高阶段，两者下降也一致，其 AFP 升高是由肝细胞再生引起。如果 AFP 升高而 ALT 正常或由高降低，则应多考虑原发性肝癌。

（7）AFP 可用于胎儿产前监测：妇女妊娠 3 个月后，血清 AFP 浓度开始升高，7～8 个月时达到高峰，一般在 400ng/ml 以下，分娩后 3 周恢复正常。如胎儿存在神经管缺损、脊柱裂、无脑儿等情况时，AFP 可由开放的神经管进入羊水而导致其在羊水中含量显著升高，AFP 可经羊水部分进入母体血循环，85%脊柱裂及无脑儿的母体血液 AFP 异常升高。

二、血清 α-L-岩藻糖苷酶测定

【参考区间】比色法：5～40U/L。

【临床意义】

（1）α-L-岩藻糖苷酶（AFU）在原发性肝癌中阳性率达 81.2%，与 AFP 联合检查，阳性率达 93.1%以上。此也是原发性肝癌的标志物之一。

（2）动态观察 AFU 可用于肝癌疗效观察和术后监测，术后减低，复发时又升高。

（3）AFU 在转移性肝癌、肺癌、乳腺癌、卵巢癌、子宫癌中也可升高。在肝硬化、慢性肝炎患者中轻度升高。

（4）AFU 用于岩藻糖苷贮积症的诊断：遗传性岩藻糖苷酶缺乏症时 AFU 减低，患儿多于 5～6 岁前死亡。

三、血清癌胚抗原测定

【参考区间】化学发光法：血清 0～5ng/ml。

【临床意义】

（1）癌胚抗原（CEA）在妊娠前 6 个月内含量升高，出生后血清中含量很低。

（2）癌胚抗原是一种广谱的肿瘤标志物，见于腺癌及某些鳞癌。其血清浓度升高与多种肿瘤，特别是消化道肿瘤相关，CEA 大于 20ng/ml 常提示有恶性肿瘤。CEA 在恶性肿瘤中的阳性率依次为结/直肠癌 70%、胃癌 60%、胰腺癌 55%、肺癌 50%、乳腺癌 40%、膀胱癌 40%、卵巢癌 30%、子宫癌 30%。乳腺癌患者判断是否有肺部或骨转移，肺癌患者辅助区分小细胞肺癌。

（3）手术后 6 周 CEA 水平可恢复正常，持续升高则预后不良。动态测定癌胚抗原可用于病情监视、疗效判断等。

（4）慢性结肠炎、胰腺炎、结肠息肉、直肠息肉、萎缩性胃炎、肝硬化、溃疡性结肠炎、肠梗阻、胆道梗阻、胆囊炎、肝脓肿及吸烟者和老年人。这些良性疾病患者中 25% 的人血清 CEA 可暂时性升高。

四、血清糖类抗原 199 测定

【参考区间】 化学发光法：血清小于 37U/ml。

【临床意义】 消化系统肿瘤时糖类抗原 199（CA199）明显升高。

（1）CA199 是胰腺癌的首选肿瘤标志物，特异性为 95%，敏感性可达 80%～90%，可用于胰腺癌的早期诊断。

（2）CA199 在胆囊癌、胆管癌中的阳性率为 85% 左右，肝癌的阳性率为 65%，结/直肠癌的阳性率为 60%，胃癌的阳性率为 50%，其他恶性肿瘤如肺癌、乳腺癌、卵巢癌、甲状腺癌、口腔癌等也有一定的阳性率。

（3）动态观察 CA199 对肿瘤疗效及预后判断、复发监测有重要价值。对肿瘤复发的判断比影像检查早 3～9 个月。

（4）CA199 结合 CEA、CA724 检测，对胃癌的诊断符合率可达 85%。

（5）急性胰腺炎、胆囊炎、胆汁淤滞性胆管炎、肝硬化和肝炎等疾病 CA199 也有不同程度升高，一般不超过 100U/ml。

五、血清糖类抗原 242 测定

【参考区间】 化学发光法：血清小于 20U/ml。

【临床意义】 糖类抗原 242（CA242）升高见于 68%～79% 的胰腺癌患者、55%～85% 的结/直肠癌患者、44% 的胃癌患者。也见于 5%～33% 的非恶性肿瘤患者。此外，卵巢癌、子宫癌和肺癌也可升高。其可用于正常人的早期筛查。

六、血清糖类抗原 724 测定

【参考区间】化学发光法：血清小于 6ng/ml。

【临床意义】血清糖类抗原 724（CA724）是胃肠道肿瘤和卵巢癌的标志物。

（1）升高见于 67%的卵巢癌患者、50%的结肠癌患者、47%的直肠癌患者、45%的胃癌患者、42%的胰腺癌患者、41%的乳腺癌患者、肺癌患者等。

（2）CA724 对黏液样卵巢癌的诊断灵敏度高于 CA125，与 CA125 联合检测，可提高卵巢癌的检出率。

（3）CA724 与 CEA 联合检测，可以提高诊断胃癌的敏感性和特异性。

（4）正常人和良性胃肠道疾病 CA724 的阳性率分别为 3.5%和 6.7%。

七、血清糖类抗原 50 测定

【参考区间】化学发光法：血清小于 20U/ml。

【临床意义】血清糖类抗原 50（CA50）是一种非特异性的广谱肿瘤标志物，与 CA199 有一定的交叉抗原性，升高主要见于消化系统肿瘤。其主要用于胰腺癌、结/直肠癌、胃癌的辅助诊断，其中胰腺癌患者升高最明显。

（1）CA50 升高见于 87%的胰腺癌患者，80%的胆道（胆囊）癌患者，73%的原发性肝癌患者，50%的胃、结/直肠癌患者。肺癌、乳腺癌、子宫癌等也可升高。

（2）动态观察 CA50 对肿瘤疗效及预后判断、复发监测颇有价值。

（3）溃疡性结肠炎、肝硬化、黑素瘤、淋巴瘤、自身免疫性疾病等 CA50 也升高。

八、血清鳞状细胞癌抗原测定

【参考区间】化学发光法：血清小于 2.5ng/ml。

【临床意义】鳞状细胞癌抗原（SCC）是一种特异性很高且最早用于诊断鳞癌的肿瘤标志物。

（1）SCC 升高见于 83%的子宫颈鳞癌患者，敏感性为 44%～69%；复发癌敏感性为 67%～100%，特异性为 90%～96%；与宫颈癌分期、肿瘤体积、治疗后效果、肿瘤复发和病情进展有关。美国国家生化学会推荐将 SCC 作为宫颈癌疗效、复发、转移及预后的评价指标。

（2）肺鳞癌阳性率为 46.5%，其水平与肿瘤的进展程度相关，与 CYFRA21-1、NES 和 CEA 联合检测可提高肺癌患者诊断的灵敏性。

（3）30%的Ⅰ期食管癌、89%的Ⅲ期食管癌升高。联合检测 CYFRA21-1 可以提高检测的灵敏性。

（4）SCC 被用于头颈部癌、外阴癌、膀胱癌、肛管癌、皮肤癌等疾病的诊断和监测。

（5）部分银屑病、天疱疮、肝炎、肝硬化、肺炎、乳腺良性疾病、结核病等 SCC 也轻度升高。

九、血清神经元特异性烯醇化酶测定

【参考区间】化学发光法：血清小于 10ng/ml。

【临床意义】

（1）神经元特异性烯醇化酶（NSE）是小细胞肺癌（SCLC）最敏感、最特异的肿瘤标志物，敏感性为 83%～92%，特异性为 92.9%。

（2）NSE 是神经母细胞瘤的标志物，灵敏度达 90%以上，有效治疗后减低，复发后又升高。

（3）神经内分泌细胞肿瘤（如嗜铬细胞瘤、胰岛细胞瘤、黑素瘤）等 NSE 也升高。

（4）NSE 还可用于神经母细胞瘤和肾母细胞瘤的鉴别诊断，神经母细胞瘤 NSE 异常升高而肾母细胞瘤升高不明显。

（5）正常红细胞中存在 NES，标本溶血可使结果升高。

十、血清促胃液素释放肽前体测定

【参考区间】化学发光法：20～50ng/L。

【临床意义】

（1）促胃液素释放肽前体（Pro-GRP）诊断小细胞肺癌灵敏度为 67%，特异性最高。Pro-GRP 与 NSE 联合测定灵敏度可提高到 79%。Pro-GRP 大于 200ng/L，诊断小细胞肺癌的可靠性大于 99%。原发性肺癌 Pro-GRP 大于 100ng/L，无论病理分类如何，说明至少存在含有小细胞成分的混合组织类型的癌症。Pro-GRP 小于 100ng/L，可排除小细胞肺癌。Pro-GRP 比神经元特异烯醇化酶（NSE）更易成为特异、敏感的小细胞肺癌肿瘤标志物，更适宜用于小细胞肺癌的早期诊断。

（2）Pro-GRP 在监测病情、反映肿瘤负荷和疗效方面具有重要意义。小细胞肺癌复发时，94%患者 Pro-GRP 再次升高，较临床症状出现提前 35 天。

（3）良性乳腺疾病、良性肺病及自身免疫性疾病偶尔会轻度升高，可达 80ng/L。

良性消化道疾病、泌尿系统疾病和细菌感染性疾病（伴有明确的 CRP 升高并未治疗）可升高，最高可达 150ng/L。

（4）慢性肾衰竭患者中有 96%血清 Pro-GRP 超过临界值，最高可达 350ng/L。因此，在临床应用 Pro-GRP 作为小细胞肺癌的诊断和判断疗效与复发时，应考虑肾衰竭对 Pro-GRP 测定值的影响。

十一、血清细胞角质蛋白 19 片段测定

【参考区间】化学发光法：血清小于 7ng/ml。

【临床意义】

（1）细胞角质蛋白 19 片段（CYFRA21-1）存在于肺癌、食管癌等上皮起源的肿瘤细胞的细胞质中，肺鳞癌阳性率为 70%，腺癌约为 60%。非小细胞性肺癌为 75%，目前被认为是检测肺鳞癌的首选指标，对肺癌患者临床分期有一定参考价值。

（2）细胞角质蛋白 19 片段也是肺鳞癌生存及复发的一种独立预后因素。因此，对非小细胞肺癌患者的诊断、病情监测和疗效判断有较高的临床应用价值。

（3）细胞角质蛋白 19 片段升高还可见于宫颈癌、乳腺癌、膀胱癌、胆道癌、胰腺癌等；亦可见于少数肺气肿、支气管炎、消化性溃疡、肝良性疾病等。

（4）肾衰竭患者细胞角质蛋白 19 片段 33%升高，可能是肾小囊壁层为单层上皮，含有细胞角质蛋白 19 片段之故。

十二、血清糖类抗原 125 测定

【参考区间】化学发光法：血清小于 35U/ml。

【临床意义】

（1）糖类抗原 125（CA125）升高：见于卵巢癌、输卵管癌、子宫内膜癌、宫颈癌。75%的患者在肿瘤复发前 1 年左右时 CA125 的水平就已升高。

（2）CA125 对 AFP 阴性的原发性肝癌患者阳性率可达 45%。

（3）乳腺癌 CA125 阳性率为 40%、胰腺癌为 50%、胃癌为 47%、肺癌为 44%、结肠直肠癌为 32%。口腔癌、眼眶腺样囊性癌、肾癌和腹膜间皮细胞瘤也明显升高。

（4）子宫内膜异位症 CA125 明显升高，但很少超过 200U/ml。

（5）肝硬化失代偿期 CA125 显著升高。

（6）良性卵巢瘤、子宫肌瘤、宫颈炎有时也会升高，一般不超过 100U/ml，

卵巢囊肿、慢性肝炎、肾炎、女性盆腔炎、行经期、胰腺炎、胆囊炎、肺炎也可升高。

十三、血清人附睾蛋白 4 测定

【参考区间】ELISA 法：0～150pmol/L。

【临床意义】人附睾蛋白 4（HE4）首先在附睾远端的上皮中被发现，大多数卵巢癌和子宫内膜癌患者血清中的 HE4 蛋白量明显升高，尤其是在疾病的早期阶段，而正常组织及良性疾病中含量很低。

（1）HE4 诊断卵巢癌的敏感性高达 72.9%、特异性达 95%。其可用于卵巢癌的早期诊断，敏感性优于 CA125。

（2）CA125 和 HE4 联合检测卵巢癌的敏感性达 76.4%、特异性达 95%；对恶性肿瘤具有更为准确的预测性。HE4 可单独或与 CA125 联合用于上皮性卵巢癌的疗效监测。

（3）CA125 和 HE4 联合检测可以鉴别诊断卵巢癌和子宫内膜异位症。HE4 在卵巢癌中显著升高，但在子宫内膜异位症中不升高。CA125 在卵巢癌和子宫内膜异位症中均升高。

（4）宫颈癌和子宫内膜癌时也明显升高。

十四、血清糖类抗原 153 测定

【参考区间】化学发光法：血清小于 30U/ml。

【临床意义】

（1）糖类抗原 153（CA153）是乳腺癌的辅助诊断指标，30%～50%的乳腺癌患者其明显升高，有转移灶者升高可达 80%。但在早期乳腺癌患者中阳性率只有 20%～30%，因此不能用于早期筛查和早期诊断。

（2）CA153 主要用于乳腺癌的术后随访、治疗监测和预后判断、肿瘤复发、转移的指标。

（3）肝癌、肺癌、胰腺癌、卵巢癌、子宫癌、结肠癌、胰腺癌、支气管癌也有不同程度的升高。

（4）乳腺、卵巢、肝脏、肺等非恶性肿瘤 CA153 阳性率一般低于 10%。

十五、人表皮生长因子受体-2 蛋白胞外区测定

【参考区间】化学发光法：正常女性血清人表皮生长因子受体-2 蛋白胞外区

（HER-2ECD）小于 15ng/ml。

【临床意义】人表皮生长因子受体-2 蛋白胞外区（HER-2 ECD）是肿瘤细胞 HER-2 蛋白的胞外区受酶分解，从肿瘤细胞表面脱落至血液中的可溶性蛋白。其与肿瘤组织 HER-2 相关性好。

（1）指导临床药物治疗，乳腺癌患者 HER-2 ECD 升高是 HER-2 基因靶向治疗药物选择的一个重要靶点，可作为组织学检测的补充。

（2）血清 HER-2 ECD 的动态分析有助于乳腺癌患者疗效监测、复发判断和预后评价。

（3）HER-2 ECD 正常的人不能排除乳腺癌。肺癌、肝癌、胰腺癌、结肠癌、胃癌、卵巢癌、宫颈癌和膀胱癌等也可升高。HER-2 ECD 不能用于乳腺癌的诊断筛查。

十六、血清 hCG 测定

【参考区间】男性与未绝经女性小于 5U/L，绝经女性小于 10U/L。

【临床意义】

（1）滋养细胞肿瘤诊断与治疗监测：①葡萄胎、恶性葡萄胎、子宫绒毛膜上皮癌、原发性卵巢绒毛膜上皮癌等患者 hCG 显著升高，每升可达十万到数百万单位。②滋养细胞肿瘤患者术后 3 周 hCG 应小于 50U/L，8～12 周呈阴性；如 hCG 不下降，提示可能有残留病变，这类病例常易复发，故需定期检查。

（2）男性 hCG 升高，考虑为睾丸肿瘤。5%睾丸精原细胞癌、40%～60%睾丸胚胎癌、100%睾丸绒毛膜上皮癌可升高。

（3）脑脊液中出现 hCG 升高，脑/血 hCG 值大于 60∶1，提示脑转移。

（4）乳腺癌、胃肠道肿瘤、肺癌也可升高。

十七、血清前列腺特异性抗原测定

【参考区间】化学发光法：总前列腺特异性抗原（T-PSA）≤4ng/ml，游离 PSA（F-PSA）<0.93ng/ml，F-PSA/T-PSA>0.25，<40 岁时≤1.4ng/ml，40～50 岁时≤2.0ng/ml，50～60 岁≤3.1ng/ml，60～70 岁时≤4.1ng/ml，>70 岁时≤4.4ng/ml。

【临床意义】

（1）前列腺癌患者 60%～90% T-PSA 明显升高。当行外科根治手术后 90%的患者 T-PSA 明显减低。前列腺癌复发时血清 PSA 升高常发生于临床症状出现半年以前。

（2）前列腺肥大、前列腺炎等良性疾病，约有 14% 患者 T-PSA 轻度升高（4～10ng/ml），此时应鉴别。T-PSA 处于 4～10ng/ml 时，F-PSA/T-PSA 值对诊断更有价值，若 F-PSA/T-PSA 值小于 0.10 时，提示患前列腺癌，大于 0.25 时提示前列腺增生，其特异性大于 90%，准确性大于 80%。

（3）血清 PSA 升高还见于下列情况：剧烈的直肠指诊、前列腺外伤、前列腺活检后。前列腺活检后至少 6 周才能做血 PSA 的检测。

十八、血清前列腺酸性磷酸酶测定

【参考区间】化学发光法：<2.0ng/ml。

【临床意义】

（1）前列腺癌时，血清前列腺酸性磷酸酶（PAP）明显升高，升高程度与癌瘤发展一致。

（2）前列腺酸性磷酸酶可用作前列腺癌的诊断、治疗效果和预后评估及转移性骨肿瘤鉴别诊断。前列腺癌骨转移者 80% PAP 会升高。

（3）前列腺增生、前列腺炎患者 PAP 也可升高，此时应结合临床情况进行判断并随访观察。

（4）前列腺直肠指诊可引起血清 PAP 含量升高，因此宜于检查前或检查后 2 周再采血测定。标本切忌溶血，否则亦可使测定结果升高。

十九、血清组织多肽抗原测定

【参考区间】化学发光法：血清小于 130U/L。

【临床意义】

（1）组织多肽抗原（TPA）是一种广谱的恶性肿瘤标志物。其存在于胎盘和大部分肿瘤细胞中，如各种恶性肿瘤（卵巢癌、结肠癌、直肠癌、肝细胞癌、胰腺癌、肺癌、乳腺癌、子宫内膜癌、睾丸肿瘤等）可显著升高，阳性率大于 70%，它的升高与肿瘤发生部位、组织类型均无相关性，恶性肿瘤细胞分裂、增殖越活跃，血清 TPA 水平越高。

（2）肿瘤患者术前 TPA 升高非常显著者，常提示预后不良。经治疗病情好转后，TPA 减低。TPA 再次升高，提示有肿瘤复发。

（3）TPA 与 CEA 同时检测可明显提高乳腺癌诊断的正确性，有利于恶性与非恶性乳腺病变之间的鉴别诊断。

（4）急性肝炎、胰腺炎、肺炎、尿路感染、妊娠后 3 个月均可见 TPA 升高。

二十、人乳头瘤病毒 PCR 测定

【参考区间】宫颈分泌物小于 500 拷贝，PCR-反向点杂交法（PCR-RDB）：人乳头瘤病毒（HPV）分型检测阴性。

【临床意义】在宫颈癌患者中，99.7% 的患者可以检测到 HPV 的存在。此外，子宫、阴茎癌、口腔癌中也发现有 HPV 的存在。高危型人乳头瘤病毒持续感染是宫颈癌的主要发病原因。

中华医学会妇产科分会感染协作组的女性下生殖道人乳头瘤病毒感染诊治专家共识（2015）中建议对 30～65 岁女性采用 HPV 及细胞学联合检测进行宫颈癌筛查。

（1）联合筛查结果均阴性：则每 5 年联合筛查 1 次。

（2）HPV 阳性且细胞学为非典型鳞状细胞（ASC-US）：直接行阴道镜检查。

（3）HPV 阳性且细胞学阴性：则 12 个月时重新联合筛查，或者进行 HPV16 和 HPV18 的分型检测，若 HPV16 或 HPV18 阳性，应行阴道镜检查，若 HPV16 和 HPV18 阴性，则 12 个月时进行联合筛查。

（4）HPV 阴性、细胞学检查为 ASC-US：每 3 年进行 1 次联合筛查。

二十一、血清降钙素测定

【参考区间】化学发光法：0～300ng/L（0～300pg/ml）。

【临床意义】降钙素（CT）是由甲状腺素滤泡旁 C 细胞合成和分泌的肽类激素，其主要生理功能是作用于骨组织，降钙素能减少破骨，促进成骨，使骨组织释放的钙盐减少，沉积的钙盐增加，因而有明显的减低血钙的作用。其可抑制肾小管对钙、磷的重吸收，使血钙下降。降钙素测定对某些肿瘤的诊断有一定意义。

（1）甲状腺髓样癌 CT 显著升高，对诊断、判断手术疗效及术后复发有重要价值。

（2）CT 含量升高也可见于小细胞肺癌、胰腺癌、结肠癌、子宫内膜癌、乳腺癌，前列腺癌异位分泌也使血清降钙素增加。

（3）CT 含量升高也可见于急性或慢性肾衰竭、恶性贫血、假性甲状旁腺功能减退、高钙血症。

二十二、胸苷激酶 1 测定

【参考区间】化学发光法：0～2pmol/L。

【临床意义】胸苷激酶 1（TK1）是与细胞 DNA 合成和增殖密切相关的激酶，它是参与 DNA 合成的关键酶之一，为 S 期特殊酶。TK1 水平取决于细胞的增殖度，在增殖细胞的 G_1 期和 S 期交界处时开始升高，直至 S 期达到高峰，在肿瘤细胞中这种高 TK1 水平从 S 晚期可持续到 M 早期，由于 TK1 水平与细胞生长状态相关，其浓度将伴随着肿瘤细胞的急剧增殖而升高，故 TK1 可作为一种细胞增殖标志物来检测细胞的增殖活性。TK1 在非增殖细胞和健康人血清中，含量极微或检测不到。一旦细胞发生癌变，TK1 的含量超过正常水平的 2～100 倍。其可用于肿瘤的早期筛查和疗效观察。

增生性贫血（如缺铁性贫血、溶血性贫血、急性失血性贫血），月经期、大手术后、骨折愈合期或急性感染期胸苷激酶 1（TK1）可升高。极少数的体检者因处于细胞快速修复期可出现一过性细胞增殖 TK1 异常升高现象。

二十三、各种肿瘤患者典型检验报告单

（1）原发性肝癌：AFP、AFU、CA199、CA125、CEA、CA153。肝细胞型肝癌大多有 AFP↑。胆管细胞型肝癌大多有 CA199↑。混合细胞型肝癌两者均升高。检验报告见表 17-1～表 17-3。

表 17-1　原发性肝癌检验报告单（一）

序号	项目	测定值	提示	单位	参考区间
1	甲胎蛋白（AFP）	>3000	↑	μg/L	0～9
2	癌胚抗原测定（CEA）	0.53		ng/ml	<3
3	糖类抗原 199（CA199）	191.00	↑	U/ml	<35
4	糖类抗原 50（CA50）	219.85	↑	U/ml	0～25

表 17-2　原发性肝癌检验报告单（二）

序号	项目	测定值	提示	单位	参考区间
1	甲胎蛋白（AFP）	144.62	↑	μg/L	0～9
2	癌胚抗原测定（CEA）	2.36		ng/ml	<3
3	糖类抗原 199（CA199）	>2045.0	↑	U/ml	<35
4	糖类抗原 50（CA50）	>500	↑	U/ml	0～25

表 17-3　原发性肝癌检验报告单（三）

序号	项目	测定值	提示	单位	参考区间
1	甲胎蛋白（AFP）	3.87		μg/L	0～9
2	癌胚抗原测定（CEA）	8.54		ng/ml	＜3
3	糖类抗原 125（CA125）	2346.1	↑	U/ml	0～35
4	糖类抗原 153（CA153）	591.1	↑	U/ml	0～31.3
5	糖类抗原 199（CA199）	252.3	↑	U/ml	＜35
6	糖类抗原 50（CA50）	270.0	↑	U/ml	0～25

（2）胆管癌：CA199、CEA、CA242，见表 17-4、表 17-5。

表 17-4　胆管癌检验报告单（一）

序号	项目	测定值	提示	单位	参考区间
1	甲胎蛋白（AFP）	3.89		μg/L	0～9
2	癌胚抗原测定（CEA）	1017.86	↑	ng/ml	＜3
3	糖类抗原 125（CA125）	134.1	↑	U/ml	＜35
4	糖类抗原 153（CA153）	11.1		U/ml	0～31.3
5	糖类抗原 199（CA199）	＞2045	↑	U/ml	＜35
6	糖类抗原 50（CA50）	＞500	↑	U/ml	0～25

表 17-5　胆管癌检验报告单（二）

序号	项目	测定值	提示	单位	参考区间
1	癌胚抗原测定（CEA）	3.57	↑	ng/ml	＜3
2	糖类抗原 199（CA199）	509.4	↑	U/ml	＜35
3	糖类抗原 242（CA242）	63.36	↑	U/ml	＜10
4	糖类抗原 724（CA724）	5.84		U/ml	＜6
5	糖类抗原 50（CA50）	188.05	↑	U/ml	0～25

（3）胃肠道肿瘤：CA199、CEA、CA242、CA724、CA50，见表 17-6～表 17-11。

表 17-6　胃癌检验报告单（一）

序号	项目	测定值	提示	单位	参考区间
1	癌胚抗原测定（CEA）	1.32		ng/ml	＜3
2	糖类抗原 199（CA199）	20.8		U/ml	＜35
3	糖类抗原 242（CA242）	11.41	↑	U/ml	＜10
4	糖类抗原 724（CA724）	＞500	↑	U/ml	＜6
5	糖类抗原 50（CA50）	9.79		U/ml	0～25

表 17-7　胃癌检验报告单（二）

序号	项目	测定值	提示	单位	参考区间
1	癌胚抗原测定（CEA）	230.4	↑	ng/ml	< 3
2	糖类抗原 199（CA199）	> 2045	↑	U/ml	< 35
3	糖类抗原 242（CA242）	> 200	↑	U/ml	<10
4	糖类抗原 724（CA724）	76.58	↑	U/ml	< 6
5	糖类抗原 50（CA50）	> 500	↑	U/ml	0～25

表 17-8　十二指肠癌检验报告单

序号	项目	测定值	提示	单位	参考区间
1	癌胚抗原测定（CEA）	5.67	↑	ng/ml	< 3
2	糖类抗原 199（CA199）	1414.0	↑	U/ml	< 35
3	糖类抗原 242（CA242）	77.66	↑	U/ml	<10
4	糖类抗原 724（CA724）	4.21		U/ml	< 6
5	糖类抗原 50（CA50）	260.76	↑	U/ml	0～25

表 17-9　直肠癌检验报告单

序号	项目	测定值	提示	单位	参考区间
1	癌胚抗原测定（CEA）	> 1059	↑	ng/ml	< 3
2	糖类抗原 199（CA199）	600.3	↑	U/ml	< 35
3	糖类抗原 242（CA242）	> 200	↑	U/ml	<10
4	糖类抗原 724（CA724）	112.47	↑	U/ml	< 6
5	糖类抗原 50（CA50）	129.18	↑	U/ml	0～25

表 17-10　结肠癌检验报告单

序号	项目	测定值	提示	单位	参考区间
1	癌胚抗原测定（CEA）	484.25	↑	ng/ml	< 3
2	糖类抗原 199（CA199）	798.20	↑	U/ml	< 35
3	糖类抗原 242（CA242）	> 200	↑	U/ml	<10
4	糖类抗原 724（CA724）	17.68	↑	U/ml	< 6
5	糖类抗原 50（CA50）	386.00	↑	U/ml	0～25

表 17-11　胰腺癌检验报告单

序号	项目	测定值	提示	单位	参考区间
1	癌胚抗原测定（CEA）	4.42	↑	ng/ml	< 3
2	糖类抗原 199（CA199）	1721.0	↑	U/ml	< 35
3	糖类抗原 242（CA242）	> 200	↑	U/ml	<10
4	糖类抗原 724（CA724）	3.27		U/ml	< 6
5	糖类抗原 50（CA50）	458.36	↑	U/ml	0～25

（4）妇科肿瘤：HE4、CA125、CA724、AFP、SCC、hCG，见表 17-12～表 17-15。

表 17-12　输卵管癌检验报告单

序号	项目	测定值	提示	单位	参考区间
1	人附睾分泌蛋白 4（HE4）	430.92	↑	pg	<150
2	甲胎蛋白（AFP）	1.70		μg/L	0～9
3	癌胚抗原测定（CEA）	3.01	↑	ng/ml	<3
4	糖类抗原 125（CA125）	106.00	↑	U/ml	0～35
5	人绒毛膜促性腺激素（hCG）	1.73		mU/ml	0.5～2.67
6	鳞状细胞癌抗原（SCC）	1.3		ng/ml	<2.5
7	糖类抗原 50（CA50）	12.39		U/ml	0～25

表 17-13　卵巢癌检验报告单

序号	项目	测定值	提示	单位	参考区间
1	人附睾分泌蛋白 4（HE4）	869.12	↑	pg	<150
2	甲胎蛋白（AFP）	3.27		μg/L	0～9
3	癌胚抗原测定（CEA）	0.88		ng/ml	<3
4	糖类抗原 125（CA125）	1558.5	↑	U/ml	0～35
5	人绒毛膜促性腺激素（hCG）	12.15	↑	mU/ml	0.5～2.67
6	鳞状细胞癌抗原（SCC）	1.24		ng/ml	<2.5
7	糖类抗原 50（CA50）	3.68		U/ml	0～25

表 17-14　子宫内膜癌检验报告单

序号	项目	测定值	提示	单位	参考区间
1	人附睾分泌蛋白 4（HE4）	860.12	↑	pg	<150
2	甲胎蛋白（AFP）	2.26		μg/L	0～9
3	癌胚抗原测定（CEA）	1.05		ng/ml	<3
4	糖类抗原 125（CA125）	>5170.0	↑	U/ml	0～35
5	人绒毛膜促性腺激素（hCG）	6.21	↑	mU/ml	0.5～2.67
6	鳞状细胞癌抗原（SCC）	1.44		ng/ml	<2.5
7	糖类抗原 50（CA50）	6.91		U/ml	0～25

表 17-15　宫颈癌检验报告单

序号	项目	测定值	提示	单位	参考区间
1	人附睾分泌蛋白 4（HE4）	398.85	↑	pg	<150
2	甲胎蛋白（AFP）	5.3		μg/L	0～9
3	癌胚抗原测定（CEA）	3.83	↑	ng/ml	<3
4	糖类抗原 125（CA125）	203.9	↑	U/ml	0～35
5	人绒毛膜促性腺激素（hCG）	6.35	↑	mU/ml	0.5～2.67
6	鳞状细胞癌抗原（SCC）	>100	↑	ng/ml	<2.5
7	糖类抗原 50（CA50）	2.0		U/ml	0～25

（5）乳腺癌：CA153、CA125、CEA，见表 17-16、表 17-17。

表 17-16　乳腺癌检验报告单（一）

序号	项目	测定值	提示	单位	参考区间
1	癌胚抗原测定（CEA）	1.06		ng/ml	<3
2	糖类抗原 125（CA125）	2659.0	↑	U/ml	<35
3	糖类抗原 153（CA153）	73.4	↑	U/ml	0～31.3
4	糖类抗原 50（CA50）	6.31		U/ml	0～25

表 17-17　乳腺癌检验报告单（二）

序号	项目	测定值	提示	单位	参考区间
1	癌胚抗原测定（CEA）	1.67		ng/ml	<3
2	糖类抗原 125（CA125）	31.3		U/ml	<35
3	糖类抗原 153（CA153）	125.1	↑	U/ml	0～31.3
4	糖类抗原 50（CA50）	13.79		U/ml	0～25

（6）肺癌：肺腺癌 CEA↑，肺鳞癌 CYFRA21-1、SCC↑，小细胞肺癌 NSE↑，见表 17-18～表 17-20。

表 17-18　肺腺癌检验报告单

序号	项目	测定值	提示	单位	参考区间
1	癌胚抗原测定（CEA）	349.75	↑	ng/ml	<3
2	鳞状细胞癌抗原（SCC）	0.77		ng/ml	<2.5
3	神经元特异烯醇化酶（NFS）	8.5		ng/ml	<10
4	细胞角蛋白 19 片段	8.65	↑	ng/ml	<7
5	糖类抗原 50（CA50）	9.35		U/ml	0～25

表 17-19　肺鳞癌检验报告单

序号	项目	测定值	提示	单位	参考区间
1	癌胚抗原测定（CEA）	7.76	↑	ng/ml	<3
2	鳞状细胞癌抗原（SCC）	92.23	↑	ng/ml	<2.5
3	神经元特异烯醇化酶（NFS）	9.62		ng/ml	<10
4	细胞角蛋白 19 片段	>1000	↑	ng/ml	<7
5	糖类抗原 50（CA50）	65.66	↑	U/ml	0～25

表 17-20　小细胞肺癌检验报告单

序号	项目	测定值	提示	单位	参考区间
1	癌胚抗原测定（CEA）	2.98		ng/ml	<3
2	鳞状细胞癌抗原（SCC）	0.40		ng/ml	<2.5
3	神经元特异烯醇化酶（NFS）	61.39	↑	ng/ml	<10
4	细胞角蛋白 19 片段	4.42		ng/ml	<7
5	糖类抗原 50（CA50）	34.07	↑	U/ml	0～25

（7）前列腺癌：PSA、FPSA、PAP，见表 17-21。

表 17-21　前列腺癌检验报告单

序号	项目	测定值	提示	单位	参考区间
1	游离前列腺特异抗原（f-PSA）	16.29	↑	ng/ml	0～1
2	总前列腺特异抗原（t-PSA）	75.30	↑	ng/ml	0～3.1
3	复合前列腺特异抗原（c-PSA）	59.1	↑	ng/ml	< 2.1
4	f-PSA/t-PSA	0.22	↓		> 0.25

（8）其他肿瘤报告，见表 17-22～表 17-27。

表 17-22　腹膜间皮细胞瘤检验报告单

序号	项目	测定值	提示	单位	参考区间
1	甲胎蛋白（AFP）	3.21		μg/L	0～9
2	癌胚抗原测定（CEA）	1.7		ng/ml	< 3
3	糖类抗原 125（CA125）	> 5170.0	↑	U/ml	0～35
4	糖类抗原 153（CA153）	80.9	↑	U/ml	0～31.3
5	糖类抗原 199（CA199）	2.6		U/ml	< 35
6	糖类抗原 50（CA50）	2.62		U/ml	0～25

表 17-23　肾癌检验报告单

序号	项目	测定值	提示	单位	参考区间
1	甲胎蛋白（AFP）	2.45		μg/L	0～9
2	癌胚抗原测定（CEA）	2.11		ng/ml	< 3
3	糖类抗原 125（CA125）	355.8	↑	U/ml	0～35
4	糖类抗原 153（CA153）	13.6		U/ml	0～31.3
5	糖类抗原 199（CA199）	8.0		U/ml	< 35
6	糖类抗原 50（CA50）	6.04		U/ml	0～25

表 17-24　神经母细胞瘤检验报告单

项目	测定值	提示	单位	参考区间
神经元特异烯醇化酶（NFS）	65.74	↑	ng/ml	< 10

表 17-25　口底癌检验报告单

序号	项目	测定值	提示	单位	参考区间
1	甲胎蛋白（AFP）	2.96		μg/L	0～9
2	癌胚抗原测定（CEA）	2.24		ng/ml	< 3
3	糖类抗原 125（CA125）	718.5	↑	U/ml	0～35
4	糖类抗原 153（CA153）	6.3		U/ml	0～31.3
5	糖类抗原 199（CA199）	482.40	↑	U/ml	< 35
6	糖类抗原 50（CA50）	314.82	↑	U/ml	0～25

表 17-26　甲状腺癌检验报告单

序号	项目	测定值	提示	单位	参考区间
1	甲胎蛋白（AFP）	2.76		μg/L	0～9
2	癌胚抗原（CEA）	3.19	↑	ng/ml	< 3
3	糖类抗原 125（CA125）	706.5	↑	U/ml	0～35
4	糖类抗原 153（CA153）	6.2		U/ml	0～31.3
5	糖类抗原 199（CA199）	> 2045	↑	U/ml	< 35
6	糖类抗原 50（CA50）	> 500	↑	U/ml	0～25

表 17-27　眼眶腺样囊性癌检验报告单

序号	项目	测定值	提示	单位	参考区间
1	甲胎蛋白（AFP）	1.88		μg/L	0～9
2	癌胚抗原（CEA）	67.97	↑	ng/ml	< 3
3	糖类抗原 125（CA125）	966.10	↑	U/ml	0～35
4	糖类抗原 153（CA153）	10.40		U/ml	0～31.3
5	糖类抗原 199（CA199）	16.2		U/ml	< 35
6	糖类抗原 50（CA50）	34.98	↑	U/ml	0～25

二十四、血清胃蛋白酶原测定

【参考区间】诊断萎缩性胃炎的临界值 PGI 浓度≤70μg/L，且 PGⅠ/PGⅡ≤ 3.0。

【临床意义】

胃蛋白酶原（PG）为胃蛋白酶的前体，分为 PGⅠ和 PGⅡ，PGⅠ由胃底腺分泌，PGⅡ由胃底腺、贲门腺、幽门腺等分泌。《2014 中国早期胃癌筛查及内镜诊治共识意见》，PGⅠ浓度和（或）PGⅠ/PGⅡ值下降对于萎缩性胃炎具有提示作用，通常使用 PGⅠ浓度≤70μg/L 且 PGⅠ/PGⅡ≤3.0 作为诊断萎缩性胃炎的临界值，我国高发区胃癌筛查采用 PGⅠ浓度≤70μg/L 且 PCⅠ/PGⅡ≤7.0。根据血清 PG 检测和幽门螺杆菌（HP）抗体检测测定值可以有效对患者的胃癌患病风险进行分层，并决定进一步检查策略。

根据胃癌风险分级，A 级：PG(-)、HP(-)患者可不行内镜检查；B 级：PG(-)、HP(＋)患者至少每 3 年行 1 次内镜检查；C 级：PG(＋)、HP(＋)患者至少每 2 年行 1 次内镜检查；D 级：PG(＋)、HP（-）患者应每年行 1 次内镜检查。但需要注意的是，当萎缩仅局限于胃窦时，PGⅠ及 PGⅠ/PGⅡ值正常。血清 PG 水平在短时间内较为稳定，可每 5 年左右重复进行检测。本部分检测不针对胃食管交界癌（贲门癌）。

二十五、血清促胃液素 17 测定

【参考区间】ELISA 法：1～15pmol/L。

【临床意义】

血清促胃液素 17（G-17）检测可以反映胃窦部黏膜萎缩情况。血清 G-17 水平取决于胃内酸度及胃窦部 G 细胞数量。因此，高胃酸及胃窦部萎缩患者的空腹血清 G-17 浓度较低。与血清 PG 检测相结合，血清 G-17 浓度检测可以诊断胃窦（G-17 水平降低）或仅局限于胃体（G-17 水平升高）的萎缩性胃炎。因此，建议联合检测血清 G-17、PGⅠ、PGⅠ/PGⅡ值及 HP 抗体，以增加评估胃黏膜萎缩范围及程度的准确性。中国早期胃癌筛查流程见图 17-1。

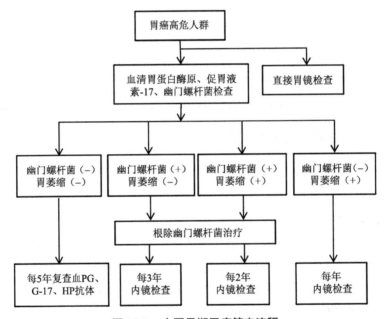

图 17-1　中国早期胃癌筛查流程

第**18**章
感染性疾病检查

感染性疾病是由病原微生物（细菌、病毒、真菌、支原体、立克次体、螺旋体）和寄生虫（原虫或蠕虫）感染人体后产生的疾病。实验室检查对感染性疾病的诊断具有特殊的意义。病原学检查包括病原体直接检出和病原体分离培养，可直接确定诊断。而免疫学检查抗原或抗体亦可提供重要依据。荧光定量 PCR 检测快速、特异、灵敏，被用于感染性疾病的早期快速诊断。

第一节　感染性疾病一般检测

一、白细胞常规检查

白细胞总数显著增多常见于化脓性感染（尤其是革兰阳性球菌），如流行性脑脊髓膜炎、败血症和猩红热等；某些病毒感染（如传染性单核细胞增多症）。革兰阴性杆菌感染时白细胞升高不明显甚至减低，如布鲁菌病、伤寒及副伤寒等。病毒感染时白细胞通常减少或正常，如流行性感冒、登革热和病毒性肝炎等。蠕虫感染时嗜酸粒细胞通常增多，如钩虫、血吸虫、肺吸虫等。详见第 3 章"血液学检查"。

二、血清 C 反应蛋白检验测定

【参考区间】成人和儿童：0～8.0mg/L。

【临床意义】C 反应蛋白（CRP）是一种能与肺炎链球菌 C 多糖体反应的急性时相反应蛋白，由肝细胞合成，是一种经典的、灵敏的、急性时相蛋白，此反应不受放射治疗、化学治疗、皮质激素治疗影响。

（1）CRP 作为急性时相蛋白在各种急性炎症、组织损伤、心肌梗死、手术创伤、器官移植排斥、放射性损伤等疾病发作后数小时迅速升高，峰值可达 500mg/L。病变好转时，又迅速降至正常。其升高幅度与疾病的程度呈正相关。

（2）细菌和非细菌感染（病毒、支原体等）的鉴别诊断：细菌感染发生炎症后 6～8 小时 CRP 即可明显上升，CRP 升高与感染的程度呈正相关。非细菌感染（病毒、支原体等）大多正常。

（3）鉴别风湿活动期和稳定期：风湿活动期 CRP 含量可高达 200mg/L。病情好转逐渐下降到正常，稳定期不升高。

（4）鉴别器质性与功能性疾病：前者升高，后者不升高。

（5）CRP 测定有助于孕妇并发感染的观察，对羊膜破裂早产并伴有绒毛膜炎的孕妇，CRP 测定具有准确和早期预报作用。

（6）恶性肿瘤患者 CRP 大都升高，如 CRP 与 AFP 的联合检测，可用于肝癌与肝脏良性疾病的鉴别诊断。

三、降钙素原测定

【参考区间】健康人群小于 100ng/L。

【临床意义】降钙素原（PCT）是一种糖蛋白，是降钙素（CT）的前肽，在正常情况下 PCT 由甲状腺 C 细胞产生。最新研究表明，身体任何器官都可以分泌 PCT，但细菌内毒素是诱导其产生的原因之一。当严重细菌感染并有全身表现时 PCT 升高。它已被用作全身严重感染或败血症的一个重要的新的观察指标。

（1）病毒性与细菌性感染的鉴别诊断：单纯病毒感染患者血清 PCT 一般不升高。

（2）非感染性炎症与感染性炎症发热鉴别诊断：癌症患者及结缔组织病患者血清 PCT 大都不升高。

（3）局部细菌感染而没有全身表现的患者血清 PCT 也多不升高。严重的全身性细菌感染在 2～3 小时 PCT 浓度开始升高，24～48 小时达到峰值，半衰期为 25～30 小时。当出现脓毒血症、感染性休克或伴有多器官功能障碍综合征时，血清 PCT 会大幅度地升高。与炎症的严重程度呈高度正相关，与疾病过程及进程也高度相关。

（4）脑脊液 PCT 对鉴别化脓性脑膜炎与病毒性脑膜炎是敏感的指标，且在化脓性脑膜炎患者治疗好转时其 PCT 会下降。

（5）PCT 指导抗生素应用的意义：PCT 浓度小于 250ng/L 时，可以不用抗生素。PCT 浓度大于 250ng/L 时，通过使用抗生素降到 250ng/L 以下，可以停用抗生素，这就为抗生素的使用提供了数字依据。

四、细菌内毒素测定

【参考区间】健康人群小于 10ng/L，临床观察期 10～20ng/L，革兰阴性菌感染大于 20ng/L。

【临床意义】

（1）细菌内毒素是革兰阴性菌细胞壁上的一种脂多糖（LPS）和蛋白的复合物，当细菌死亡或自溶后便会释放出内毒素。内毒素大量进入血液就会引起发热反应。内毒素与多种感染性疾病密切相关，病情恶化往往伴随着内毒素含量的增加，病情缓解也常伴随着内毒素含量的减少。

（2）内毒素测定用于快速鉴别诊断细菌性与非细菌性感染和炎症，早期判断革兰阴性细菌感染情况，监控具有感染危险的患者，帮助临床医师筛选适当的药物，评价临床治疗及预后情况，提高临床治愈率，减低死亡率。

（3）用于对透析液、透析用水、输液、注射液中内毒素的检测。

五、真菌 1，3-β-D 葡聚糖测定

【参考区间】＜20ng/L。

【临床意义】真菌 1，3-β-D 葡聚糖测定（简称 G 试验）检测的是真菌的细胞壁成分 1,3-β-D 葡聚糖，人体的吞噬细胞吞噬真菌后，能持续释放该物质，使血液及体液中其含量升高。检测标本为血液、尿液、脑脊液、胸腔积液、腹水等。

（1）适用于深部真菌感染的早期诊断：念珠菌、曲霉菌、肺孢子菌、镰刀菌、地霉菌、组织胞浆菌、毛孢子菌等，尤其是念珠菌和曲霉菌，但不能确定菌种。G 试验不能用于检测隐球菌和接合菌感染，不能用于检测浅部真菌感染。

（2）以下情况可出现假阳性：①使用纤维素膜进行血液透析标本或患者暴露于纱布或其他含有葡聚糖的材料；②静脉输注免疫球蛋白、白蛋白、凝血因子或血液制品；③链球菌血症；④操作者处理标本时存在污染；⑤使用多糖类抗癌药物，放射治疗、化学治疗造成的黏膜损伤导致食物中的葡聚糖或定植的念珠菌经胃肠道进入血液等也可能造成假阳性。

第二节 感染性疾病抗原、抗体、PCR 检测

一、流感病毒抗原和 PCR 检测

【参考区间】ELISA 法：抗原阴性，PCR 阴性。

【临床意义】发病初期 1～3 天，患者鼻腔分泌物含有大量病毒，此时传染性最强，最适合病毒抗原和 PCR 检测。

二、呼吸道合胞病毒抗原及 PCR 测定

【参考区间】荧光免疫法：阴性，PCR 阴性。

【临床意义】呼吸道合胞病毒是一种 RNA 病毒，该病毒经空气飞沫和密切接触传播。其多见于新生儿和 6 个月以内的婴儿。潜伏期为 3～7 天，婴幼儿症状较重，可有高热、鼻炎、咽炎及喉炎，以后表现为细支气管炎及肺炎。少数患儿可并发中耳炎、胸膜炎及心肌炎等。成人和年长儿童感染后，主要表现为上呼吸道感染。

（1）发病初期 1～3 天，患者鼻腔分泌物含有大量病毒，此时传染性最强，最适合病毒抗原检测。

（2）荧光定量 PCR 检测鼻咽分泌物中呼吸道合胞病毒 RNA 时具有快速、特异、灵敏等特点，可用于早期快速诊断。

三、肺炎支原体抗体及 PCR 测定

【参考区间】IgM 抗体阴性，PCR 阴性。

【临床意义】肺炎支原体主要引起上呼吸道感染，可同时有咽炎、支气管炎和肺炎，支原体肺炎约占非细菌性肺炎的 1/3 以上，占小儿呼吸道感染的 30%。肺外并发症如脑膜炎、脊髓炎、心肌炎、心包炎、贫血和肾炎等。

（1）肺炎支原体感染后 1 周左右即可出现 IgM 抗体。15～30 天达高峰，12～26 周逐渐减低。由于肺炎支原体感染的潜伏期为 2～3 周，当患者出现症状而就诊时，IgM 抗体已达到相当高的水平，因此 IgM 抗体阳性可作为急性期感染的诊断指标。

（2）荧光定量 PCR 检测痰液、肺灌洗液肺炎支原体时具有快速、特异、灵敏等特点，可用于早期快速诊断。

四、肺炎衣原体抗体及 PCR 测定

【参考区间】ELISA 法：抗体阴性，PCR 阴性。

【临床意义】肺炎衣原体主要引起人非典型性肺炎，同时可引起咽炎、支气管炎、鼻窦炎、中耳炎、虹膜炎、肝炎、心肌炎、心内膜炎、脑膜炎、结节性红斑等疾病。潜伏期一般为 2～3 周，8 岁以上及青年易感染，通常以咽痛和音哑起病，数天后出现发热、咳嗽（干咳为主）、胸痛、头痛、不适和疲劳 1～2 周后上感症状逐渐消退而咳嗽加重，并出现下呼吸道症状，如未经有效治疗，咳嗽可持续 1～2 个月或更长。发生肺炎通常为轻型，与肺炎支原体感染的临床表现极为相似。肺炎衣原体慢性感染可引起血脂升高，肺炎衣原体感染与动脉粥样硬化和冠心病密切相关。

（1）肺炎衣原体抗体：初次感染时，大约在感染 3 周后出现 IgM 抗体，由于肺炎衣原体感染的潜伏期为 2～3 周，当患者出现症状而就诊时，IgM 抗体已升高，30 天后 IgM 抗体浓度即可达高峰。因此，IgM 抗体阳性可作为早期感染的诊断指标。6～8 周出现 IgG 抗体，再次感染或重复感染后，常在 1～2 周出现较高水平的 IgG 抗体。

（2）荧光定量 PCR 检测肺炎衣原体时特异性强，灵敏度高，可用咽拭子、痰、支气管肺泡灌洗液进行测定。

五、EB 病毒抗体测定

【参考区间】ELISA 法：IgG 阴性，IgA 阴性。

【临床意义】EB 病毒（EBV）又称为人类疱疹病毒，EB 病毒感染后的宿主细胞可引起增生性感染和非增生性感染。青年期发生原发感染，约有 50%出现传染性单核细胞增多症。EB 病毒主要通过唾液传播，也可经输血传染。机体感染后，就会产生 EBV 壳抗原的对应抗体 IgA，即 EBVCA-IgA 抗体。检测血清中 EBVCA-IgA 对鼻咽癌诊断有较大价值。其阳性见于慢性鼻咽部炎症、传染性单核细胞增多症、鼻咽癌、非洲儿童恶性淋巴瘤等。

六、腮腺炎病毒抗体及 PCR 测定

【参考区间】ELISA 法：IgM 抗体阴性，PCR 阴性。

【临床意义】流行性腮腺炎简称流腮，是儿童和青少年中常见的呼吸道传染病，由腮腺炎病毒引起，经飞沫传播。常并发睾丸炎及卵巢炎，还可并发脑膜炎、脊髓炎及胰腺炎、心肌炎、乳腺炎等。

（1）IgM 抗体阳性，表示近期感染，需结合血（尿）淀粉酶进行诊断。

（2）荧光定量 PCR 检测唾液标本病毒时具有快速、特异性高、灵敏性高等特点，可用于早期快速诊断。

七、高致病性人禽流感病毒抗体及 PCR 测定

【参考区间】ELISA 法：血清抗体阴性，PCR 阴性。

【临床意义】高致病性禽流感潜伏期为 1～7 天，大多数为 2～4 天，起病很急，早期表现类似普通型流感。其主要表现为发热，体温大多在 39℃以上，持续 1～7 天，一般为 3～4 天，可伴有流涕、鼻塞、咳嗽、咽痛、头痛、全身不适，部分患者可有恶心、腹痛、腹泻、稀水样便等消化道症状。除了上述表现之外，重症患者还可出现肺炎、呼吸窘迫等表现甚至可导致死亡。

（1）抗体检测：平行检测进展期和恢复期双份血清高致病性人禽流感病毒特异性 IgM、IgG 抗体，抗体阳转或出现 4 倍以上升高，有助于回顾性诊断。

（2）PCR 测定：早期可用鼻咽部分泌物、气管吸出物等标本进行病毒分离或 PCR 检测，有利于早期诊断。

八、SARS 冠状病毒抗体及 PCR 测定

【参考区间】ELISA 法：血清抗体阴性，PCR 阴性。

【临床意义】SARS 冠状病毒引起传染性非典型性肺炎，WHO 将其命名为严重急性呼吸综合征。潜伏期为 2～10 天，其主要表现为起病急，多以发热为首发症状，体温大于 38℃，干咳、呼吸困难或呼吸窘迫，白细胞不高或减低，肺部浸润和抗菌药物治疗无效。

（1）SARS 冠状病毒感染后 7 天出现 IgM 抗体，10 天达高峰，15 天开始下降，IgG 抗体 10 天开始出现，20 天左右达高峰。

（2）SARS 冠状病毒 PCR 测定：早期可用鼻咽部分泌物、吸引物，血、尿、便等标本进行病毒分离或 PCR 检测，有利于早期诊断。

九、流行性脑脊髓膜炎双球菌培养及抗体测定

【参考区间】ELISA 法：抗体阴性，脑脊液和血培养阴性。

【临床意义】流行性脑脊髓膜炎（流脑）是脑膜炎奈瑟菌感染引起的急性传染性疾病。脑膜炎是脑膜炎奈瑟菌感染最常见的临床表现形式，发病潜伏期为 2～

10 天，平均 4 天左右。临床表现主要有急性发热、剧烈头痛、恶心、呕吐、颈项强直、畏光、皮肤瘀斑等。

（1）抗体多在发病后 1 周出现，以后逐渐上升，2 个月后逐渐下降。

（2）接受流脑疫苗接种者高效价抗体可持续 1 年以上。

（3）脑脊液或血培养阳性者可确诊，可同时做药物敏感试验。

十、流行性乙型脑炎病毒 IgM 抗体测定

【参考区间】ELISA 法：IgM 抗体阴性。

【临床意义】流行性乙型脑炎是由乙脑病毒引起、经蚊传播的人畜共患的中枢神经系统急性传染病。潜伏期为 4～21 天，一般在 10～14 天。患者主要表现为发热、剧烈头痛、恶心、呕吐、嗜睡不醒等症状，重者可出现抽搐、昏迷甚至呼吸衰竭而死亡。

特异性乙脑病毒 IgM 抗体阳性可确诊，IgM 抗体在感染后第 4 天出现，2～3 周达高峰，阳性率可达 70%～90%，可用于早期诊断乙型脑炎。

十一、轮状病毒抗原及 PCR 测定

【参考区间】抗原阴性，PCR 阴性。

【临床意义】轮状病毒是引起婴幼儿腹泻的主要病原体之一，婴幼儿腹泻 50% 由轮状病毒所致。每年在秋冬季流行，主要通过粪-口途径传播，潜伏期为 1～3 天，其主要感染小肠上皮细胞，从而造成细胞损伤，引起腹泻。成人也可感染轮状病毒而导致腹泻。

（1）轮状病毒抗原测定是较敏感的方法，有利于及时诊断。

（2）PCR 测定粪便中的病毒核酸，具有灵敏度高、特异性强、简便、快速等特点，阳性诊断意义更大。

十二、柯萨奇病毒抗体及 PCR 测定

【参考区间】IgM 和 IgG 抗体阴性，抗原阴性，PCR 阴性。

【临床意义】柯萨奇病毒 A 型感染潜伏期为 1～3 天，夏秋季节发病率高，人群中感染普遍，儿童易感。临床表现有起病急，流涕、咳嗽、咽痛、腹泻、发热、全身不适。典型症状为疱疹性咽峡炎，即在鼻咽部、会厌、舌和软腭部出现小疱疹，黏膜红肿、淋巴滤泡增生、渗出，扁桃体肿大，伴吞咽困难，食欲下降，79%

由柯萨奇病毒 A 型所致。柯萨奇病毒 B 型感染引起特征性传染性胸肋痛，可合并脑膜脑炎、心肌炎、发热、吉兰-巴雷综合征、肝炎、溶血性贫血和肺炎。妊娠期感染柯萨奇病毒可引起非麻痹性脊髓灰质炎性病变，并致胎儿宫内感染，引起孕妇早期流产和致畸等。

（1）IgM 阳性提示急性感染，6 个月以下婴儿不能检出；IgG 阳性提示既往感染。

（2）PCR-RNA 检测灵敏度高、特异性强、简便、快速，阳性诊断意义更大。

十三、斑疹伤寒血清学测定

【参考区间】凝集效价 OX19≤1∶80，OX2≤1∶40，OXk≤1∶40。

【临床意义】流行性斑疹伤寒又称为虱传斑疹伤寒或典型斑疹伤寒，是普氏立克次体通过体虱传播的急性传染病；其临床特点包括急性起病，稽留型高热、剧烈头痛、皮疹与中枢神经系统症状。病程为 2～3 周。患流行性斑疹伤寒后数月至数年可能出现复发，称为复发型斑疹伤寒。如果凝集效价大于 40，再结合临床表现，可考虑立克次体感染。升高常见于斑疹伤寒，双份血清检测后一次凝集效价较前次上升 4 倍以上者有诊断价值。

十四、伤寒、副伤寒沙门菌血清凝集试验

【参考区间】伤寒 O 小于 1∶80，H 小于 1∶160，副伤寒 A、B、C 均小于 1∶80。

【临床意义】正常人血清中可能有低效价凝集抗体存在，故通常伤寒 O 抗原的效价在 1∶80 以上，H 抗原效价在 1∶160 以上，才有诊断价值。若动态观察，持续超过参考区间或较原效价升高 4 倍以上更有价值。

（1）O、H 均有升高者提示伤寒的可能性大，多数患者第 2 周出现阳性。

（2）O 不升高，H 升高，可能是预防接种或是非特异性回忆反应。

（3）O 升高，H 不升高，可能是感染早期或为伤寒沙门菌感染后起交叉反应的其他沙门菌感染。

（4）O 及 A、B、C 其中之一项升高时，可诊断副伤寒甲、副伤寒乙、副伤寒丙的某一种。

十五、伤寒、副伤寒沙门菌抗体 IgM 测定

【参考区间】阴性。

【临床意义】一般抗体多在发病后 1 周出现，以后逐渐上升。其阳性率为 90.00%～98.35%，故可用于早期快速诊断。

十六、流行性出血热抗体及 PCR 测定

【参考区间】IgM 抗体阴性，IgG 抗体阴性，PCR 阴性。

【临床意义】流行性出血热（EHF）属于病毒性肾综合征出血热（HFRS），由汉坦病毒引起，以鼠类为主要传染源，可通过多种途径传播的一种自然疫源性疾病。潜伏期为 4～60 天，平均为 7～21 天，临床上以发热、出血、肾脏损害为主要特征。典型病例病程中有发热期、低血压休克期、少尿期、多尿期和恢复期的五期经过。

（1）人体感染后 2～4 天在血清中就可检测到 IgM 抗体，在 7～10 天达高峰。若查到特异性 IgM 抗体，即可进行早期确诊，也是早期诊断流行性出血热感染的特异、敏感、可靠的方法。

（2）荧光定量 PCR 检测患者血液及尿液病毒 RNA 时具有快速、特异性高、灵敏性高等特点。有助于早期和非典型性患者的诊断。

十七、布鲁杆菌抗体及 PCR 测定

【参考区间】抗体阴性，PCR 阴性。

【临床意义】布鲁菌病又称为波状热，是由布鲁杆菌引起的人畜共患的传染病。其临床特点为长期发热、多汗、关节痛、睾丸炎、肝脾大等。慢性期有神经、精神症状及骨、关节系统损害症状。潜伏期为 1～3 周或数月，本病属细胞内感染，接触传染，也可通过消化、呼吸道传染。本病人群普遍易感，并可重复感染或慢性化。

（1）急性布鲁杆菌感染的抗体效价在病程第 2 周迅速升高，3～6 周达高峰。用 ELISA 法，抗体滴度≥1：320 为阳性。血清凝集试验效价在 1：100 以上，两次测定效价成倍上升，有助诊断。高效价可维持 1 年左右，然后显著下降，如效价再度上升，提示再感染或复发。

（2）荧光定量 PCR 测定布鲁杆菌 DNA 可快速、准确诊断本病。

（3）WHO 推荐多西环素和利福平联合用药治疗。

十八、军团菌病抗体测定

【参考区间】ELISA 法：阴性。

【临床意义】军团菌病是由革兰染色阴性的嗜肺军团杆菌引起的一种以肺炎为主的呼吸道传染病。其病原广泛分布于自然界，死亡率高。军团菌对生长条件有特殊要求且培养、鉴定周期较长，故抗体阳性检查是诊断本病的重要指标。军团菌病患者的阳性率为 75%～85%。采取急性期和恢复期双份血清测定，其滴度增长≥4 倍并达到 128 时，或单份血清≥256 均有诊断价值。

十九、结核杆菌抗体、PCR 测定

【参考区间】抗体阴性，PCR 阴性，抗酸染色阴性。

【临床意义】

（1）荧光定量 PCR 法检测结核杆菌 DNA 时特异性强，灵敏度高。其可用于肺结核、结核杆菌菌血症、淋巴结核、结核性脑膜炎、结核性胸（腹）膜炎、泌尿系统结核的早期快速诊断及抗结核药物的疗效监测。标本可用痰液、活检组织、脑脊液、胸腔积液、腹水、尿液、关节积液等检测。

（2）结核杆菌抗体阳性，表明患有结核病或感染过结核杆菌。血清阳性率为 84%。在胸膜结核和腹腔结核的体腔液、结核性脑膜炎的脑脊液中，结核抗体滴度明显高于血清中抗体滴度。接种过卡介苗者可出现结核杆菌抗体阳性。

二十、幽门螺杆菌抗体测定

【参考区间】ELISA 法：抗体阴性。

【临床意义】感染幽门螺杆菌后，血清可出现 IgM、IgA、IgG 抗体，感染数周内 IgM 抗体消失；相当一段时间内可检出 IgA 抗体；IgG 抗体可持续多年，提示慢性感染，在治疗后 6 个月 IgG 抗体减低表明治疗有效。

第三节　病原体分离培养和鉴定

一、细菌分离培养和鉴定

细菌分离培养和鉴定是诊断细菌感染性疾病的金标准，并可提供药物敏感试验，指导抗生素治疗和预测治疗效果。

二、血液培养标本采集注意事项

（1）适应证：临床上疑为菌血症、败血症、脓毒血症或其他血液感染的患者，需做血液细菌培养以明确病原菌。

（2）采血时机：以正在寒战或发热时为宜，最好在抗菌治疗前。

（3）采样的部位和次数

1）急性败血症：应于 24 小时内于不同部位抽血 3 次以上。

2）对于急性发热性疾病如脑膜炎、细菌性肺炎患者，需立即做抗菌治疗；或急性骨髓炎、化脓性关节炎等要紧急手术的患者，应立即从两臂分别抽取两份标本。

3）急性感染性心内膜炎患者入院后 3 小时内，于不同部位每隔 1 小时采血 1 次，共 3 次血培养后，开始进行抗生素治疗。

4）亚急性感染性心内膜炎未经治疗的患者，应在住院第 1 天于不同部位每间隔 1 小时采血 1 次，共 3 次。如果次日血培养未见细菌生长，继续多部位采样 3 次后，开始进行抗生素治疗。

5）不明原因发热：多部位、不定期采样，24 小时内不超过 3 次，培养阴性应继续采样送检。

6）采血部位：多次采血应在不同部位的血管穿刺以排除皮肤菌丛污染的可能。要避免从血管插管内取血，因插管常被污染，其培养结果不能反映真实情况。在不同部位取血，两次分离出同样菌种才是确定病原菌的有力证据。

（4）采样量：成人每次采血量 8～10ml，婴幼儿采血 1～2ml，儿童采血 3～5ml，注入血培养瓶内及时送检。采血量过少会降低检出阳性率。必要时增加厌氧菌培养。

（5）对于已经使用抗生素的患者，应在两次用药之间采集，选择培养瓶内有吸附剂的血培养瓶，可吸附部分抗生素，使抗生素对细菌的干扰降到最低。

三、真菌分离培养和鉴定

真菌分离培养和鉴定是诊断真菌感染性疾病的金标准，并可提供药物敏感试验，指导抗真菌治疗和预测治疗效果。

四、药物敏感试验的基本术语

1. 固有耐药 又称为天然耐药，指某一种属的细菌由于其结构和生理的特殊性而内在或先天对某种抗菌药物耐药。天然耐药菌株常规无须进行药物敏感试验。

2. 获得性耐药　由于敏感细菌发生基因突变或获得外源性耐药基因所产生的耐药。例如，金黄色葡萄球菌获得 *mecA* 基因，对 β-内酰胺类药物耐药。

3. 最小抑菌浓度（MIC）　抗菌药物在体外能够抑制微生物生长的最低药物浓度，可以用 mg/L 或 μg/ml 表示。

4. 最小杀菌浓度（MBC）　抗菌药物能够使待测菌减少 99.9% 以上的最低药物浓度。

5. 折点　又称为药物敏感试验结果解释标准，是用具体的 MIC 值或抑菌直径来指示敏感、中介和耐药。药物敏感试验是参照美国的 CLSI 推荐的标准制定的。

（1）敏感：指当使用常规推荐剂量的抗菌药物进行治疗时，该抗菌药物在患者感染部位通常所能达到的浓度可抑制该感染菌的生长。

（2）中介：包含下列几种含义，①抗菌药物的 MIC 接近该药在血液和组织液中的浓度，感染菌的临床应答率可能低于敏感菌。②根据药代动力学资料分析，若某药在某些感染部位被生理性浓缩（如喹诺酮类和 β-内酰胺类药物通常在尿中浓度较高），则中介说明该药治疗常规剂量治疗该部位的感染可能有效；若某药在高剂量使用时是安全的（β-内酰胺类药物），则中介意味着高于常规剂量给药可能有效。③在判断药敏试验结果时，中介意味着一个缓冲区，以防止一些小的、不能控制的技术因素导致的结果解释偏差，特别对那些毒性范围较窄的药物。

（3）耐药：指当使用常规推荐剂量的抗菌药物进行治疗时，该抗菌药物在患者感染部位通常所能达到的浓度不能抑制该感染菌的生长；和（或）证明 MIC 值或抑菌直径可能处于特殊的微生物耐药机制范围（如产生 β-内酰胺酶），或者该药对该感染菌的临床疗效尚未在以往的治疗研究中被证实是可靠的。

（4）剂量依赖敏感（SDD）：是指当患者使用比常规用药更高剂量或更高血药浓度时能够取得疗效。这个概念主要用于真菌的药敏试验。它类似于细菌药敏试验的"中介"。而目前 CLSI 建议将 SDD 替代中介，引入肠杆菌科头孢吡肟的药敏结果解释标准。

（5）非敏感：由于尚未发现或罕见耐药菌出现，此分类用于只有敏感解释标准的分离株。当某个分离株的 MIC 值高于该敏感折点时，就报告为非敏感。但非敏感并不意味着菌株携带某种耐药机制。

6. 多重耐药（MDR）　指细菌同时对三类及三类以上（每类中至少一种）抗菌药物不敏感，如头孢菌素、喹诺酮类、氨基糖苷类。

7. 广泛耐药　在检测的抗菌药物中，对除外二类或二类以下的全部抗菌药物

（每类中至少一种）均不敏感。

8. 全耐药　对目前所代表性抗菌药物均不敏感的菌株。

第四节　病原体直接显微镜检查

一、标本直接涂片检查

（1）尿标本可观察球菌、杆菌、真菌、滴虫。

（2）大便涂片可观察球菌、杆菌、真菌、滴虫、虫卵、阿米巴包囊和滋养体。悬滴法检查霍乱弧菌。

（3）白带可观察球菌、杆菌、真菌、滴虫。

（4）用暗视野显微镜检查梅毒螺旋体。

二、标本涂片染色检查

（1）抗酸染色检查结核杆菌：标本可用痰液、活检组织、脑脊液、胸腔积液、腹水、尿液、关节积液等涂片染色检测。

（2）革兰染色鉴别革兰阴性菌与革兰阳性菌，如脑脊液革兰染色查脑膜炎双球菌。

（3）墨汁染色查脑脊液新型隐球菌。

三、组织细胞形态学检查

光学显微镜观察感染病毒、衣原体后组织细胞内出现的形态学变化（包涵体、多核巨细胞），在眼结膜、尿道及子宫上皮细胞内检出典型包涵体，有助于诊断。

第 19 章 性传播疾病检查

一、人类免疫缺陷病毒抗体及 PCR 测定

【参考区间】ELISA 法：血清抗体无反应，血清 PCR 阴性。

【临床意义】艾滋病（AIDS）由人类免疫缺陷病毒（HIV）感染导致，主要感染人体 CD4 T 细胞，导致严重免疫缺陷。由于 AIDS 导致的获得性免疫缺陷，患者通常伴有细菌、真菌、寄生虫、病毒感染，常见并发症有肺结核、卡氏肺孢菌肺部感染、皮肤卡波西肉瘤、口腔白念珠菌感染及肠道菌感染导致的顽固性腹泻等。传播途径有性传播、血液传播（通过输血、血液制品或没有消毒好的注射器传播）、母婴传播（包括经胎盘、产道和哺乳方式传播）。

（1）检测到体内 HIV 抗体，可作为感染 HIV 重要指标。但只作为初筛查试验，如果发现有反应标本（阳性）必须送到省级疾病预防控制中心（CDC）确诊，只有省级 CDC 才有权发出人类免疫缺陷病毒感染阳性报告。

（2）PCR 法检测 HIV-RNA 基因，具有快速、高效、敏感和特异等优点，目前该法已被应用于 HIV 感染早期诊断及艾滋病的研究中。

二、梅毒螺旋体检查

【参考区间】血清非特异性筛查试验阴性，血清特异性抗体试验阴性，分泌物 PCR 阴性，分泌物暗视野显微镜检查阴性。

【临床意义】梅毒是人类独有的疾病，由苍白螺旋体引起的慢性性传播疾病。临床上可表现为一期梅毒、二期梅毒、三期梅毒和潜伏梅毒。显性梅毒和隐性梅毒患者是唯一的传染源，性接触传染占 95%。少数患者可通过接吻、哺乳等密切接触而传染。未经治疗的患者在感染一年内最具传染性，随病期延长，传染性越来越小，病期超过 4 年者，通过性接触无传染性。输血也可传染本病。先天梅毒

是患有梅毒的孕妇通过胎盘血行传染给胎儿所致。

（1）梅毒或梅毒感染后血清抗体阳性（有反应）。

（2）梅毒急性期或近期感染时，非特异性筛查试验呈阳性。系统性红斑狼疮抗磷脂抗体阳性者、急性病毒感染、自身免疫性疾病等可出现假阳性反应，应结合临床综合分析。

（3）梅毒螺旋体特异性抗体试验阳性可确诊梅毒，但大部分梅毒患者治愈后抗体可终身阳性，应结合临床鉴别现症与既往感染。

（4）非特异性筛查和特异性抗体试验同时为阳性预示为梅毒感染期或近期感染过梅毒。

（5）荧光定量 PCR 检测梅毒螺旋体具有快速、灵敏、特异、简便的优点。

（6）分泌物暗视野显微镜检查是诊断早期梅毒快速、可靠的方法，尤其对已出现硬下疳而梅毒血清反应仍为阴性者意义更大。

（7）结果阳性确诊患者，其性伴侣也应检查，并同时治疗。

三、淋病奈瑟菌培养及 PCR 测定

【参考区间】分泌物培养无淋病奈瑟菌，荧光定量 PCR＜500 拷贝。

【临床意义】淋病是由淋病奈瑟菌（简称淋球菌）引起的泌尿生殖系统的化脓性感染，也可侵犯眼、咽部、直肠和盆腔等处及血行播散性感染，是常见的性传播疾病之一。本病主要是通过性交或其他性行为传染，也可通过接触患者含淋病双球菌的分泌物或被污染的用具而传染，如沾有分泌物的毛巾、脚布脚盆、衣被甚至于厕所的马桶圈等。新生儿经过患淋病母亲的产道时，可引起新生儿淋菌性眼炎。妊娠期妇女淋病患者可引起羊膜腔内感染，包括胎儿感染。

（1）分泌物培养出淋病奈瑟菌即可确诊为淋病。而且同时可做药物敏感试验但需时间长，阳性率低。

（2）荧光定量 PCR 具有快速、灵敏、特异、简便的优点，可以直接检测临床标本中极微量的病原体。荧光定量 PCR 尤其适用于泌尿生殖道感染的早期诊断及无症状携带者的检测，为临床提供及时的诊断依据。

（3）结果阳性确诊患者的性伴侣也应检查，并同时治疗。

四、沙眼衣原体抗体及沙眼衣原体 PCR 测定

【参考区间】ELISA 法：血清 IgM 抗体阴性，IgG 抗体阴性，分泌物荧光定量 PCR 小于 500 拷贝。

【临床意义】沙眼衣原体（CT）可引起沙眼包涵体结膜炎、非淋菌性尿道炎、性病淋巴肉芽肿、附睾炎、直肠炎、前列腺炎、宫颈炎、输卵管炎、子宫内膜炎、新生儿结膜炎、新生儿肺炎和中耳炎等。衣原体性泌尿生殖道炎是目前世界最多的性病之一。

（1）IgM 阳性提示近期有 CT 感染，机体感染沙眼衣原体 7 天后，血液中出现 IgM 抗体，35 天后消失。感染 14 天后出现 IgG 抗体，其峰值在 28 天，以后便持续在此水平上。

（2）分泌物沙眼衣原体 PCR 测定：结果快速、准确、可靠，可以直接检测临床标本中极微量的病原体，可用于早期诊断和疗效观察。

（3）结果阳性确诊患者的性伴侣也应检查，并同时治疗。

五、解脲支原体培养及 PCR 测定

详见第 16 章第二节"TORCH 综合征的孕前和产前筛查"。

六、生殖器疱疹病毒检测

【参考区间】PCR 阴性，显微镜病毒包涵体阴性。

【临床意义】生殖器疱疹是由单纯疱疹病毒（HSV）引起的性传播疾病，主要是 HSV-2 型，少数为 HSV-1 型。本病为感染泌尿生殖器及肛周皮肤黏膜而引起的一种慢性、复发性、难治愈的性传播疾病。此外，还可通过胎盘及产道感染新生儿，导致新生儿先天性感染。

（1）显微镜下可见到具有特征性的多核巨细胞或核内病毒包涵体。

（2）荧光定量 PCR 具有快速、灵敏、特异、简便的优点。

（3）结果阳性确诊患者的性伴侣也应检查，并同时治疗。

七、软下疳杜克雷嗜血杆菌检测

【参考区间】PCR 阴性，杜克雷嗜血杆菌培养阴性。

【临床意义】软下疳又称为第三性病，是经典性病之一，由杜克雷嗜血杆菌引起，主要通过性接触传播。本病以一个或多个生殖器疼痛性溃疡为特征，常伴有腹股沟淋巴结化脓性病变。

（1）培养阳性可确诊，而且同时可做药物敏感试验，但需时间长。

（2）荧光定量 PCR 具有快速、灵敏、特异、简便的优点。

（3）结果阳性确诊患者的性伴侣也应检查，并同时治疗。

八、人乳头瘤病毒 PCR 测定

【参考区间】荧光定量 PCR 小于 500 拷贝，PCR-反向点杂交法（PCR-RDB）HPV 分型检测。

【临床意义】人乳头瘤病毒（HPV）感染是常见的下生殖道感染，属于性传播感染。直接的皮肤与皮肤接触是最常见的传播途径。目前发现 40 个以上的型别与生殖道感染有关。根据其引起宫颈癌的可能性，国际癌症研究机构（IARC）将 HPV 分为高危型、疑似高危型和低危型。高危型、疑似高危型与宫颈癌及高级别外阴、阴道、宫颈鳞状上皮内病变相关，低危型与生殖器疣及低级别外阴、阴道、宫颈 SIL 相关。常见的高危型有：16、18、31、33、35、39、45、51、52、56、58、59 共 12 个型别；疑似高危型有：26、53、66、67、68、70、73、82 共 8 个型别；低危型有：6、11、40、42、43、44、54、61、72、81、89 共 11 个型别。

（1）宫颈癌防治筛查时建议应用 HPV 分型检测。

（2）评估宫颈上皮内病变的治疗效果及治疗后随访情况。

（3）评估 HPV 疫苗的应用效果：HPV 检测可用于疫苗疗效的判定及了解有无其他类型 HPV 感染，建议应用 HPV 分型检测。

（4）有利于尖锐湿疣的诊断及药物治疗的疗效监控。

主要参考文献

府伟灵，徐克前，2012.临床生物化学检验.5 版.北京:人民卫生出版社

葛均波，徐永健，2013.内科学.8 版.北京：人民卫生出版社

苏杭，周健，贾伟平，2016. 2016 年美国糖尿病协会糖尿病医学诊疗标准解读.糖尿病临床，31（z2）：16-20

纪立农，宁光，2013.糖化血红蛋白.2 版.北京.人民卫生出版社

李兰娟，任红，2013.传染病学.8 版.北京:人民卫生出版社

临床常用生化检验项目参考区间.中华人民共和国卫生行业标准 WS/T404.

石同才，2011.临床检验诊断手册.北京:人民军医出版社

尚红，王兰兰，2015.实验诊断学.3 版.北京:人民卫生出版社

尚红，王毓三，申子瑜，2015.全国临床检验操作规程.4 版.北京：人民卫生出版社

万学红，卢雪峰，2013.诊断学.8 版.北京：人民卫生出版社

王兰兰，2012.临床免疫学检验.5 版.北京:人民卫生出版社

中华医学会肝病学分会，2015.慢性乙型肝炎防治指南（2015 年版）.中国肝脏病杂志：电子版，19（5）：1-19

中华医学会糖尿病学分会，2014.中国 2 型糖尿病防治指南（2013 年版）.中国糖尿病杂志，30（8）：447-498